Zapalenie Tarczycy Hashimoto:

Jak Znaleźć i Wyeliminować Źródłową Przyczynę Choroby

Izabella Wentz, PharmD, FASCP

Marta Nowosadzka, MD

Wszystkie informacje medyczne podane w tej książce są przeznaczone wyłącznie do celów edukacyjnych, natomiast nie jest intencją autora użycie ich w celach diagnostycznych czy terapeutycznych. Podane informacje nie mogą zastąpić profesjonalnej diagnozy i leczenia.

Przed podejmowaniem jakichkolwiek decyzji dotyczących zdrowia wskazana jest konsultacja z lekarzem.

Tytuł angielskiej wersji: Hashimoto's Thyroiditis: Lifestyle Interventions for Finding and Treating the Root Cause"
Tłumaczyła Marta Nowosadzka

Projektowanie okładki: Amanda Hoover

Korekta: Sylwia Kowalska

Fotografia: Natalie Ginele Miller Photography

ISBN-13:
978-0615912196 (Wentz LLC)

ISBN-10:
0615912192

DEDYKACJA

Książkę tę dedykuję wszystkim kobietom i mężczyznom chorym na zapalenie tarczycy typu Hashimoto czy cierpiącym na inne choroby autoimmunologiczne. Mam nadzieję, że ta książka wzbogaci Was w wiedzę i przyczyni się do poprawy zdrowia. Życzę powodzenia.

SPIS TREŚCI

PODZIĘKOWANIE

Po pierwsze chciałabym podziękować mojemu mężowi Michaelowi, który wspierał mnie od początku choroby. Dziękuję Ci, że byłeś przy mnie, kiedy czułam się wzdęta, zrzędliwa i śpiąca. Dziękuję za ogrzanie mnie, kiedy było mi zimno. Dziękuję także za próbowanie nowych diet razem ze mną. Przede wszystkim dziękuję za to, że dajesz mi tyle miłości i słuchasz moich wielu teorii na temat chorób tarczycy. Jestem bardzo szczęśliwa, że mam Ciebie.

Dziękuję mojej mamie, która we mnie zawsze wierzyła i dała mi tyle wspaniałych pomysłów. Jest ona najlepszym lekarzem, jakiego kiedykolwiek miałam. Spędziłyśmy razem niezliczoną ilość godzin, dyskutując na tematy zdrowia - z wzajemną korzyścią. Dziękuję za wparcie i zachęcanie mnie do napisania tej książki.

Dziękuję mojemu tacie i bratu za wsparcie i pomoc, które otrzymałam.

Dziękuję moim wspaniałym przyjaciółkom April i Wendy, za zachęcanie, poparcie i słuchanie moich teorii.

Cieszę się, że przyszło mi żyć w świecie, w którym wiele osób z podobnymi chorobami może kontaktować się, wspierać, dzielić wiedzą i doświadczeniem. Dziękuję, że podzieliliście się swoimi historiami.

Na końcu chciałabym podziękować wszystkim wspaniałym lekarzom, których miałam przyjemność poznać. Każdy z nich dostarczył po klocku do ułożenia mojej układanki i właściwie ukierunkował w moich poszukiwaniach.

"Bądź zmianą, którą pragniesz ujrzeć w świecie."
— Gandhi

1. WSTĘP

Dlaczego piszę o chorobie Hashimoto?

Odpowiedź na to pytanie jest bardzo prosta: piszę na ten temat, ponieważ w wieku 27 lat w czasie rutynowego badania lekarskiego zostałam zdiagnozowana na Hashimoto.

Jako farmaceuta uczyłam się o patofizjologii wielu chorób, a także o sposobach ich leczenia. Nasi wykładowcy zawsze podkreślali jak ważna jest zmiana trybu życia, aby zredukować zapotrzebowanie na lekarstwa i zapobiec postępowi choroby.

Uczono mnie, że osoby z nadciśnieniem powinny ograniczyć sól, osoby z podwyższonym cholesterolem powinny zmniejszyć spożycie tłuszczów, a cierpiący na cukrzycę typu 2 mogą odwrócić przebieg choroby poprzez wprowadzenie diety z niską zawartością cukrów i unormowanie wagi ciała.

Uczono nas też, że w chorobach przewlekłych o średnim stopniu zaawansowania próby leczenia poprzez zmiany trybu życia powinny wyprzedzać leczenie farmakologiczne. Dopiero wtedy, kiedy zmiana trybu życia okazałaby się nieskuteczna czy też pacjent nie zastosowałby się do zaleceń, rozpoczęcie leczenia farmakologicznego byłoby uzasadnione.

Natomiast w przypadkach bardziej zaawansowanych, kiedy korzyści stosowania leków przewyższałyby skutki uboczne, należy połączyć leczenie farmakologiczne ze zmianami trybu życia.

Uczyliśmy się także, że progres leczenia powinien być

monitorowany w celu uzyskania jak najlepszych efektów.

Dlatego też byłam zaskoczona tym, że w chorobie Hashimoto i innych chorobach autoimmunologicznych nie poleca się żadnych zmian trybu życia. Jedynym zaleceniem lekarza endokrynologa była recepta na zastosowanie suplementu tarczycy pod nazwą Synthroid, leku, który jest najczęściej przypisywany osobom z niedoczynnością tarczycy w Stanach Zjednoczonych.

Może stosowanie preparatu Synhtroid byłoby zasadne, gdybym miała 90 lat i produkcja hormonów tarczycy na skutek postępującego obniżenia funkcji byłaby za mała, ale zastosowanie go do leczenia choroby autoimmunologicznej uważałam za niewystarczające.

Suplement hormonalny nie zatrzyma destrukcji tarczycy, spowodowanej przez produkowane przeciwciała, uzupełni tylko niedobór hormonów, ponieważ uszkodzona tarczyca nie wytwarza własnych. To tak, jakby dolewać wodę do dziurawego naczynia, bez podjęcia próby zatrzymania wycieku.

Poza tym - miałam tylko 27 lat, byłam młoda, właśnie wyszłam za mąż, zaczęłam swoją wymarzoną pracę, zamieszkałam w domku przy plaży…Nie, to wszystko nie było w porządku.

Nie miało to dla mnie sensu, że choroba pojawiła się znikąd. Od mniej więcej jednego roku miałam objawy ze strony przewodu pokarmowego, byłam ciągle zmęczona, wypadały mi włosy. Nie mogłam pogodzić się z tym, że nie jestem w stanie nic zrobić, kiedy część mojego ciała jest niszczona. Osoby, które mnie znają, wiedzą, że potrafię być uparta, a szczególnie wtedy, kiedy czuję się oszukana.

Można rozmyślać, użalać się nad sobą i głowić, dlaczego świat jest taki niesprawiedliwy, ale można też skoncentrować się na rozwiązaniu problemu.

Pomyślałam, że jeżeli powiążę swoje wszystkie objawy, wtedy będzie łatwiej znaleźć przyczynę mojej kondycji, a być może moja historia zainspiruje innych w ich poszukiwaniach.

Czasami musimy sobie pomóc sami i mieć nadzieję, że specjaliści medycyny zauważą to i przeprowadzą więcej badań naukowych dotyczących tego problemu.

Uwaga: Chociaż książka ta jest oparta na badaniach naukowych, które służą jako referencje, wiele informacji pochodzi z mojej osobistej obserwacji i doświadczenia. Ponadto chciałabym podkreślić, że każdy z nas jest unikalną jednostką i interwencje, które mi pomogły, mogą okazać się nieskuteczne dla innych.

Moją intencją jest nie szkodzić, żadna z rekomendowanych przeze mnie rzeczy nie jest toksyczna. Osoby, które przyjmują hormony tarczycy, muszą pamiętać o regularnym monitorowaniu poziomu hormonów co 6-12 tygodni, ponieważ implementacja zmian trybu życia może wpłynąć na przebieg choroby.

Ponad wszystko: Jeżeli nawet ta książka nie pomoże wszystkim dotrzeć do źródłowych przyczyn choroby, to mam nadzieję, że wiedza w niej zawarta zainspiruje ich do prowadzenia zdrowego trybu życia.

Październik 6, 2009

Ja: 27 lat, kobieta, zainteresowana karierą, świeżo po ślubie, posiadaczka ślicznego pieska rasy pomeranian, skromna, chociaż lubiąca się stroić, z własnym stylem, lubiąca gotować, myśląca w przeszłości o zawodzie chemika kosmetyki, nastawiona na rodzinę, była palaczka, niepijąca alkoholu, entuzjastka jogi, lubiąca pisać, pracująca jako profesjonalistka w służbie zdrowia...z zapaleniem tarczycy typu Hashimoto.

Co Hashimoto znaczy dla Ciebie? Dla mnie znaczy to, że wypadają mi włosy, czuję się bardzo zmęczona, niespokojna, jest mi zimno i mam kłopoty z pamięcią (mgła mózgowa), czuję ból i drętwienie w obu rękach.

Dla niektórych Hashimoto może oznaczać powtarzające się poronienia, niemożność utraty wagi pomimo diety i ćwiczeń gimnastycznych, depresję, zaparcia i lata frustracji.

Dla jeszcze innych może oznaczać bladą skórę, przedwczesne starzenie, senność, brak motywacji, spowolnienie...

Podejrzewam, że moja przygoda z Hashimoto rozpoczęła się, podobnie jak dla większości Was, wiele lat przed diagnozą, w moim przypadku był to rok 2009.

Kluczowy moment, który wiążę z powstaniem mojej choroby, przypada na okres studiów na Uniwersytecie Illinois. Mieszkałam wtedy w akademikach, w których było duże zagęszczenie studentów, o ambiwalentnym rozumieniu higieny. Chorowałam wtedy na powtarzające się infekcje streptokokowe, a także przeszłam mononukleozę - infekcję wirusową wywołaną wirusem Epstein- Barra (EBV), który znany jest z działalności stymulującej powstanie chorób autoimmunologicznych. W okresie tym przeszłam kilka kuracji antybiotykami, otrzymywałam systematycznie szczepienia przeciw grypie (może to miało związek z infekcją wirusem EBV), a także w celu zniesienia bólów miesiączkowych stosowałam tabletki hormonalne.

Uważam, że kombinacja powyższych czynników miała bardzo niekorzystny wpływ na skład mojej flory bakteryjnej, a pośrednio na mój układ odpornościowy – szerzej na ten temat w dalszej części książki.

W pierwszych latach moich studiów zawsze wstawałam rano i wystarczało mi sześć do ośmiu godzin snu, niezależnie od tego o której położyłam się spać. Rano czułam się energiczna i wypoczęta.

Wszystko zmieniło się po przebyciu infekcji gardła o wyjątkowo ciężkim przebiegu. Niezależnie od tego, jak długo spałam, czułam się zmęczona. Zdarzyło się, że przyszłam na egzamin na ósmą rano, trzydzieści minut spóźniona, ponieważ zaspałam, pomimo tego, że poprzedniego dnia położyłam się spać o czwartej po południu i spałam 16 godzin bez przerwy.

Odbiło się to również na moich wynikach w nauce – ja, niegdyś wzorowa studentka, ledwo zaliczyłam semestr.

Zniechęcona tym wszystkim, po zaliczeniu pierwszego roku, wróciłam na wakacje i spałam od 9 wieczorem do 1-2 po południu.

Po kilku miesiącach moje zapotrzebowanie na sen zmniejszyło się, jakkolwiek czułam się nadal zmęczona i spałam dłużej niż przed przebyciem mononukleozy.

Dwa lata później, będąc już na studiach farmacji, przed rozpoczęciem rotacji klinicznych otrzymałam szereg wymaganych szczepień, które zapoczątkowały wystąpienie objawów zespołu jelita drażliwego (IBS) z biegunką, którą wywoływała spożywana lecytyna. Poprzez wyeliminowanie z pokarmów lecytyny zawartej w soi, częstość występowania objawów zmniejszyła się do około jednego razu w tygodniu. Dalszą poprawę uzyskałam po wyeliminowaniu czerwonego mięsa z diety.

Kolejne infekcje pęcherza moczowego, drożdżyce, zapalenie gardła i trądzik powodowały, że stosowałam więcej antybiotyków.

Moje studenckie życie było oparte na niezdrowym jedzeniu, nocnym przygotowaniu się do egzaminów, kofeinie, stresie, no i nigdy nie miałam czasu dla siebie.

Pod koniec studiów farmaceutycznych wystąpiły u mnie stany lękowe, wiązałam je ze zmianami, przez jakie w tym czasie przechodziłam: kończenie studiów, końcowe egzaminy, zaręczyny, przeprowadzka, nowa praca.

W następnym roku przeszłam ciężką infekcję z uporczywym kaszlem, który utrzymywał się po ustąpieniu choroby. Budziłam się w nocy z napadami duszącego kaszlu, a także miałam niekontrolowane ataki kaszlu w pracy (podczas konsultacji pacjentów). Zdarzało się, że kaszel powodował wymioty (w pracy myśleli, że jestem w ciąży).

Jako farmaceutka znająca leki, próbowałam wszystkich dostępnych bez recepty środków przeciwkaszlowych. Kaszel nie ustępował. Próbowałam Claritin, Zyrtec, Allegra, Flonase, Albuterol... Też nie pomagało! Zakończyło się to wizytą u alergologa, po tym jak przeprowadzone badania krwi wykazały, że jestem uczulona na psy! Przeprowadzono bardziej szczegółowe testy naskórne, polegające na tym, że mała ilość alergenu zostaje wprowadzona na skórę, a następnie obserwuje się reakcję, zaczerwienie czy naciek świadczą o alergii. Okazało się, że mam alergię - na wszystko! Konie (czyżby to wyjaśniało mój nieracjonalny lęk przed tymi zwierzętami), psy (chociaż psy miałam od dawna, a kaszel dopiero się zaczął), drzewa (prawie wszystkie rosnące w Kalifornii), trawę (dziwne, bardziej byłam uczulona na trawę niż na histaminę).

Stosowałam Singulair, Xyzal, i inne sterydowe krople do nosa, mój kaszel nie ustępował. Miałam też przeprowadzony test badania przełyku, wiązał się on z połknięciem baru, białej substancji, która pomaga uwidocznić przełyk.

Wykazano u mnie małą przepuklinę ze spontanicznym refluksem i rozpoznano chorobę refluksową, powszechnie znaną jako GERD.

Właściwie to byłam zadowolona, że wreszcie zostałam zdiagnozowana, ale z drugiej strony zastanawiało mnie to, dlaczego nie mam typowych objawów GERD, o jakich się uczyłam w szkole.

Po lekarstwach, które wtedy zastosowałam – Aciphex, wystąpiły u mnie prawdziwe objawy GERD, a kaszel nie ustępował. Przestałam brać Aciphex i dostosowałam się do diety zalecanej w tej chorobie, spałam prawie w pozycji siedzącej. Stosowałam inne lekarstwa przeciwrefluksowe, takie jak Pepcid, Mylanta, herbatę z imbiru. Uważam, że lekarstwa te jeszcze bardziej pogorszyły skład mojej bakteryjnej flory.

Tego lata odbyłam podróż do Polski i miałam wiele komplikacji ze strony przewodu pokarmowego, między innymi biegunkę przez dwa tygodnie, co dodatkowo pogorszyło skład mojej flory bakteryjnej. Po powrocie do USA zaczęły wypadać mi włosy, ale wtedy to zignorowałam. Wkrótce poszłam na kolejne badania okresowe.

<u>Wrzesień 2009</u>

Przeciwciała przeciwko tarczycy = 2000

TSH =7.88

T3 i T4 w normie

Diagnoza: Zapalenie Tarczycy typu Hashimoto i Subkliniczna Niedoczynność Tarczycy

Powiedziano mi także, że mam szmer w sercu i najprawdopodobniej mam wadę zastawki mitralnej i zostałam skierowana do kardiologa.

Byłam w szoku.

Przeczytałam materiały na temat objawów niedoczynności tarczycy i mało reaktywnej tarczycy, objawy moje nie bardzo do tego pasowały i uważałam, że to tylko stres spowodowany pracą, starzenie się i kłopoty codziennego życia.

Ciągle potrzebowałam 12 godzin snu, ale już się do tego przyzwyczaiłam i uważałam, że tak musi być. Ponadto, kiedy mieszkałam w Arizonie, miałam przeprowadzone badania w kierunku anemii, chorób tarczycy i innych przyczyn odpowiedzialnych za zmęczenie, ale wszystkie badania okazały się w normie.

Zawsze słabo tolerowałam zimno, ale uważałam, że odpowiedzialna za to jest moja mała waga ciała.

Depresja? Nic podobnego, były to najszczęśliwsze dni w moim

życiu.

Powolna, niemrawa? Czy widzieliście jak szybko biegam w pracy??

Właściwie to byłam zdziwiona, że mam Hashimoto, a nie chorobę Gravesa- Basedowa. Uczyłam się w szkole, że osoby z Hashimoto są powolne i ospałe. To nie pasowało do mnie.

Spałam więcej niż 12 godzin na dobę, występował u mnie niepokój, byłam chuda, zmęczona, ale nie narzekałam na brak energii. Nadczynność tarczycy zdecydowanie bardziej pasowała do moich objawów.

Dopiero później zrozumiałam, że w miarę niszczenia tarczycy przez przeciwciała do krwiobiegu przedostawała się duża ilość hormonów tarczycy, które były odpowiedzialne za objawy jej nadczynności.

Kiedy pierwsze emocje związane z rozpoznaniem choroby minęły, dowiedziałam się, że będę musiała przyjmować lekarstwa do końca życia, a nieleczone Hashimoto może prowadzić do poważnych powikłań, takich jak: choroby serca, nadmierny przyrost wagi, niepłodność.

Opinie endokrynologów są podzielone co do rozpoczęcia leczenia hormonalnego w subklinicznej niedoczynności tarczycy. Ponadto większość internetowych portali medycznych uważało, że nie ma żadnych sposobów, aby zapobiec destrukcji gruczołu tarczycowego.

Ale w głębi serca czułam, że musi być jakiś sposób, a ja nie mogę siedzieć spokojnie i nic nie robić, kiedy moja tarczyca jest niszczona. Postanowiłam użyć swojej wiedzy nabytej w szkole i przestudiować dostępną naukową literaturę na temat Hashimoto.

W ciągu kilku godzin znalazłam wiele interesujących informacji:

> Selen w dawce 200-300 mcg wykazuje działanie zmniejszające poziom przeciwciał przeciwko tarczycy o około 20-50% w ciągu jednego roku.

> Suplementy hormonalne mogą być użyte w subklinicznej postaci niedoczynności tarczycy i wpływają korzystnie na przebieg choroby.

> Zastosowanie diety bezglutenowej często prowadzi do ustąpienia objawów chorobowych w subklinicznej niedoczynności tarczycy.

Postanowiłam także poszukać informacji na stronach internetowych, gdzie pacjenci dzielą się swoimi spostrzeżeniami. W mojej pracy, jako konsultantka kliniczna, często korzystałam z tych stron aby spojrzeć z perspektywy pacjenta na temat efektywności różnych leków. Często strony te zawierały informacje, które nie były jeszcze podane nawet w naukowej literaturze i znajdowały się jeszcze w stadium eksperymentalnym.

Znalazłam artykuł, w którym powiedziane było „Akupunktura wyeliminowała potrzebę dalszego przyjmowania Levothroid (brałam dawkę 300 mcg/dzień), a teraz nie mam także przeciwciał".

Chociaż moje ubezpieczenie nie pokrywało akupunktury, byłam zdeterminowana. Nic nie mam do stracenia, chyba że pieniądze, spróbuję. Umówiłam się także na wizytę z endokrynologiem i ginekologiem. Czułam się jakbym miała 72 lata, a nie 27.

Przez następne trzy lata wydałam wiele pieniędzy i poświęciłam dużo czasu, aby się wyleczyć. Czytałam książki, spędzałam niezliczone godziny na szukaniu informacji w medycznych czasopismach, blogach na temat zdrowia i próbowaniu wielu rozwiązań na sobie.

Interwencje, które w tym czasie brałam pod uwagę, studiowałam, albo próbowałam na sobie, są następujące:

Akupunktura
Niska dawka Naltrexone
Bezfluorowa pasta do zębów
Herbata Kombucha
Adaptogeny
Drodzy specjaliści od tarczycy
Compounded-preparaty połączone (specjalnie przygotowane lekarstwa)
Synthroid (Levothyroxine)
Armour thyroid
Unikanie pokarmów wolotwórczych
Wodorosty
Alkalizowanie ustroju
Protokół dr. Hymana
Protokół dr. Brownsteina
Protokół dr. Kharazziana
Protokół dr. Haskella
Konsultacje psychiatryczne
Endokrynolog
Chiropraktyk
Stosowanie selenu
Dieta bezglutenowa, bezsojowa, bez produktów mlecznych
Dieta Paleo
Dieta GAPS/SCD
Dieta ekologiczna
Probiotyki
Unikanie jodu w diecie
Olej kokosowy

Wiele witamin i suplementów
Detoksykacja
Wyciągi z nadnerczy
Protomorphogens (suplementy nadnerczy)
Protokół Marshalla
Próby równowagi immunologicznej
Picie soków
Pokarmy fermentowane.

Znalezienie rozwiązania stało się moją obsesją, a osoby, które mnie znają, wiedzą, że w drodze do celu potrafię być uparta i zdeterminowana.

PROTEINY: MÓJ AHA! MOMENT

Zaburzenia przyswajania protein

Ciągłe zmęczenie powodowało, że dużo spałam. Było to łatwe na studiach, ponieważ przyjęłam metodę spania cały dzień, uczyłam się w nocy, szłam na egzamin rano, a po powrocie do domu znowu spałam.

Czasami zdarzało się, że gdy spałam mniej niż 10 godzin dziennie, występowała u mnie biegunka. Z pomocą mojej koleżanki z pracy, farmaceutki, udało mi się powiązać biegunkę z piciem proteinowych koktajli, zawierających lecytynę. Kłopoty z żołądkiem miałam też po zjedzeniu czerwonego mięsa i kiedy nie spałam wystarczająco długo. Pamiętam, jak skarżyłam się mojej mamie, „że widocznie potrzebuję tyle snu, żeby strawić wszystkie pokarmy". Mama podejrzewała nietolerancję laktozy, ale ja się dziwiłam, dlaczego dopiero teraz mam objawy.

Dokładnie w piątek 10 lutego 2012 roku zaczęłam przyjmować Betainę z Pepsyną, 1 kapsułkę z każdym pokarmem zawierającym białko. Następnego dnia o ósmej rano wstałam i nie miałam żadnych problemów – czułam, że mam dużo energii przez cały dzień. Miałam tyle energii, że od razu zaczęłam chodzić na fitness klasy, bo chciałam dobrze wyglądać na weselu mojej koleżanki.

Moja dobra kondycja utrzymywała się, nie byłam na początku pewna czy to dzięki nowym lekom, czy fitnessowi. Na wszelki wypadek kontynuowałam jedno i drugie i czułam się coraz lepiej, nawet znalazłam czas na medytację, na którą jakoś nie miałam ani czasu, ani energii przez ostatnie miesiące.

Codziennie czułam się lepiej, nawet moja mentalna mgła ustąpiła, mój mąż i moi współpracownicy zauważyli mój przypływ energii. Od dziesięciu lat pierwszy raz znowu poczułam się sobą.

Kiedyś wstałam o 5:17 rano i zdecydowałam, że napiszę książkę. Zawsze lubiłam pisać, a nawet uczęszczałam na kursy na temat pisania książek w roku 2007. Instruktor, który prowadził lekcje, powiedział, że dla osób pracujących najlepszy czas na pisanie to dwie godziny z rana po przebudzeniu. Zawsze uważałam, że pracując na cały etat, nie będę w stanie napisać książki. Aż tu nagle zaczęłam...robić rzecz niemożliwą.

Pomyślałam sobie wtedy, że skoro po sześciu godzinach spania czuję się dobrze, a przecież przez ostatnie dziesięć lat byłam ciągle zmęczona, oznacza to, że mogę napisać książkę i pokonać chorobę.

Ale moje problemy nie skończyły się, dobre samopoczucie trwało tylko kilka tygodni. Nie po raz pierwszy miałam okresy poprawy i pogorszeń. Zawsze będę pamiętać, jakie to uczucie znowu czuć się dobrze, i myśl ta zachęcała mnie do dalszej walki o poprawę. Po wielu wzlotach i upadkach mogę powiedzieć, że odniosłam sukces i moja choroba jest w remisji. Dlatego chcę się podzielić z Wami wiedzą na temat przyczyn i leczenia Hashimoto, opartą na tym, co mi pomogło, i mam nadzieję, że moi czytelnicy zostaną zainspirowani i pomoże to im w walce z ich chorobą.

Następne trzy rozdziały podsumowują konwencjonalną wiedzę na temat Hashimoto, wiedzę, którą poznają studenci medycyny. Wiedza ta jest około piętnaście do dwudziestu lat opóźniona w stosunku do tego, co będzie prezentowane w tej książce, i będzie służyła jako punkt wyjścia, niezbędny do przyswojenia rozszerzonej wiedzy na temat zapalenia tarczycy typu Hashimoto

CZĘŚĆ I: Zrozumieć Hashimoto

„Wiedza przyniesie Ci możliwość zmian na lepsze".
- Claire Fagin

2. PODSTAWOWE WIADOMOŚCI O TARCZYCY

Co to jest tarczyca?

Tarczyca jest gruczołem wewnętrznego wydzielania w kształcie motyla, położonym na szyi poniżej "jabłka Adama".

Produkuje ona hormony tarczycy, które mają wpływ na funkcje wielu organów ludzkiego ciała.

Hormony tarczycy stymulują metabolizm spożywanych pokarmów, są odpowiedzialne za ekstrakcję witamin i produkcję energii z pokarmów. Są też niezbędne do produkcji innych hormonów, a także odpowiadają za wzrost i różnicowanie układu nerwowego.

Tarczyca jest nazywana "termostatem" naszego organizmu, ponieważ utrzymuje stałą temperaturę ciała. Pośrednio tarczyca jest powiązana ze wszystkimi procesami zachodzącymi w ludzkim organizmie, ponieważ utrzymanie stałej temperatury jest konieczne, żeby te reakcje przebiegały prawidłowo.

Produkcja hormonów tarczycy

Jednostką funkcyjną tarczycy są pęcherzyki wypełnione żelem pęcherzykowym zawierającym tyreoglobulinę, zwaną też koloidem. Jest ona produkowana przez komórki tarczycowe (tyreocyty) wyścielające światło pęcherzyków. Koloid zawiera aminokwas tyrozynę, która jest substratem do produkcji hormonów tarczycy. Tyreoglobulina służy także jako rezerwuar dla hormonów tarczycy i jodu.

Jod jest absorbowany przez tarczycę z krwi, gdzie w procesie utleniania zostaje zamieniony do postaci aktywnej. W procesie utleniania bierze udział enzym peroksydaza tarczycowa i uwalniany jest nadtlenek wodoru. Reaktywny jod jest zdolny przyłączyć się do cząsteczek tyrozyny (jodowanie tyrozyny).

W wyniku jodowania cząsteczek tyrozyny w obrębie molekuły tyreoglobuliny powstają monojodotyrozyna (MIT) albo (T1), czyli tyrozyna z jedną cząsteczką jodu i dwujodotyrozyna (DIT), albo (T2) tyrozyna z przyłączonymi dwiema cząsteczkami jodu. Poprzez łączenie się dwóch cząsteczek (DIT) powstaje tyroksyna (T4), a po połączeniu się cząsteczki MIT i DIT powstaje trójodotyronina(T3).

T1+T2=T3 albo T2+T2=T4

Reakcja ta, podobnie jak i jodowanie reszt tyrozyny, katalizowana jest przez peroksydazę tarczycową (TPO). Enzym ten niezbędny jest też do utleniania jodu nieorganicznego w jod aktywny.

Spośród czterech znanych cząsteczek jodowanej tyrozyny aktywne jako hormony są T3 i T4. Uważa się, że tyroksyna (T4) jest 300 razy mniej aktywna niż T3 i przez niektórych jest klasyfikowana jako prohormon. Może być ona uaktywniana na obwodzie i odbywa się to poprzez odłączenie jednej cząsteczki jodu.

Dwadzieścia procent T3 produkowane jest w tarczycy, a pozostałe 80 % powstaje na obwodzie w wyniku odjodowania tyroksyny w narządach takich jak wątroba i nerki. Do przemiany T4 do T3 niezbędny jest cynk.

Niski poziom hormonów tarczycy (T3 iT4) staje się sygnałem do wydzielania TSH (Thyroid Stimulating Hormone), natomiast poziom wysoki tych hormonów na zasadzie ujemnego sprzężenia zwrotnego hamuje wydzielanie TSH. U osób zdrowych poziom TSH może wahać się pod wpływem takich czynników jak stres, choroba, brak snu, ciąża, czy niskie temperatury, kiedy to zapotrzebowanie i zużycie hormonów tarczycy zwiększa się.

Choroby tarczycy

Zaburzenia wydzielania hormonów tarczycy mogą przebiegać z niewystarczającą produkcją hormonów (hypothyroidism) albo z nadmiarem hormonów tarczycy (hyperthyroidism).

Hypothyroidism (niedoczynność tarczycy)

Do klasycznych objawów niedoczynności tarczycy należą: zwolniony metabolizm, prowadzący do nadwagi, zaburzenia pamięci, uczucie zimna czy słaba tolerancja niskich temperatur, depresja, zmęczenie, sucha skóra, zaparcia, zanik ambicji, utrata włosów, bóle mięśniowe, sztywność i bóle stawów, utrata włosów z brwi, zaburzenia miesiączkowania, niepłodność i osłabienie.

Niedobór jodu a Hashimoto

W przypadku niedoborów związków niezbędnych do powstawania hormonów tarczycy (jodu, selenu, cynku, tyrozyny), uwalniany jest TSH, który sygnalizuje dodatkową produkcję TPO, potrzebnego do przemiany nieaktywnego jodu do postaci organicznej. Rezultatem tego jest również wzmożona produkcja nadtlenku wodoru. Jeżeli występuje niedobór jodu, powstaje wole, które jest wyrazem przerostu kompensacyjnego, w czasie którego tarczyca próbuje wyprodukować więcej hormonów.

Niedobór jodu jest najczęściej odpowiedzialny za niedoczynność tarczycy i powstawanie wola w krajach słabo rozwiniętych. Jakkolwiek w USA i wielu krajach europejskich po rozpoczęciu dodawania jodu do soli czy innych pokarmów wole spowodowane niedoborem jodu zostało praktycznie wyeliminowane, a Hashimoto stało się najczęstszą przyczyną niedoczynności tarczycy. W USA Hashimoto jest odpowiedzialne za 90% przypadków niedoczynności tarczycy.

Do innych przyczyn niedoczynności tarczycy zaliczamy tzw. „ciche" i poporodowe zapalenie tarczycy. W obu tych chorobach dochodzi do przejściowej produkcji przeciwciał, ale po pewnym czasie poziom przeciwciał spada i funkcja tarczycy powraca do normy. Zdarza się, że te osoby po latach zachorują na Hashimoto. "Ciche zapalenie tarczycy" powiązane jest z alergiami sezonowymi, infekcją wirusową czy też intensywnym masażem szyi. Czynnikiem wywołującym poporodowe zapalenie tarczycy jest ciąża. Obie te kondycje mogą służyć jako przykład, że wyeliminowanie czynnika wyzwalającego powoduje ustąpienie choroby autoimmunologicznej.

Czy masz powiększoną tarczycę?

Sprawdź swoją szyję!

Możesz sprawdzić, czy masz powiększoną tarczycę. Potrzebujesz lusterko i szklankę wody. Gruczoł tarczycy jest położony na szyi, poniżej „jabłka Adama".

1. Trzymając lusterko w ręku, popatrz na szyję w okolicy „jabłka Adama", tuż powyżej obojczyka (nie pomyl „jabłka Adama" z tarczycą, tarczyca jest poniżej).
2. Patrząc ciągle w lusterko, odchyl głowę do tyłu, nabierz trochę wody ze szklanki w usta i powoli przełknij.
3. Obserwuj szyję w czasie połykania, czy nie pojawi się zgrubienie czy wypukłość.
4. Jeżeli zaobserwujesz zgrubienie czy wypukłość, może to świadczyć o powiększonej tarczycy albo o guzkach w tarczycy.

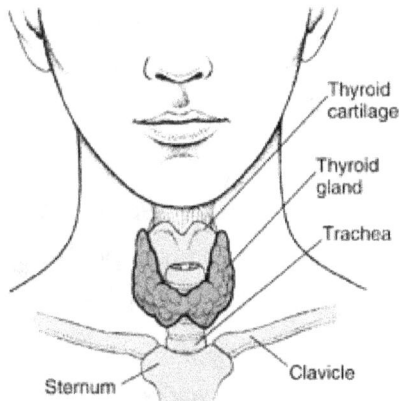

Rysunek 1: Gruczoł tarczowy

Przedrukowane z The Merck Manual of Medical Information - Second Home Edition, p. 948, edited by Mark H. Beers. Copyright © 2003 by Merck & Co., Inc., Whitehouse Station, NJ. http://www.merck.com/mmhe/sec13/ch163/ch163a.html

Nadczynność tarczycy

Hipertyreozę (Hyperthyroidism) można zdefiniować jako nadmiar hormonów tarczycy o działalności stymulującej. Klasyczne objawy nadczynności tarczycy to: utrata wagi, kołatanie serca, niepokój, naciekowy wytrzeszcz oczu, drgawki, nerwowość, zaburzenia miesiączkowania, zmęczenie, nietolerancja ciepła i wzmożony apetyt. Często też dochodzi do utraty włosów.

Nadczynność tarczycy najczęściej jest spowodowana chorobą autoimmunologiczną, zwaną chorobą Gravesa-Basedowa, z przeciwciałami skierowanymi przeciwko receptorowi TSH. Zdarza się, że choroba Gravesa-Basedowa przechodzi w Hashimoto, albo też odwrotnie, Hashimoto przechodzi w chorobę Gravesa-Basedowa.

Zapalenie tarczycy typu Hashimoto

Zapalenie tarczycy typu Hashimoto jest chorobą autoimmunologiczną i prowadzi do zniszczenia gruczołu tarczycowego.

W miarę przebiegu Hashimoto zasoby hormonalne tarczycy stopniowo się wyczerpują na skutek postępującej destrukcji i dochodzi do rozwoju pełnoobjawowej niedoczynności tarczycy. Zapalenie tarczycy Hashimoto jest odpowiedzialne za 90% przypadków niedoczynności tarczycy w Stanach Zjednoczonych.

Choroba Hashimoto znana jest również jako przewlekłe zapalenie tarczycy (ang. chronic thyroiditis), wole limfocytowe (ang. lymphadenoid goiter), a ostatnio najczęściej używaną nazwą jest autoimmunizacyjne zapalenie tarczycy (ang. autoimmune thyroiditis). Choroba ta po raz pierwszy została opisana w 1912 roku przez japońskiego lekarza Hakaru Hashimoto, który pierwotnie nazwał ją „struma lymphomatosa".

Choroba Hashimoto zwykle rozpoczyna się od stopniowego powiększenia tarczycy i często pacjent jest pierwszą osobą, która to zauważa. Mogą temu towarzyszyć zaburzenia połykania (dysphagia) czy zaburzenia oddychania (dyspnea). Może też występować chrypka, a czasami powiększeniu tarczycy towarzyszy ból.

Początkowo choroba przebiega z subkliniczną niedoczynnością tarczycy, w tym okresie tarczyca jest zdolna skompensować niedobory i poziom hormonów jest w normie, w 20% przypadków rozpoczyna się z towarzyszącą, średnio zaznaczoną niedoczynnością, a czasami zdarza się że początek choroby przebiega z thyrotoxicosis (nadmierną ilością hormonów). Okres początkowy często jest określany jako postać subkliniczna niedoczynności tarczycy, w której podwyższone jest TSH, przy normalnych T4 i T3.

Stopniowo, w miarę niszczenia tarczycy przez proces immunologiczny, jej zdolności kompensacyjne wyczerpują się i dochodzi do niedoboru hormonów. W konsekwencji doprowadza to do całkowitej utraty zdolności produkcji hormonów tarczycy-tzw. atroficznego zapalenia tarczycy (ang. atrophic thyroiditis), które uważane jest za stan nieodwracalny.

Występowanie

Hashimoto dotyczy więcej niż 10% populacji Stanów Zjednoczonych, a zachorowalność wzrasta wraz z wiekiem. Występuje głównie u kobiet, które chorują 7 razy częściej niż mężczyźni. Uważa się, że zmiany hormonalne mogą inicjować Hashimoto, a potwierdzeniem tego jest szczyt zachorowań występujący w okresie dojrzewania, ciąży i menopauzy. Przeciwciała przeciwko TPO występują u 20% kobiet. Rasa biała i Japończycy chorują częściej w porównaniu z osobami pochodzenia afrykańskiego i meksykańskiego.

Zmiany w tarczycy u osób z Hashimoto

Makroskopowo tkanka tarczycy u osób z Hashimoto ma kolor różowy, a konsystencją przypomina gumę. Pod mikroskopem możemy zaobserwować zniszczenie komórek nabłonka, nacieki limfocytowe w komórkach i miejsca zwłóknienia. Komórki tarczycy są nieznacznie powiększone. Przestrzeń pęcherzykowa jest skurczona ze zmniejszoną ilością albo brakiem koloidu.

Badanie ultrasonograficzne pokazuje powiększenie gruczołu tarczycy z charakterystycznym hypoechogenicznym obrazem miąższu. Niska echogenność świadczy o tym, że tkanka tarczycy zmienia swoją konsystencję i staje się bardziej gumowata.
Zmiany chorobowe dotyczą jednego płata, albo też całego gruczołu.

Objawy występujące w Hashimoto

U osób z chorobą Hashimoto mogą występować zarówno objawy

niedoczynności, jak i nadczynności tarczycy. Tłumaczy się to tym, że podczas immunologicznego ataku na tarczycę, ze zniszczonych komórek zostają uwolnione hormony, które są odpowiedzialne za przejściowe objawy nadczynności. Może to prowadzić nawet do niebezpiecznie wysokiego poziomu hormonów tarczycy we krwi (thyrotoxicosis czy Hashitoxicosis).

W miarę przebiegu Hashimoto zasoby hormonalne tarczycy stopniowo się wyczerpują na skutek postępującej destrukcji i dochodzi do rozwoju pełnoobjawowej niedoczynności tarczycy.

Komplikacje

U jednej czwartej chorych na Hashimoto występują bóle w klatce piersiowej, bóle stawów i osoby te częściej chorują na choroby serca.

Ponadto u chorych na Hashimoto ryzyko raka tarczycy wzrasta trzykrotnie w porównaniu ze zdrową populacją.

Ciąża

Kobiety w ciąży z pozytywnymi wynikami na obecność przeciwciał anty-TPO mają większe ryzyko poronień, a także u kobiet z niedoczynnością tarczycy istnieje większe prawdopodobieństwo urodzenia dziecka upośledzonego intelektualnie.

Jako że badanie tarczycy nie jest przeprowadzane rutynowo u młodych kobiet, zdarza się, że niedoczynność jest rozpoznawana dopiero wówczas, gdy występują powtarzające się poronienia.

W ciąży często dochodzi do remisji choroby, manifestującej się zmniejszeniem wola, ustąpieniem objawów niedoczynności tarczycy, a także spadkiem przeciwciał, z pełnym nawrotem objawów choroby po porodzie. Ciąża też uważana jest jako czynnik ryzyka wyzwalający Hashimoto i może inicjować tzw. pociążową niedoczynność tarczycy typu Hashimoto, która w 80% przypadków kończy się remisją, a w pozostałych 20% przechodzi w Hashimoto.

Czynniki ryzyka

Uważa się, że czynnik genetyczny odgrywa rolę w powstaniu Hashimoto i obserwuje się zwiększoną zachorowalność w niektórych rodzinach. Odróżnia się dwa warianty choroby: postać zanikową (atroficzną) powiązaną z genem HLA-DR3 i postać przebiegającą z wolem (goitrous) powiązaną z genem HLA-DR5. Geny te występują częściej w populacji białej.

Znane są również czynniki środowiskowe, które u osób predysponowanych zwiększają ryzyko zachorowania. Należą do nich: nadmiar jodu, zanieczyszczenia powietrza, choroby bakteryjne i wirusowe, toksyny, niektóre lekarstwa. Okazuje się, że palenie papierosów zmniejsza ryzyko zachorowania na chorobę Hashimoto.

U osób z Hashimoto tylko u 50% bliźniaków jednojajowych wykazano obecność przeciwciał - podkreśla to ważną rolę czynników środowiskowych w powstaniu tej choroby.

Podobne schorzenia

Zapalenie tarczycy typu Hashimoto może być połączone z innymi chorobami autoimmunologicznymi jak cukrzyca typu 1, stwardnienie rozsiane, reumatoidalne zapalenie stawów, celiakia, choroba Addisona, niedokrwistość złośliwa, nadczynność przytarczyc i lupus. Polyglandular autoimmunity jest jednostką chorobową, w której u jednej osoby występuje więcej niż jedna choroba autoimmunologiczna.

DIAGNOZA

Testy w niedoczynności tarczycy

Oprócz zmian w obrazie ultrasonograficznym, wykładnikiem zaburzonej czynności tarczycy będą nieprawidłowe wyniki badań krwi. W zaawansowanej postaci niedoczynności tarczycy typu Hashimoto TSH będzie podwyższone, a poziom T3 i T4 obniżony. W większości przypadków Hashimoto będą obecne przeciwciała przeciwko tarczycy.

Badania krwi w Hashimoto

Określenie poziomu TSH nie zawsze potwierdzi zaburzenia funkcji tarczycy, a permanentne podwyższenie TSH wystąpi dopiero w zaawansowanej postaci choroby. Dlatego też zdarza się, że pomimo prawidłowych wyników badań krwi występują nieprzyjemne objawy niedoczynności tarczycy. Osoby te będą zgłaszać się do lekarza z takimi dolegliwościami, jak zmęczenie, przyrost wagi ciała i na podstawie wyników badania TSH ich choroba nie zostanie prawidłowo zdiagnozowana. Poziom TSH może wahać się w ciągu dnia, a zdolności kompensacyjne ustroju powodują, że zmienia się priorytet zużycia energii i niektóre funkcje organizmu będą zachowane kosztem innych.

Nieleczona niedoczynność tarczycy prowadzi w konsekwencji do zwyżki TSH, a w nieleczonej nadczynności tarczycy TSH będzie obniżony.

U osób z chorobą Hashimoto poziom TSH może fluktuować w ciągu dnia od wartości bardzo niskich do bardzo wysokich, albo może też być w normie.

Dzieje się tak dlatego, że niski poziom hormonów tarczycy jest sygnałem do wydzielania TSH, którego obecność wpływa stymulująco na produkcję hormonów.

Uwolnienie TSH staje się także sygnałem do zwiększonej produkcji nadtlenku wodoru, ponieważ jod, aby mógł brać udział w produkcji hormonów tarczycy, musi być utleniony do jodu aktywnego i dopiero w tej postaci może być przyłączony do cząsteczki tyrozyny. Nadtlenek wodoru powstaje w procesie utleniania jodu, przy udziale enzymu peroksydazy tarczycowej. Nadmiar nadtlenku wodoru jest odpowiedzialny za oksydatywne uszkodzenie komórek. Za neutralizację szkodliwego nadtlenku wodoru jest odpowiedzialna peroksydaza glutationowa, a selen jest jednym z jej komponentów.

Jodki (z pokarmów) + nadtlenek wodoru =jod

Większość lekarzy opiera diagnozę niedoczynności tarczycy na wynikach TSH, jakkolwiek, czasami badanie to może być mylące, ponieważ w niedoczynności tarczycy typu Hashimoto wahające się poziomy hormonów, od wysokich do niskich, mogą wpływać na poziom TSH.

Dodatkowo określenie tzw. normy TSH dla zdrowych osobników na podstawie średniej, w której to znajdują się osoby starsze, a także osoby ze zmienioną funkcją tarczycy, nie jest adekwatne. Prowadzi to do niedokładnego określenia norm i osoby z zaburzeniami funkcji tarczycy w świetle badań są uważane za zdrowe.

W ostatnich latach National Academy of Clinical Biochemists (Narodowa Akademia Klinicznych Biochemików) określiła, że u 95% osobników niewykazujących choroby tarczycy poziom TSH wynosi poniżej 2.5 mIU /L i nowe normy przyjęte przez American College of Clinical Endocrinologists (Akademię Amerykańskich Klinicznych Endokrynologów) wynoszą 0.3-3.0 mIU/ml.

Zdarza się jednak, że laboratoria ciągle posługują się starymi normami 0.2 -8.0 mIU/ml i większość lekarzy, opierając się na normach podawanych przez laboratoria, niewłaściwie interpretuje wyniki. Jest to jedna z przyczyn, dla której zawsze powinniśmy prosić o kopię naszych wszystkich badań laboratoryjnych.

Profesjonaliści zajmujący się medycyną funkcjonalną obniżyli te normy jeszcze bardziej i według nich TSH u osób zdrowych, nieprzyjmujących hormonów tarczycy, powinno wynosić 1-2 mIU/ml.

Należy jednak pamiętać, że normy te nie zawsze odnoszą się do wszystkich i co jest normą dla jednych, będzie poza normą dla innych. Normy są opracowane na podstawie średniej 95% populacji. Jeżeli znajdujesz się w 5%, możesz mieć objawy nadczynności czy niedoczynności tarczycy przy poziomie TSH, które się jeszcze mieści w normach. Lekarze – tak jak byli nauczani – powinni „leczyć pacjenta, a nie testy laboratoryjne", ale niestety zdarza się, że wielu lekarzy nie stosuje się do tych prostych zasad.

Nawet biorąc pod uwagę najnowsze, zaniżone normy, badania krwi wykrywają tylko zaawansowane przypadki choroby Hashimoto, ponieważ właściwości kompensacyjne ustroju powodują, że w początkowym stadium choroby testy laboratoryjne będą w normie.

Badanie hormonów

Tarczyca produkuje dwa rodzaje hormonów; są to T4 (tyroksyna) i T3 (trójjodotyronina). T4 zwana jest prohormonem i jest 300 % biologicznie mniej aktywna niż T3.

W badaniach krwi możemy mierzyć ogólny poziom hormonów tarczycy, ale bardziej wskazane są testy na wolne hormony tarczycy, określające ilość hormonów zdolnych w danej chwili do wykonywania pracy. Dlatego też rekomendowane są testy na badanie poziomów wolnego T3 i T4.

Niektórzy lekarze zalecają tylko badanie T4, trzeba jednak pamiętać, że u niektórych osób zdolność zamiany T4 do aktywnej postaci T3 może być zaburzona i przy normalnym poziomie T4 nie będzie wystarczającej ilości T3.

Dostępne są także badania na odwróconą formę T3. Odwrócona

forma T3 (rT3) jest produkowana w sytuacjach stresowych, forma ta przyłącza się do receptora tarczycy, ale zamiast go aktywować, powoduje jego zablokowanie.

Najlepsze testy w Hashimoto

U większości chorych na Hashimoto w surowicy krwi występują dwa rodzaje przeciwciał skierowanych przeciwko tarczycy. Należą do nich najczęściej spotykane przeciwciała przeciwko peroksydazie tarczycowej (ang. TPOAb), a także przeciwciała przeciwko tyreoglobulinie (ang.TGAb). Przeciwciała te mogą pojawić się we krwi na długo przed (nawet dziesiątki lat) zmianami w poziomie TSH.

Dlatego też badanie przeciwciał przeciwko tarczycy jest kluczowym elementem w diagnozowaniu niedoczynności tarczycy. Więcej na ten temat w rozdziale o testach.

TESTY SPRAWDZAJĄCE FUNKCJĘ TARCZYCY

- TSH
- Przeciwciała przeciwko peroksydazie tarczycowej
- Przeciwciała przeciwko tyreoglobulinie
- Wolny T4
- Wolny T3
- Odwrócony T3 (jako opcja)

Błędne diagnozy

Objawy niedoczynności tarczycy są bardzo niespecyficzne i zdarza się, szczególnie w początkowym okresie, że są one błędnie interpretowane.

Często u tych pacjentów rozpoznaje się depresję, stres czy nerwicę lekową i przypisywane są leki przeciwdepresyjne i uspokajające.

Badania wykazały, że jedna trzecia osób, u których środki antydepresyjne są nieskuteczne, zaczyna czuć się lepiej po zastosowaniu leczenia preparatem Cytomel (zawierającym T3 hormon tarczycy). Zdarza się też, że pacjenci są hospitalizowani z powodu choroby dwubiegunowej (ang. biopolar disorder), schizofrenii, kiedy w istocie występuje u nich niedoczynność tarczycy.

Wykazano także, że osoby z chorobą dwubiegunową, a także cierpiące na depresję, mają podwyższony poziom przeciwciał przeciwtarczycowych. Dodatkowo lekarstwo lithium, stosowane w chorobie dwubiegunowej, może zainicjować niedoczynność tarczycy.

Podwyższony poziom przeciwciał anty-TPO występuje w nerwicy lękowej i chorobie obsesyjno-kompulsywnej. Przypuszcza się, że jest to spowodowane zwiększonym uwalnianiem hormonów tarczycy do krwi, prowadzącym do przemijających objawów nadczynności tarczycy. Wszyscy, którzy tego doświadczyli, wiedzą, jakie to jest nieprzyjemne odczucie. Rekomendowane jest, aby osoby z nerwicą lekową, depresją czy innymi zaburzeniami nastroju były badane w kierunku niedoczynności tarczycy, włącznie ze sprawdzeniem poziomu przeciwciał TPOAb. Zdarzało się, że osoby z wieloletnim rozpoznaniem choroby psychicznej zostały wyleczone po zastosowanym leczeniu zaburzeń funkcji tarczycy.

Prognoza

Według większości endokrynologów progres choroby od euthyroid do hypothyroidism (niedoczynności tarczycy) jest nieodwracalny i kończy się całkowitym zniszczeniem tarczycy, jakkolwiek zdarza się, że w jednym przypadku na cztery choroba cofa się i funkcja tarczycy powraca do normy. U osobników tych dochodzi do całkowitego wyzdrowienia i nie będą oni wymagali dalszego leczenia.

Badania wykazały, że kiedy autoimmunologiczny atak ustanie, uszkodzona tarczyca potrafi się zregenerować. Badania ultrasonograficzne powrócą do normy, a testy laboratoryjne nie wykażą obecności przeciwciał anty-TPO.

Remisja w niedoczynności może zostać niezauważona, ponieważ powszechnie uważa się, że Hashimoto jest chorobą na całe życie i po rozpoznaniu choroby nie powtarza się badań ultrasonograficznych i na obecność przeciwciał.

Potwierdzeniem wyzdrowienia będzie również test, w którym po podaniu TRH (Thyroid Releasing Hormone) nastąpi zwiększenie wydzielania T3 i T4. Test ten pomoże ocenić, czy pacjent może być odstawiany od leków. Informacje na ten temat są obecne w specjalistycznej literaturze, ale rzadko się zdarza, że lekarze będą stosować ten test, aby sprawdzić, czy funkcja tarczycy powróciła do normy.

Medycyna konwencjonalna musi zaakceptować konieczność zmian trybu życia, które mogą zwolnić, zahamować czy odwrócić postęp choroby.

Podsumowanie rozdziału

- ✓ Badania określające funkcję tarczycy to: TSH, wolne T3, wolne T4, przeciwciała anty-TPO.
- ✓ Remisja jest możliwa z pełnym powrotem funkcji tarczycy.

Moja historia

Przewlekłe zmęczenie występowało u mnie na wiele lat przed zdiagnozowaniem niedoczynności tarczycy. Początkowo tłumaczyłam to moim nieregularnym, studenckim trybem życia, ale kiedy po skończeniu studiów farmaceutycznych mój styl życia się uregulował, zaczęłam szukać przyczyny ciągłego zmęczenia. Po przeprowadzeniu wielu badań lekarskich mój doktor upewnił mnie, że wszystko jest w normie. Lekarze uważali, że moje objawy spowodowane są depresją. Tłumaczyłam im, że nie mam depresji, tylko jestem ciągle zmęczona, nawet wtedy jak śpię 12 godzin na dobę. W końcu się z tym pogodziłam i zaakceptowałam fakt, że potrzebuję więcej snu niż inni.

W ciągu kilku następnych lat stopniowo pojawiły się u mnie inne objawy, takie jak: niepokój, refluks żołądkowo-przełykowy (GERD), wypadanie włosów, nietolerancja zimna. Spałam pod dwiema kołdrami w Kalifornii. Badania laboratoryjne wykazały, że moje TSH wynosiło 4.5 mlU/ml (norma to 0.4 – 4.0), mój lekarz pocieszył mnie, że badanie jest w normie i nie potrzebuję innych testów. Nie sprawdził poziomu przeciwciał. Za rok poszłam znowu na badanie do innego lekarza, okazało się, że moje TSH podskoczyło do 8 i dopiero wtedy zostałam wysłana na konsultację do lekarza endokrynologa. Dopiero wtedy postawiono diagnozę niedoczynności tarczycy, chociaż objawy chorobowe trwały u mnie już od siedmiu lat.

„Każda   wielka   przygoda   rozpoczyna   się   od
pojedynczego kroku"- przysłowie chińskie

3. ODZYSKANIE PRAWIDŁOWEGO POZIOMU HORMONÓW

Leczenie konwencjonalne skupia się na odzyskaniu normalnej funkcji tarczycy poprzez podawanie hormonów. Jeżeli poprzez analogię użyjemy dziurawego naczynia z wodą, to uciekająca woda będzie symbolizować ubywanie hormonów, a konwencjonalna medycyna bez uwzględnienia przyczyny „wycieku" (autoimmunologiczna destrukcja) będzie polegała na dodawaniu wody do cieknącego naczynia.

Jakkolwiek podawanie leków nie pomoże wyeliminować przyczyny choroby, ale będzie pierwszym, ważnym krokiem, prowadzącym do poprawy samopoczucia i wyeliminuje inne negatywne skutki niedoczynności tarczycy. Decyzja o podjęciu leczenia hormonami tarczycy powinna być oparta na wynikach badań laboratoryjnych, a także uzależniona od objawów występujących u pacjenta.

Tradycyjnie wielu lekarzy nie podejmuje leczenia w subklinicznej niedoczynności tarczycy, kiedy poziom TSH jest podwyższony, a poziom T4 w normie albo na granicy normy. Jednak coraz więcej endokrynologów i innych lekarzy dostrzega wagę problemu i podejmuje leczenie suplementami hormonów tarczycy w postaciach subklinicznej niedoczynności, szczególnie u osób z występującymi objawami.

Ponadto najnowsze wytyczne zalecają wcześniejsze rozpoczęcie leczenia. Rekomendowane jest rozpoczęcia leczenia hormonalnego u osób z subkliniczną niedoczynnością, nawet w takich przypadkach, w których poziom T4 jest w normie albo w dolnej granicy normy. Proponuje się zastosowanie suplementów tarczycy w subklinicznej niedoczynności tarczycy, kiedy poziom TSH jest powyżej 10mIU/ml, nawet bez objawów, a także przy poziomach TSH 3-10 mIU/ml, z towarzyszącymi objawami niedoczynności.

Suplementacja hormonalna w konwencjonalnym podejściu do leczenia powinna być stosowana przez całe życie, powoduje to, że Hashimoto staje się chorobą przynoszącą ogromne profity, wymagającą częstych wizyt lekarskich, badań laboratoryjnych i codziennego stosowania leków, przy potencjalnej konieczności zwiększenia dawek leków w miarę jak destrukcja tarczycy eskaluje.

Testy laboratoryjne określające funkcję tarczycy powinny być powtarzane co cztery do ośmiu tygodni po zastosowaniu leczenia i po każdej zmianie dawki.

Po unormowaniu objawów badania należy powtarzać co sześć do ośmiu tygodni, albo częściej przy występujących objawach.

Które lekarstwa są najlepsze?

Hormony tarczycy znane są z niskiego indeksu terapeutycznego, oznacza to, że powinny być dozowane w dawce zapewniającej efektywność i nie powodować objawów ubocznych, ponieważ granica pomiędzy dawką leczniczą a dawką toksyczną jest bardzo wąska. Hormony tarczycy dozowane są w mikrogramach, jest to 1/1000 miligrama. Jeżeli przekroczymy dawkę o krztynkę, możemy mieć objawy nadczynności i analogicznie - gdy dawka będzie krztynkę za mała, doprowadzi to do niedoczynności.

Najczęściej lekarze przypisują Synthroid albo Levothyroxine, są to syntetyczne preparaty zawierające T4. Armour i inne produkty pochodzące z wysuszonych zwierzęcych organów nie są powszechnie rekomendowane ze względu na istniejące w przeszłości problemy dotyczące jakości.

W przeszłości Armour i inne lekarstwa generyczne nie spełniały wymogów jakości i różniły się ilością hormonów w poszczególnych produkowanych partiach, ale w obecnej chwili problem ten został wyeliminowany.

Konwencjonalne leczenie nie zaleca połączonego leczenia T4/T3 i preferuje preparaty z zawartością tylko T4. Rekomendacje te oparte są na badaniach ufundowanych przez kompanie farmakologiczne, które we własnym interesie będą propagowały swoje produkty.

Opierając się na fizjologii tarczycy, wydaje mi się, że produkty połączone dla wielu pacjentów z Hashimoto byłyby bardziej wskazane. Niektóre osoby z Hashimoto mają upośledzoną zdolność przemiany T4 do T3. Zdarza się to przy niedoborze cynku, który często towarzyszy Hashimoto. Okazuje się też, że w sytuacjach stresowych dochodzi do nieprawidłowej przemiany T4 do odwróconego T3, który jest formą nieaktywną.

Pod wpływem stresu T4 zostaje przemienione błędnie do odwróconego T3.

Jest to molekuła przypominająca T3, ale nie jest aktywna i zajmuje miejsca przeznaczone dla T3. Kiedy odwrócony T3 jest produkowany w dużych ilościach, korzystne będzie stosowanie preparatu zawierającego aktywny T3 albo kombinację T4/T3. Dodatkowo u wielu pacjentów występuje subiektywne odczucie poprawy przy stosowaniu kombinacji T4/T3.

W czasie pisania tej książki, Państwowy Instytut Zdrowia, który jest instytucją rządową, niezależną od kompanii farmaceutycznych, szukał ochotników, aby przeprowadzić badania na temat: czy terapia połączona T4/T3 jest bardziej zasadna w porównaniu do stosowania samego T4.

Podsumowując, leczenie hormonami tarczycy powinno być indywidualnie weryfikowane, niektórzy czują się lepiej po Armour, kiedy znowu inni preferują Synthroid lub inne formy syntetycznego T4.

Tabela 1: Czynniki zaburzające przejście T4 do T3

Niedobory	Stres	Starzenie się	Alkohol
Chemioterapia	Pestycydy	Cukrzyca	Głodówka
Palenie papierosów	Substancje wolotwórcze	Operacje chirurgiczne	Promieniowanie
Choroby nerek i wątroby	Metale ciężkie	Niedobór hormonu wzrostu	Niski poziom progesteronu
Otyłość	Soja	Lekarstwa	Nadmiar jodu

U niektórych chorych występują obiekcje etyczne do używania produktów pochodzenia zwierzęcego, takich jak Armour.

Połączone T4/T3 produkty oferują alternatywę - mogą one między innymi być przyrządzane bez substancji wypełniających, takich jak laktoza czy gluten, które są obecne w wielu lekach stosowanych w niedoczynności tarczycy, a często są niewskazane u chorych z Hashimoto (zobacz rozdział na temat cieknącego jelita). Produkty te są przygotowywane przez wyspecjalizowane apteki, kosztują więcej i często wymagają przechowywania w lodówce.

Według niektórych zwolenników leczenia naturalnego w Hashimoto najlepsze są produkty pochodzące z wysuszonych gruczołów zwierzęcych, ponieważ zawierają one śladowe ilości T1 i T2, których funkcja jest jeszcze niecałkowicie poznana, jakkolwiek może okazać się istotna w leczeniu.

Inne zdanie na ten temat ma doktor Aleksander Haskell, który uważa, że hormonalne leki pochodzące od zwierząt mogą być odpowiedzialne za podtrzymywanie procesu autoimmunologicznego i dlatego też zaleca on stosowanie wyłącznie hormonów syntetycznych.

Jeżeli w trakcie leczenia pacjenci zaczynają czuć się gorzej po zastosowaniu hormonów z wysuszonych gruczołów zwierząt, albo też poziom przeciwciał anty-TPO się podwyższył, zalecana jest zamiana na preparaty połączone T3/T4.

Preparaty połączone T3/T4

Hormonalne preparaty połączone zawierają te same fizjologiczne proporcje, które zawiera preparat Armour, jakkolwiek lekarz może zmienić stosunek T3/T4, ponieważ preparaty te przyrządzane są ręcznie przez farmaceutę.

Indywidualne przyrządzanie pod kątem pacjenta pozwala na wyeliminowanie z preparatów wypełniaczy, które nie zawsze są tolerowane przez osoby z Hashimoto. Większość preparatów połączonych, takich jak Armour, zawiera hormony, które uwalniają się natychmiast, dostępna jest też wersja preparatu o przedłużonym uwalnianiu. Niektórzy profesjonaliści preferują leki o powolnym wydzielaniu hormonów, jakkolwiek u osób z Hashimoto mogą wystąpić problemy z ich absorpcją, ze względu na występujące zaburzenia przewodu pokarmowego.

Pewien problem stanowi fakt, że do przyrządzania preparatów złożonych potrzebni są specjalnie przeszkoleni farmaceuci i nie wszystkie apteki mają odpowiednie osoby do ich przyrządzania, stąd też mogą istnieć problemy z wykupieniem tych leków.

Pytania, które należy zadać farmaceucie, który przygotowuje preparat połączony:

- ✓ Jakie wypełniacze są używane
- ✓ Skąd pochodzi produkt
- ✓ Czy jest to substancja szybko uwalniająca się, czy o przedłużonym uwalnianiu

Istnieje wiele dostępnych opcji leczenia hormonalnego i każdy pacjent wspólnie z lekarzem powinien znaleźć najlepszą terapię dla siebie.

TABELA 2: Leki

Nazwa (Generyczna)	Komentarze
Armour Thyroid Nature-Throid (Thyroid USP):	Wysuszona świńska tarczyca, kombinacja T4/T3 Składa się z 80% T4 i 20% T3 T4/T3 wynosi 4:1 Może zawierać TPO i tyreoglobulinę i powodować zaostrzenie procesów immunologicznych
Proloid: (Thyroglobulin)	Częściowo sproszkowana świńska tyreoglobulina stosunek T4/T3 wynosi 2.5:1
Synthroid: (Levothyroxine Synthroid, w Polsce znane jako Lewotyroksyna, Euthyrox, Eltroxin, Letrix Levothyroid, Levoxyl, Thyro-Tabs, Unithroid	Syntetyczne T4 Absorpcja może być rożna w zależności od produktu i dlatego nie należy zmieniać producenta
Cytomel (Liothyronie)	Syntetyczna T3
Liotrix (Thyrolar) W Polsce dostępny Novothyral	Syntetyczna T4/T3 w stosunku 4:1 Lewotyroksyna/Liotyronina w stosunku 5:1
Compounded Thyroid	Ze specyficznym stosunkiem T4/T3, nie zawiera alergizujących wypełniaczy, preparaty mogą być przygotowane przez specjalistyczne apteki. Dostępne formy natychmiastowego uwalniania i przedłużonego uwalniania (trudniejsze do przyswojenia).
Tirosint	Nowa forma w postaci kapsułki, zawierająca glicerynę, żelatynę i wodę.

Co chcemy osiągnąć poprzez leczenie?

Celem leczenia hormonalnego jest ustąpienie objawów choroby, unormowanie wyników badań laboratoryjnych TSH, wolnego T3, wolnego T4. Większość endokrynologów uważa za normę TSH 2.5 mIU/L, ale wielu pacjentów do poprawy samopoczucia potrzebuje poziomu TSH około 1mIU/L.

Branie leków hormonalnych zawierających T3, takich jak Armour, złożonych preparatów T3/T4, Thyrolar i Cytomel może wpłynąć na wyniki testu, dlatego też badanie krwi sprawdzające poziom hormonów, powinno być zrobione przed pobraniem dziennej dawki tych leków.

Dawkowanie

Zaczynamy leczenie od małej dawki i następnie stopniowo ją zwiększamy, aż do unormowania TSH, wolnego T3 i wolnego T4. Powolne zwiększanie dawki pomoże dobrać stosowną dawkę i ochroni organizm przed szokiem, spowodowanym gwałtowną zmianą poziomu hormonów. Po rozpoczęciu leczenia powtarzamy poziom TSH, wolnego T3/T4 co cztery do sześciu tygodni i w zależności od wyników badań kontrolnych dawkę korygujemy.

Synthroid (Levothyroxine): zaczynamy od dawki 1,7 mcg/kg na dzień i w zależności od potrzeby dawkę zwiększamy o 25 mcg co cztery do sześciu tygodni.

Armour, połączone T3/T4, Thyrolar: Zaczynamy od dawki 30mcg, zwiększamy o 15 mcg co sześć tygodni.

Zmiana leków

Podczas zamiany preparatu Armour na preparaty połączone T3/T4, stosujemy dawkę 1:1, ale należy pamiętać, że mogą istnieć pewne różnice w dawkach i dlatego należy obserwować i powtarzać badania krwi co cztery do sześciu tygodni.

Tabela 3: Zamiana dawek przy zmianie leków

Nazwa leku	Armour Połączona forma T3/T4 Thyrolar	Nature-Throid	Cytomel	Synthroid (Levothyroxine)
Dawka	¼ grain (15 mg)	¼ grain 16.25 mg		25 mcg
Dawka	½ grain (30 mg)	½ grain (32.5 mg)	12.5 mcg	50 mcg (0.05 mg)
Dawka	1 grain (60 mg)	1 grain (65 mg)	25 mcg	100 mcg (0.1 mg)
Dawka	1 ½ grains (90 mg)	1 ½ grains (97.5 mg)	37.5 mcg	150 mcg (0.15 mg)
Dawka	2 grains (120 mg)	2 grains (130 mg)	50 mcg	200 mcg (0.3 mg)
Dawka	3 grains (180 mg)	3 grains) (195 mg)	75 mcg	300 mcg (0.3 mg)

Inne konwencjonalne terapie

Próby stosowania sterydów przynoszą tylko krótkotrwałe efekty, ponieważ po ich odstawieniu szybko dochodzi do nawrotu choroby. Chloroquine, lek przeciwko malarii, który jest także używany w leczeniu reumatoidalnego zapalenia stawów i raka, obniża poziom przeciwciał przeciw tarczycy, ale ze względu na toksyczne objawy uboczne nie jest powszechnie stosowany.

W przypadkach przebiegających z uporczywym bólem wskazane może być usunięcie tarczycy i konieczność leczenia suplementami hormonalnymi do końca życia.

Czy lekarstwa należy stosować do końca życia?

Na początku chciałabym podkreślić, że lekarstwa są bardzo ważnym narzędziem w arsenale dostępnych środków i w dużej mierze przyczyniają się do pokonania choroby.

Pomimo tego, że w jednej czwartej przypadków dochodzi do samoistnego wyleczenia, lekarze przygotowują pacjentów na konieczność brania leków do końca życia. Może jest łatwiej i taniej stosować lekarstwa do końca życia niż próbować stopniowo obniżać dawkę i powtarzać testy laboratoryjne. U niektórych pacjentów mogą wystąpić objawy nadczynności, wymagające redukcji dawki. W innych przypadkach suplement hormonalny wbuduje się w cykl fizjologiczny i na skutek ujemnego sprzężenia zwrotnego endogenna produkcja hormonów zostaje zahamowana. Badanie poziomu TRH (Thyroid Releasing Hormone) pozwoli określić, czy funkcja tarczycy powraca do normy.

Wprowadzenie zmian trybu życia w chorobie Hashimoto pozwala zredukować ilość przeciwciał, odwrócić przebieg choroby, zapobiec innym chorobom i, co najważniejsze poprawić samopoczucie. U niektórych osób wystąpi poprawa i potrzebna będzie redukcja dawki albo całkowite odstawienie leków, ponieważ proces autoimmunologiczny wygaśnie i tarczyca się zregeneruje.

Lekarstwa a zmiana trybu życia

Dla pacjentów przyjmujących hormony tarczycy jest bardzo istotne, aby nie przerywać leczenia gwałtownie, może to bowiem doprowadzić do ostrych objawów niedoczynności tarczycy, eskalacji TSH, prowadzącego do większego uszkodzenia tarczycy. Aby uniknąć tych powikłań, wskazane jest stopniowe obniżanie dawki pod kontrolą lekarza.

Znam takie osoby (przez krótki czas byłam jedną z nich), którym się wydaje, że przyjmowanie leków hormonalnych tarczycy jest jednoznaczne z poddaniem się i świadczy o rezygnacji z dalszej walki z chorobą. Należy to jednak rozumieć w innym aspekcie i przyjmowanie leków traktować jako jeden ze szczebli drabiny, po której się wspinamy do celu, jakim jest wyleczenie niedoczynności tarczycy.

Przyjmujemy lekarstwa, żeby poczuć się lepiej, a w międzyczasie szukamy sposobów na wyleczenie choroby.

W wielu przypadkach po wyleczeniu nieszczelnego jelita nie będzie dalszej potrzeby przyjmowania leków, natomiast podwyższony poziom TSH przez dłuższy czas może być bardzo szkodliwy dla organizmu i stawiać pod znakiem zapytania remisję choroby.

Jeżeli masz podwyższony TSH czy objawy niedoczynności tarczycy, Twoją jedyną opcją jest przyjmowanie leków. Bierz leki i w międzyczasie staraj się znaleźć źródłową przyczynę choroby.

Podsumowanie rekomendacji zawartych w rozdziale

- ✓ Jeżeli występują u Ciebie objawy i TSH jest większe od 3 mIU/L, zacznij leczenie preparatem połączonym T3/T4 i zwiększaj dawkę stopniowo.
- ✓ Zachowaj ostrożność przy stosowaniu preparatów hormonalnych sporządzonych z tkanek zwierzęcych.

4. CO TO JEST CHOROBA AUTOIMMUNOLOGICZNA?

Proces autoimmunologiczny polega na tym, że nasz układ odpornościowy błędnie rozpoznaje własne komórki jako obce i konsekwentnie niszczy je za pomocą produkowanych przeciwciał. Zapalenie tarczycy typu Hashimoto było pierwszą rozpoznaną chorobą autoimmunologiczną w medycynie. Opisując niedoczynność tarczycy, czasami używa się takich określeń, jak "powolna" albo "mało reaktywna" tarczyca. Można w ten sposób opisać tarczycę u osób w zaawansowanym wieku, ale opis ten nie pasuje do tarczycy u chorych na Hashimoto. U tych osób tarczyca pracuje na zwiększonych obrotach aby podołać produkcji hormonów, w czasie kiedy jest niszczona przez układ immunologiczny. Problem nie dotyczy tarczycy, tylko nieprawidłowej funkcji układu odpornościowego.

Krótka charakterystyka procesów zachodzących w chorobie autoimmunologicznej tarczycy:

1) Komórki tarczycy są niszczone przez czynnik wyzwalający, którym może być jod, fluor, infekcja wirusowa, itp.
2) Obumierające komórki wysyłają sygnał o stresie.
3) Komórki układu immunologicznego przybywają na pomoc.
4) Komórki układu odpornościowego pomyłkowo atakują tarczycę.
5) Coraz więcej komórek tarczycy zostaje zniszczonych.
6) Zdolność regeneracji komórek tarczycy zostaje wyczerpana.
7) Tarczyca nie produkuje wystarczającej ilości hormonów.

Perfekcyjny atak

Proces autoimmunologiczny jest uwarunkowany przez szereg czynników, które przebiegając w odpowiednim czasie i sprzyjających okolicznościach, powodują perfekcyjny atak i dają początek chorobie autoimmunologicznej.

Amerykański naukowiec dr Alessio Fasano i jego współpracownicy uważają, że aby powstał proces autoimmunologiczny, niezbędne są trzy czynniki:

1. Predyspozycja genetyczna albo środowiskowy wyzwalacz w przewodzie pokarmowym
2. Obecność antygenu (czynnika wyzwalającego)
3. Nieszczelne jelito

Zwiększona przepuszczalność jelita i czynniki wyzwalające (ang. triggers) zaburzają równowagę układu immunologicznego i nie potrafi on odróżnić komórek własnych od czynników atakujących.

W jaki sposób zwiększona przepuszczalność jelitowa powiązana jest z chorobami autoimmunologicznymi?

Przewód pokarmowy ma powierzchnię kortu tenisowego i jest miejscem największej koncentracji komórek immunologicznych, a liczba neuronów jest porównywalna do ich ilości w rdzeniu kręgowym.

Naukowcy wykazali, że nasz przewód pokarmowy, oprócz trawienia i wchłaniania pokarmów, chroni nasz ustrój przed substancjami szkodliwymi. Nabłonek ściany jelita tworzy ciasną barierę, która kontroluje jego przepuszczalność i utrzymuje równowagę pomiędzy tolerancją a odpowiedzią immunologiczną.

Kiedy integralność bariery jelitowej zostanie naruszona, organizm traci możliwość odróżniania nieszkodliwych substancji, takich jak własne komórki czy pokarmy, od czynników inwazyjnych i atakuje je przy pomocy układu immunologicznego.

Wykryte ostatnio białko ludzkie, zonulina, może odwracalnie zwiększać przepuszczalność jelita poprzez oddziaływanie na międzykomórkowe wiązania. Okazało się, że białko to występuje w dużych ilościach u osób chorych na reumatoidalne zapalenie stawów, Hashimoto, stwardnienie rozsiane, cukrzycę typu 1 i celiakię (zobacz w rozdziale o przewodzie pokarmowym).

Jak działają czynniki wyzwalające (ang. triggers)?

Jako przykład wykorzystamy jod.

Nieaktywny jod (anion jodkowy) w komórce tarczycy pod wpływem enzymu peroksydazy tarczycowej zostaje utleniony do reaktywnego jodu, który jest zdolny do przyłączenia do reszt tyrozynowych w obrębie molekuły tyreoglobuliny w procesie powstawania hormonów tarczycy (więcej informacji w rozdziale 2).

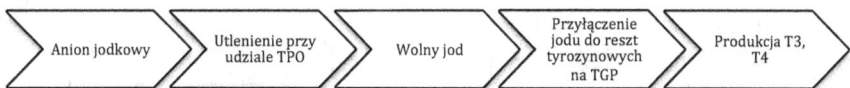

Anion jodkowy	Utlenienie przy udziale TPO	Wolny jod	Przyłączenie jodu do reszt tyrozynowych na TGP	Produkcja T3, T4

W zdrowych komórkach tarczycy antyoksydant peroksydaza glutationowa neutralizuje nadmiar nadtlenku wodoru i zapobiega uszkodzeniu komórek tarczycy. Klockiem budulcowym peroksydazy glutationowej jest selen, dlatego też niedobór selenu czy glutationu może być czynnikiem wyzwalającym Hashimoto.

Przedstawiony poniżej mechanizm wyjaśnia, dlaczego nadmiar jodu prowadzi do zaostrzenia procesu autoimmunologicznego w Hashimoto.

1) Jod przedostaje się do krwi.
2) Utlenienie anionu jodkowego do reaktywnego jodu w obecności peroksydazy tarczycowej (TPO).
3) Powstanie wolnych rodników w procesie utleniania.
4) Przy braku selenu nadtlenek wodoru nie jest neutralizowany i prowadzi do uszkodzenia komórek tarczycy.
5) Nacieki limfocytów (białych ciałek krwi) w miejscu uszkodzenia komórek tarczycy.
6) Powstanie stanu zapalnego, dodatkowo nasilającego uszkodzenie tarczycy.
7) Więcej limfocytów infiltruje tarczycę.

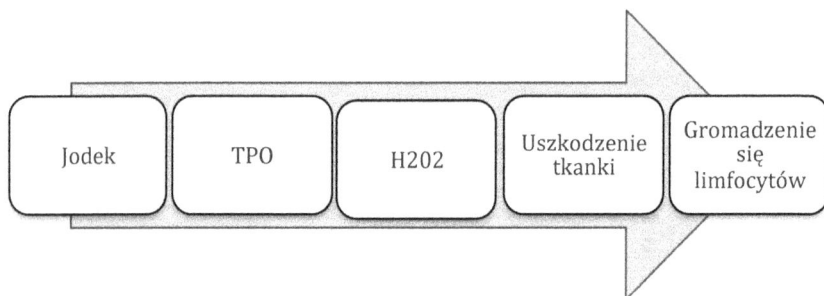

Rysunek 2: Jod jako wyzwalacz

Nasz układ immunologiczny ewoluował, aby bronić nas przed inwazją z zewnątrz.

Jako że ekspresja enzymu TPO wiąże się z oksydatywnym

uszkodzeniem tkanki tarczycy, zaczyna on być traktowany jako wróg przez nasz układ immunologiczny i staje się on dla niego celem.

Powstają przeciwciała przeciwko peroksydazie tarczycowej (ang. TPOAb) i zostaje zapoczątkowany proces, którego misją jest "szukać i niszczyć wroga", niestety, wrogiem tym będą własne tkanki.

Odpowiedź immunologiczna w Hashimoto należy do nadwrażliwości typu IV, nazywanej także odpowiedzią typu opóźnionego (alergia własna). Jest ona przykładem procesów immunologicznych o podłożu komórkowym, w przeciwieństwie do odpowiedzi humoralnej, gdzie bezpośrednio zaangażowane są przeciwciała. W odpowiedzi komórkowej przeciwciała oznakowują komórki tarczycy, a czynnikiem atakującym są zaktywowane, antygenowo-specyficzne, cytotoksyczne limfocyty T.

Po infiltracji tkanki tarczycy przez limfocyty (białe ciałka krwi) towarzyszący proces zapalny niszczy ją, prowadząc do tworzenia tkanki bliznowatej i w konsekwencji zmniejszonej wydolności do produkcji hormonów.

Przeciwciała przeciwko TPO będą go systematycznie niszczyły, o ile się on pojawi i doprowadzi do tak dużych zmian bliznowatych w tarczycy, że nie będzie ona zdolna do produkcji hormonów. Przeciwciała anty-TPO (ang. TPOAb) można wykazać u 90% chorych na autoimmunologiczną niedoczynność tarczycy.

Dodatkowo mogą też powstawać przeciwciała przeciw tyreoglobulinie (ang. TgAb), która jest niezbędna w produkcji hormonów tarczycy. Przypuszcza się, że tyreoglobulina po przyłączeniu jodu staje się cząstką o innych właściwościach i dlatego zostaje zaatakowana przez układ immunologiczny. Niektórzy sugerują także, że nadmiar jodu może być odpowiedzialny za tworzenie zmutowanych molekuł tyreoglobuliny, które stają się celem dla układu immunologicznego. Jednym z fizjologicznych zadań tyreoglobuliny jest magazynowanie hormonów tarczycy, a przy jej niszczeniu przez układ immunologiczny może dochodzić do ich nadmiernego uwalniania do krwi i objawów nadczynności tarczycy, takich jak: niepokój, palpitacje, pobudzenie. Przeciwciała przeciwko tyreoglobulinie występują w 80% przypadków Hashimoto.

Podsumowując, wszystkie przeciwciała skierowane przeciwko tarczycy należą do przeciwciał mikrosomalnych, jakkolwiek nazwę tę czasami rezerwuje się dla określania tylko przeciwciał anty-TPO (kiedy dyskutowane są różne typy przeciwciał). Są one sklasyfikowane jako immunoglobuliny G (IgG), biorą one także udział w zwalczaniu infekcji i w opóźnionej reakcji immunologicznej w uczuleniach pokarmowych.

Produkcja autoprzeciwciał zostaje zapoczątkowana w węzłach chłonnych, a z czasem przenosi się do tarczycy.

W chorobie Hashimoto przeciwciała są produkowane przeciwko peroksydazie tarczycowej i tyreoglobulinie. U większości chorych na Hashimoto będzie podwyższony poziom obydwu przeciwciał i będą one wykładnikiem aktywnego procesu immunologicznego.

Przeciwciała są indykatorami aktywności immunologicznej, im

więcej przeciwciał, tym większe uszkodzenie tarczycy. Laboratoria różnią się w określeniu norm dla przeciwciał. Generalnie uważa się, że poziom przeciwciał powyżej 30 kU/L jest jednoznaczny z rozpoznaniem choroby Hashimoto, poziom powyżej 500 kU/L określany jest jako agresywny, a przeciwciała w ilości poniżej 100 kU/L świadczą o dobrym rokowaniu choroby.

Przyjmowanie jodu przy podwyższonym poziomie przeciwciał anty-TPO jest określane "jako dodawanie oliwy do ognia" i wiąże się z zaostrzeniem Hashimoto, prowadząc do dodatkowego zwiększenia przeciwciał. Wielu specjalistów medycyny integracyjnej rekomenduje ograniczenie czy też wyeliminowanie jodu, aż do czasu spadku poziomu przeciwciał poniżej 100.

Zatrzymanie procesu autoimmunologicznego

Wcześniej uważano, że kiedy proces autoimmunologiczny zostanie zaktywowany, staje się on samowystarczalny, niezależny od czynników zewnętrznych i nieodwracalny.

Przykłady jednak pokazują, że w niektórych chorobach autoimmunologicznych proces ten może być odwracalny i aby choroba autoimmunologiczna trwała, potrzebne jest stałe dostarczanie czynnika środowiskowego. Oznacza to, że poprzez wyeliminowanie czynnika wyzwalającego można zahamować proces autoimmunologiczny. Przykładem tego jest celiakia, gdzie zidentyfikowanym czynnikiem środowiskowym jest gluten. W większości przypadków po jego wyeliminowaniu z diety proces autoimmunologiczny jest odwracalny i dochodzi do ustąpienia choroby.

Tabela 4: Punktacja THEA według metody amsterdamskiej

Punktacja według metody THEA pomaga w określeniu wystąpienia ryzyka choroby Hashimoto w ciągu pięciu lat u osób z obecnością przeciwciał anty-TPO i u tych, których członkowie rodziny chorują na Hashimoto. Uwaga: Więcej przeciwciał to większe ryzyko wystąpienia niedoczynności tarczycy.

Charakterystyka	Ryzyko wystąpienia Hashimoto
TSH, mIU/L	
<0.4	0
0.4-2.0	0
>2.0-4.0	3
>4.0-5.7	6
>5.7	9
Przeciwciała TPOAb kU/L	
>100	0
>100-1000	3
>1000-10 000	6
>10 000	9
Występowanie w rodzinie 2 osoby z chorobą Gravesa-Basedowa 2 osoby z chorobą Hashimoto	0 3
Maksymalna ilość punktów	21

Interpretacja punktacji

Liczba punktów	Stopień ryzyka	Procent wystąpienia niedoczynności tarczycy w ciągu pięciu lat
0-7	Niski	1.6%
8-10	Średni	12.2%
11-15	Wysoki	30.8%
16-21	Bardzo wysoki	85.7%

Przedrukowane z Strieder TGA, Tijssen JGP, Wenzel BE, Endert E, Wiersinga WM. Przewidywane ryzyko wystąpienia Hypothyroidism czy Hyperthyroidism w rodzinie kobiet z chorobą autoimmunologiczną tarczycy przy użyciu Punktacji THEA (Thyroid Events Amsterdam (THEA) Score. Arch Intern Med/Vol 168 (No 15), Aug 11/25, 2008

Pamięć przeciwciał

Okres półtrwania przeciwciał podklasy IgG w organizmie trwa 21 dni i utrzymują się one na komórkach immunologicznych około dwóch do trzech miesięcy.

Aby kontynuować produkcję przeciwciał, potrzebna jest stała stymulacja antygenowa. Bez obecności antygenu produkcja przeciwciał nie występuje.

Jakkolwiek, aby układ immunologiczny zapomniał o antygenie, musi upłynąć od dziewięciu do dwunastu miesięcy.

Aby przeciwciała „zapomniały" o tarczycy, muszą zostać spełnione następujące warunki:
1) Tarczyca nie wytwarza TPO
2) Komórki tarczycy nie są uszkodzone i są zdolne do regeneracji
3) Brak substancji imitujących TPO (wyciągi z nadnerczy, gluten, infekcje, inne wyzwalacze)
4) Układ immunologiczny jest zbalansowany
5) Zostaje zmylona uwaga komórek immunologicznych

Niektóre z tych warunków można łatwo i szybko spełnić, ale inne wymagają czasu i nie są takie proste…

Ekspresja TPO zostanie zastopowana przez tarczycę z dwóch powodów. Jednym z nich jest destrukcja tarczycy, ale tego oczywiście nie chcemy, drugi powód to supresja tarczycy. Supresję tarczycy można indukować poprzez ograniczenie spożycia jodu, a także przyjmowanie suplementów w postaci hormonów tarczycy i utrzymanie TSH na poziomie około 1 mIU/L.

Aby znormalizować funkcję tarczycy, potrzeba około trzech miesięcy.

W leczeniu choroby autoimmunologicznej specjaliści medycyny alternatywnej, jak i tradycyjnej, skupiają się na modulacji układu immunologicznego, poprzez użycie sterydów i innych leków w medycynie tradycyjnej, a ziół, suplementów i akupunktury w medycynie alternatywnej.

Podejście polegające na wyciszeniu układu immunologicznego, chociaż pomocne w leczeniu zaostrzeń, jest tylko rozwiązaniem doraźnym i nasz układ immunologiczny po zaprzestaniu podawania leków, stosowania akupunktury, ziół, czy suplementów stanie się znowu niezbalansowany, ponieważ nie została zaadresowana przyczyna. Dlatego też poprzez modulowanie układu immunologicznego leczymy tylko objawy, a nie sięgamy do źródeł choroby.

Chociaż nie możemy zmienić genów, to możemy wpływać ma inne czynniki, które leżą u źródeł choroby Hashimoto, poprzez:

1) Wyeliminowanie czynników wyzwalających
2) Wyleczenie przepuszczalnego jelita
3) Dostarczenie organizmowi brakujących składników pokarmowych

Identyfikację i eliminację czynników wyzwalających i toksyn można osiągnąć w ciągu kilku tygodni do kilku miesięcy. Uzupełnienie braków niezbędnych czynników pokarmowych potrzebnych do odbudowy i detoksykacji jest możliwe w ciągu trzech do sześciu miesięcy.

Natomiast zbalansowanie układu immunologicznego, poprzez dotarcie do źródłowej przyczyny choroby (przepuszczalne jelita, dysbioza przewodu pokarmowego, infekcje) może zająć od jednego nawet do trzech lat. W międzyczasie modulujemy układ immunologiczny i zwodzimy przeciwciała, aby zapobiec destrukcji tarczycy.

Thytrophin PMG

Thytrophin PMG jest suplementem, który pomaga neutralizować krążące przeciwciała przeciwko TPO i tyreoglobulinie. W chorobie Hashimoto białe ciałka krwi gromadzą się w tarczycy jako odpowiedź na sygnał stresowy obumierających komórek tarczycy.

Thytrophin PMG jest ekstraktem tarczycy wołowej i jej działanie polega na zmyleniu przeciwciał i limfocytów - zamiast atakować tarczycę, przyłączają się one do PGM ekstraktu. W ten sposób bronią tarczycę przed atakiem i pozwalają na regenerację. Thytrophin PMG, w przeciwieństwie do wielu produktów z gruczołów, nie zawiera TPO ani tyreoglobuliny i nie indukuje reakcji immunologicznej skierowanej przeciwko tarczycy.

Suplement ten może nam pomóc obronić tarczycę przed atakiem w czasie, kiedy staramy się wyeliminować źródłową przyczynę choroby.

Podsumowanie rozdziału

- ✓ Hashimoto jest chorobą autoimmunologiczną, w której powstają przeciwciała przeciwko tarczycy.
- ✓ Perfekcyjny atak, czyli geny, czynniki wyzwalające i nieszczelne jelito, są konieczne do powstania choroby.
- ✓ Modulowanie układu immunologicznego jest tylko doraźnym rozwiązaniem.
- ✓ Aby wyeliminować źródłową przyczynę Hashimoto, należy: wyeliminować czynniki wyzwalające, wyleczyć nieszczelne jelito i uzupełnić braki składników pokarmowych; cały proces wyleczenia może trwać od trzech miesięcy do trzech lat.
- ✓ Thytrophin PMG pomaga zmylić przeciwciała i obronić tarczycę przed atakiem, w czasie kiedy pracujemy nad wyeliminowaniem źródłowej przyczyny.

CZĘŚĆ II: Dotrzeć do źródeł choroby

„Zawsze kiedy myślisz, że masz rację, jest to prawda". - Henry Ford

5. ZNALEŹĆ ŹRÓDŁOWĄ PRZYCZYNĘ CHOROBY

Książkę tę napisałam, aby pomóc innym znaleźć i leczyć źródłową przyczynę ich choroby; jest ona oparta na badaniach i poszukiwaniach, które prowadziłam, aby pokonać własną chorobę. Jestem przekonana, że każdy z Was jest w stanie brać aktywny udział we własnym leczeniu. Najbardziej podoba mi się w moim zawodzie to, że mogę uczyć innych, jak dbać o siebie i swoich bliskich.

W trakcie leczenia swojej choroby będziesz musiał korzystać z rad i pomocy profesjonalistów służby zdrowia z wielu dziedzin. Twoje zaangażowanie i upór są niezbędne, aby proces poprawy postępował, interesuj się swoją chorobą i zadawaj pytania. Przecież znasz siebie najlepiej.

Jest wielu profesjonalistów służby zdrowia, których wiedza na temat leczenia Hashimoto jest duża, ale po przeczytaniu tej książki prawdopodobnie będziesz wiedział więcej na temat Hashimoto niż wielu z nich.
Twoja determinacja i zaangażowanie pomogą Ci znaleźć się na czele zespołu leczącego.

Niektórzy lekarze uważają, że Hashimoto jest nieuleczalne, ale prawdą jest, że chorobę autoimmunologiczną można wyleczyć, choć nie wszyscy wiedzą, jak to osiągnąć. Codziennie zdarzają się przypadki wyleczenia; u jednych występuje ono samoistnie, a u innych na skutek celowego działania.

Książka ta dostarczy Ci sposobów i pomoże znaleźć i wyeliminować źródłową przyczynę choroby.

Co się dzieje w Hashimoto?

Choroba Hashimoto jest skomplikowaną chorobą, w której istnieje wiele wzajemnych powiązań i do których należy dotrzeć. Konwencjonalna medycyna ma tendencje do spoglądania na każdy organ oddzielnie i koncentruje się tylko na zdolności produkowania hormonów przez tarczycę, ale choroba Hashimoto to coś więcej niż tylko niedoczynność tarczycy.

Nasza tarczyca nie jest zawieszona w próżni, lecz jest jednym z elementów skomplikowanego systemu, jakim jest nasz organizm.

U pacjentów z Hashimoto często występują: refluks, niedobory pokarmowe, anemia, przepuszczalne jelito, alergie pokarmowe, choroby błon śluzowych jamy ustnej i niedoczynność nadnerczy, jako dodatek do typowych objawów niedoczynności tarczycy opisanych w rozdziale 2.

Do innych objawów należą: zaburzenia trawienia i wchłaniania pokarmów, niepokój, przewlekłe zmęczenie i alergie.

Utrzymuje się stan przewlekłego obciążeniu układu immunologicznego, hipoglikemia, dysbioza przewodu pokarmowego, niski poziom kwasów żołądkowych i witaminy B12, stan zapalny i nieprawidłowe wydzielanie hormonów tarczycy.

Zmiany te odpowiedzialne są za objawy często towarzyszące Hashimoto: niepokój, depresję i przewlekłe zmęczenie.

Rysunek 3:
Niedoczynność tarczycy typu Hashimoto: błędne koło

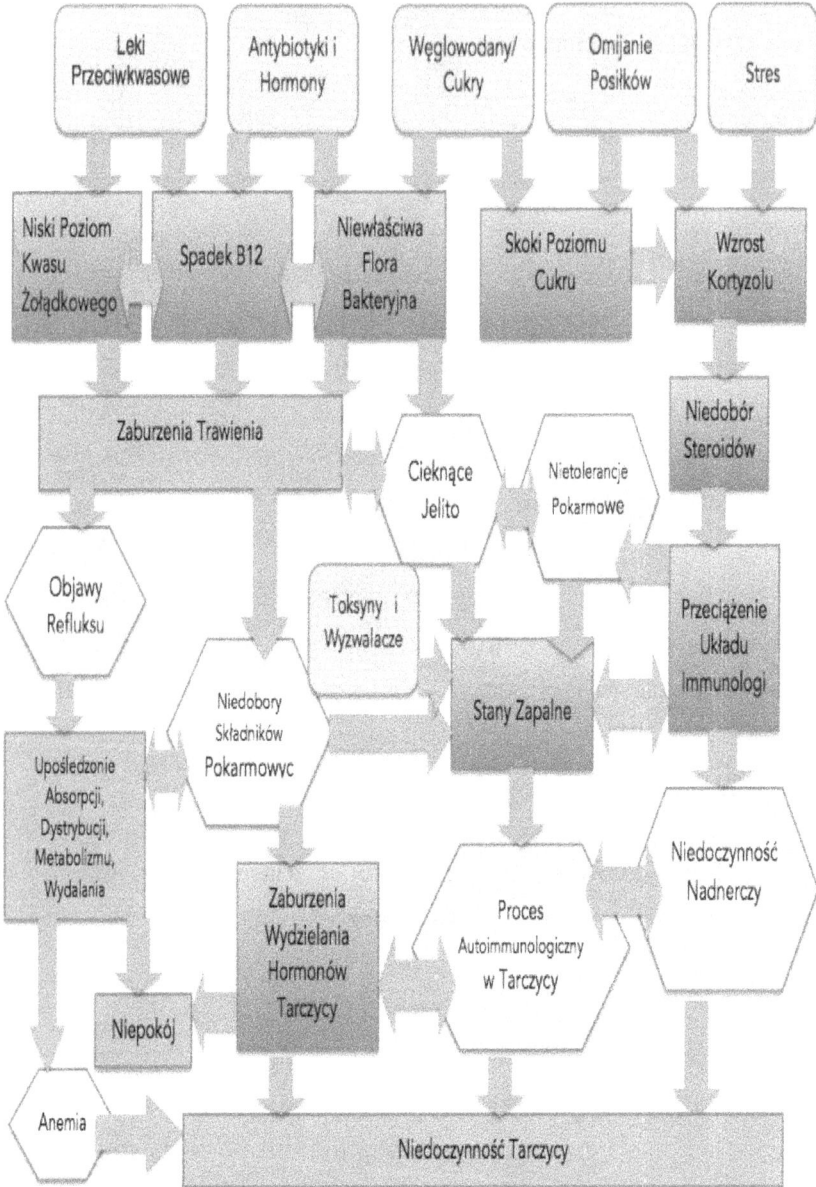

Izabella Wentz, PharmD, FASCP

Cykl ten jest kompleksowym łańcuchem zdarzeń, który wzmacnia się na drodze sprzężenia zwrotnego i będzie kontynuowany siłą rozpędu, dopóki interwencja z zewnątrz go nie przerwie.

Niestety, samo dodanie hormonów tarczycy nie doprowadzi do wyleczenia jej niedoczynności. Ponadto spowoduje osłabienie funkcji nadnerczy i zaburzy równowagę immunologiczną, co jeszcze bardziej napędzi błędne koło.

Interwencje dotyczące zmian trybu życia, opisywane w tej książce, pomogą zdemontować błędne koło, część po części. Zaczynamy od prostych kroków, aby wyeliminować czynniki wyzwalające, a następnie staramy się naprawić inne systemy aby uzyskać "status quo" w równowadze i pozwolić, aby organizm sam się wyleczył.

Hashimoto jest kompleksowym łańcuchem zdarzeń oddziałujących na siebie na drodze sprzężenia zwrotnego. Błędne koło destrukcji będzie kontynuowane w danym kierunku siłą rozpędu, dopóki nie zostanie przerwane przez interwencję z zewnątrz.

Jak znaleźć właściwą drogę?

"Każde uderzenie piłki przybliża nas do zwycięstwa". -Babe Ruth

Pokonanie przewlekłej choroby i osiągnięcie poprawy jest długą drogą, którą musimy przebyć i nieraz można się potknąć przed osiągnięciem celu. Moje poszukiwania trwały kilka lat.

Nie załamuj się, szukaj!

W jaki sposób znajdziesz Twoją źródłową przyczynę choroby? Kontynuuj poszukiwania, aż znajdziesz odpowiedź na pytanie, jakie zmiany trybu życia trzeba wprowadzić, aby poczuć się lepiej.

Niedobory, nietolerancje, nadnercza

Trawienie, toksyny

Jod, jelita

Stan zapalny

Infekcja

Gluten

Fosfataza alkaliczna

Podczas czytania tej książki zwróć szczególną uwagę na podane quizy, pomogą one zorientować się, które czynniki wyzwalające mogą dotyczyć Ciebie.

Spróbuj stworzyć dla własnego użytku swoją chronologię zdrowia. Powinna ona zawierać wszystkie ważne fakty dotyczące Twojego zdrowia. Uwzględnij w niej infekcje, okresy wzmożonego stresu, używanie leków (antybiotyków, leków obniżających kwasowość żołądka, środków antykoncepcyjnych), wypadki, a także bardzo istotny czynnik, jakim jest ekspozycja na toksyny.

Podkreśl wszystkie czynniki, które mogą mieć wpływ na powstanie Twojej choroby.

Jeżeli już opracujesz swoją chronologię zdrowia, jesteś gotowy do testów, leczenia i pokonania choroby.

Przykład chronologii zdrowia przedstawiony jest w Appendix.

Dodatkowo, kiedy zaczniesz stosować interwencje, monitoruj i zapisuj, jak one działają na Ciebie. Dla ułatwienia podziel je na dwie kategorie.

1. Interwencje, po których czuję się lepiej.
2. Interwencje, po których czuję się gorzej.

Pomoże Ci to opracować indywidualny plan postępowania dopasowany do Twoich potrzeb.

Aby ułatwić poszukiwania i nie zanudzić czytelnika nadmiarem informacji o fizjologii i biologii, książka została podzielona na części, które skupiają się na poszczególnych organach, ale czytając ją, należy pamiętać, że nasz organizm jest kompleksowym systemem, w którym istnieją wzajemne powiązania pomiędzy poszczególnymi organami.

Podsumowanie rozdziału

    ✓ Szukaj, aż znajdziesz źródłową przyczynę choroby.

„Złe trawienie jest źródłem wszelkiego zła"-
Hipokrates

6. TRAWIENIE I NIEDOBORY

Zarówno w Hashimoto, jak i innych chorobach autoimmunologicznych, problem dotyczy układu immunologicznego, a nie tarczycy.

Faktem jest, że w większości przypadków choroby autoimmunologicznej tarczyca, aby podołać zapotrzebowaniu na hormony, pracuje na zwiększonych obrotach, w czasie kiedy jej komórki są niszczone przez przeciwciała.

Niedobory składników pokarmowych mogą się przyczyniać do powstania choroby autoimmunologicznej, ale także niedobory mogą być rezultatem choroby.

W ramach ostrzeżenia, należy wspomnieć, że większość preparatów uzurpujących „wspomaganie tarczycy", promowanych przez alternatywną medycynę jako leki poprawiające funkcję „powolnej tarczycy", może w rzeczywistości pogorszyć chorobę.

Niektóre składniki pokarmowe są niezbędne do prawidłowej funkcji tarczycy, inne wspomagają układ immunologiczny, wątrobę, jelita czy funkcję nadnerczy, a ich niedobór będzie zaburzał czynność tarczycy.

Dla kontrastu, nadmiar niektórych składników pokarmowych będzie podtrzymywał i zaostrzał reakcje immunologiczne.

Przyjmowanie właściwych suplementów będzie nie tylko wspomagało funkcję tarczycy, ale także zmniejszy ilość przeciwciał.

W następnych rozdziałach będą omawiane czynniki wyzwalające i pomocne interwencje, dotyczące zmiany trybu życia.

1) Przyczyny niedoborów
2) Wpływ hormonów tarczycy na trawienie
3) Jak zlikwidować niedobory
4) Selen
5) Acetylocysteina (glutation)

PRZYCZYNY NIEDOBORÓW

Dlaczego występują u nas niedobory składników pokarmowych?

Przyczyn niedoborów szuka się w nowoczesnym stylu życia opartym na zaspokajaniu potrzeb kosztem zdrowia.

Nowoczesne metody uprawy roli a farmy ekologiczne

Praktyki stosowane w nowoczesnych metodach uprawy zubożają warzywa i owoce w wiele cennych składników pokarmowych.

Produkty te rosną na farmach, które stosują syntetyczne nawozy, syntetyczne pestycydy i uprawiane są na tych samych polach przez wiele lat, co doprowadza do zubożenia gleby (jeżeli mieszkasz w środkowozachodniej części Stanów Zjednoczonych, to zauważyłeś, że kukurydza jest sadzona na tych samych polach uprawnych przez dziesiątki lat).

Ponadto owoce i warzywa są zrywane przed osiągnięciem pełnej dojrzałości, aby nie zepsuły się w czasie długiego transportu. Przedwczesne zrywanie nie pozwala im absorbować z gleby – i tak już w nie ubogiej- substancji pokarmowych .

W przeciwieństwie do konwencjonalnych metod, farmy ekologiczne stosują rotację gleby pod uprawy, nawożenie naturalne takie jak kompost i nie używają pestycydów.

Owoce i warzywa są zrywane po osiągnięciu pełnej dojrzałości i dlatego są one bogate w wiele niezbędnych dla zdrowia składników.

Jak pokazują badania, organiczne warzywa i owoce mogą zawierać do 90% składników pokarmowych więcej w porównaniu z produktami nieorganicznymi.

Pokarmy procesowane

Poddawanie pokarmów procesowi przetwarzania w dużej mierze prowadzi do zubożenia ich w wartościowe składniki pokarmowe.

Przykładem może być zboże. Ziarno zboża składa się ze skrobi, otrąb i kiełków, a kiedy usuniemy kiełki i otręby pozostanie tylko skrobia, czyli mąka. Mąkę dodatkowo poddaje się procesowi wybielania dla uzyskania przyjemnych dla oka efektów kosmetycznych . W ostatnim etapie dodawane są witaminy B12, żelazo i kwas foliowy.

Powszechnie używane produkty w naszej diecie, takie jak płatki zbożowe, kluski, chleby, krakersy należą do produktów procesowanych.

Za każdym razem, kiedy konsumujemy te pokarmy, zamiast uzyskiwać, tracimy cenne składniki pokarmowe.

Dodatkowo produkty zbożowe zawierają gluten, którego spożywanie wiąże się z wieloma chorobami immunologicznymi, a szczególnie z Hashimoto.

Nowoczesne metody przyrządzania pokarmów w standardowej diecie amerykańskiej nie zawierają niezbędnych składników pokarmowych, a w zamian oferują puste kalorie.

Ponadto dieta bogata w węglowodany, środki antykoncepcyjne, antybiotyki i lekarstwa zaburza wydzielanie kwasów żołądkowych. Wpływa to niekorzystnie na skład flory bakteryjnej w jelicie.

Bakterie obecne w przewodzie pokarmowym spełniają wiele pożytecznych funkcji, pośredniczą między innymi w ekstrakcji cennych składników pokarmowych z pożywienia i odpowiedzialne są za homeostazę organizmu.

Czy lubisz pomidory?

W Stanach Zjednoczonych pomidory są zrywane jeszcze zielone i aby przyśpieszyć dojrzewanie, przed wysłaniem do sprzedaży spryskuje się je środkami chemicznymi. Pomidory wyglądają ładnie i długo się przechowują, ale są bardzo niesmaczne i niezdrowe.

LEKARSTWA POWODUJĄCE NIEDOBORY

Lekarstwa zmniejszające wydzielanie kwasu żołądkowego

Lekarstwa	Niedobory pokarmowe
Leki obniżające kwasowość żołądka: inhibitory pompy protonowej,(PPI), antagoniści receptora H2 (Famotidine (Famotydyna), Pantoprazole, dostępne pod innymi nazwami: Pepcid, Prilosec, Nexium)	Symbiotyczna flora bakteryjna Beta- karoteny Bor Wapń Chrom Miedź Enzymy trawienne Kwas foliowy Żelazo Fosforany Selen Tiamina (witamina B1) Witamina B12 Witamina C Witamina D Witamina E Witamina K Cynk

Choroba refluksowa przełyku jest bardzo często rozpoznawana i w wielu przypadkach towarzyszy chorobie Hashimoto. Dlaczego tak się dzieje? Procesowane produkty zbożowe i pasteryzowane produkty mleczne pozbawione są naturalnych enzymów. Prowadzi to do tego, że pokarmy, które spożywamy codziennie, przez lata, nie służą nam. Czyżby nasz organizm starał się nam coś powiedzieć?

We współczesnym świecie nauczyliśmy się rozwiązywać wszystkie problemy zdrowotne stosowaniem pigułek. Biliony dolarów spędzane są corocznie na lekarstwa obniżające kwasowość żołądka, kupowane zarówno bez, jak i na receptę. W 2011 roku inhibitory pompy protonowej, takie jak Nexium, Prilosec i Prevacid, były na trzecim miejscu pod względem sprzedaży w USA i sprzedano je za cenę 13,9 bilionów dolarów.

Lekarstwa zmniejszające wydzielanie kwasu żołądkowego, jak sama nazwa wskazuje, pozbawiają nasz żołądek kwasu, który jest niezbędny do prawidłowego trawienia pokarmów (szczególnie białek).

Uważam, że choroba refluksowa przełyku w większości przypadków jest rezultatem błędów odżywiania. W rzeczywistości osoby z GERD mają niską, a nie wysoką produkcję kwasu żołądkowego i często jest to powiązane z niedoborem witaminy B12. Dodatkowo zablokowanie produkcji kwasu zaburza przyswajanie żelaza i witaminy B12 z pokarmów, co prowadzi do błędnego koła, prowadzącego do nasilenia zaburzeń wchłaniania, manifestującego się takimi objawami, jak: anemia, utrata włosów i zaburzenia neurologiczne.

Używanie leków typu inhibitory pompy protonowej i innych leków o podobnym działaniu prowadzi do zwiększonego ryzyka złamań kości; bezpieczeństwo tych środków jest ponownie ewaluowane przez FDA.

Jedno jest pewne: leki te nie powinny być używane przez długi czas. Oczywiście, że istnieją bezwzględne wskazania, takie jak np.

krwawiący wrzód żołądka. Jakkolwiek zastosowanie ich w chorobie refluksowej-GERD (ang. Gastroesophageal Reflux Disease), która to stanowi najczęstszy powód ich przypisywania, jest często niepotrzebnie nadużywane.

Podejście takie, że można jeść wszystko, na co się ma ochotę, pod warunkiem, że się połknie właściwą tabletkę, bez zadania sobie pytania, dlaczego u mnie występują te objawy, nie jest właściwą drogą postępowania.

Trzeba także pamiętać, że po nagłym zaprzestaniu przyjmowania tych leków dochodzi do tzw. „acid rebound", czyli do nadmiernej własnej produkcji kwasu i dlatego też zalecane jest stopniowe ich odstawianie.

Dla przykładu, jeżeli ktoś brał dwie tabletki dziennie, żeby odstawić ten lek, powinien najpierw zmniejszyć dawkę do 1 tabletki dziennie przez tydzień, a przez następny tydzień brać 1 tabletkę co drugi dzień.

Inną metodą odstawiania środków z grupy inhibitorów pompy protonowej (PPI) jest ich zamiana na Pepcid (Famotidine), lek, który jest dostępny bez recepty. Blokowanie wydzielania kwasów żołądkowych przez Famotidine (Famotydynę) odbywa się według innego mechanizmu, bez powodowania „rebound effect" po odstawieniu. Chociaż Famotidine jest lekiem preferowanym, nie zaleca się jej stosowania przez długi czas, należy ją stopniowo odstawiać po upływie około 1 tygodnia.

Z metod bardziej naturalnych polecana jest herbatka imbirowa.

Moja historia z www.thyroidpharmacist.com blog

Czy masz chorobę refluksową?

Ja też miałam. Zaczęło się od dokuczliwego kaszlu, bólu, uczucia pieczenia i dławienia...Próbowałam wszystkich dostępnych leków bez recepty...Byłam badana przez lekarza ogólnego, alergologa, gastroenterologa i laryngologa, miałam przeprowadzony test z połykaniem baru (niesmacznej białej substancji)...Test pokazał, że mam przepuklinę przeponową ze spontanicznym refluksem. Piłam mleko butelkami, żeby zneutralizować kwasy. Mylantę i inne leki przeciwkwasowe zawsze miałam przy sobie. Próbowałam Nexium, Prilosec, Aciphex, Pepcid, a nawet rozpatrywałam możliwość operacji. Nic nie pomagało.

Przez 3 lata spałam niemal w pozycji siedzącej, unikałam czerwonego wina, pomidorowego sosu, pomarańczy i innych zwiększających kwasowość pokarmów, których zalecono mi unikać. Objawy refluksu nie ustępowały.

Ciągle się nie poddawałam...Poszłam inną drogą...Chodziłam do chiropraktyka żeby wepchnął moją przepuklinę z powrotem na miejsce. Próbowałam relaksującej jogi. Próbowałam herbaty ziołowej z imbiru. Przestałam pić kawę. Zaczęłam przyjmować magnez. Choroba refluksowa nie ustępowała. W końcu prawie już się poddałam i próbowałam pogodzić się z myślą, że już będę musiała z tym jakoś żyć ...I wtedy zrobiłam jedną zmianę w diecie i stało się, mój przewlekły, uporczywy kaszel ustąpił bezpowrotnie w ciągu trzech dni! Jaka to była zmiana? Przestałam jeść produkty mleczne.

Nigdy bym nie podejrzewała, że są one powodem moich problemów zdrowotnych, jadłam je przecież przez lata i nie zauważyłam żadnych niepokojących objawów. Przeprowadzony IgA test potwierdził nietolerancję produktów mlecznych.

71

ZAPALENIE TARCZYCY HASHIMOTO

> Od czasu, kiedy jestem na diecie bezmlecznej, objawy refluksu przełykowego nie powróciły... Z wyjątkiem kilku razy, kiedy spożyłam je przypadkowo.
>
> Czy dieta bezmleczna będzie dobrym rozwiązaniem dla innych?
>
> Nie wiem.
>
> Ale się nie poddawaj. Możesz być tylko o jeden krok od poprawy!

Produkty zawierające estrogen/ progesteron

Nazwa leku	Niedobory
Hormony żeńskie zawarte w doustnych środkach antykoncepcyjnych albo hormony stosowane w hormonalnej terapii zastępczej. Inne nazwy: tabletki antykoncepcyjne, estrogen/progesteron, występujące w różnych preparatach: Yaz, Mircette, Ortho-Tri-Cyclen, Premarin	Symbiotyczna flora bakteryjna DHEA Kwas foliowy Magnez Melatonina Ryboflawina Selen Tiamina Witamina A Witamina B5 (kwas pantotenowy) Witamina B6 (pirydoksyna) Witamina B12 Witamina C Cynk

Popularna doustna antykoncepcja jest metodą bardzo efektywną w kontroli urodzeń. Działanie tabletek skutecznie blokuje owulację i zapobiega zajściu w nieplanowaną ciążę. Tabletki antykoncepcyjne pomogły mi wyeliminować bardzo dokuczliwe obfite miesiączki, unikać okresów, kiedy byłam na wakacjach, czy też zapobiegać niepożądanej ciąży, kiedy nie byłam jeszcze gotowa do macierzyństwa. Trochę żałuję, że moja wiedza na temat objawów ubocznych w tym czasie była niewielka. Nie zdawałam sobie wtedy sprawy, że antykoncepcja zmienia skład flory bakteryjnej w przewodzie pokarmowym, prowadzi do niedoborów ważnych związków w organizmie i że może stwarzać wiele problemów zdrowotnych.

Być może tabletki antykoncepcyjne są z jednym z powodów tego, że choroby autoimmunologiczne częściej występują u kobiet. Pigułki antykoncepcyjne będą omawiane w dalszej części książki, w rozdziale o czynnikach wyzwalających.

W czasie, kiedy stosowałam doustną antykoncepcję, nie interesowałam się alternatywnymi metodami zapobiegania ciąży, uważałam je za przestarzałe i niewarte uwagi.

Okazuje się jednak, że metody alternatywne są bardzo skuteczne w naturalnym planowaniu rodziny i oparte są na fizjologii układu rozrodczego kobiety. Więcej na temat naturalnego planowania rodziny w rozdziale o czynnikach wyzwalających.

Antybiotyki

Nazwa leku	Niedobór składników
Antybiotyki (Penicilina, Cipro, Cephalexin, Azithromycin i wiele innych	Symbiotyczna flora bakteryjna Witaminy z grupy B Wapń Magnez Żelazo

Chciałabym zaznaczyć na początku, że antybiotyki są wspaniałym osiągnięciem współczesnej medycyny i w wielu przypadkach leczą choroby oraz ratują życie.

Bakterie możemy podzielić na dwie kategorie, a są to bakterie Gram-dodatnie (wiele z nich jest niechorobotwórczych), a także bakterie Gram-ujemne (z przewagą chorobotwórczych). Infekcje bakteryjne mogą być zarówno spowodowane bakteriami Gram-ujemnymi, jak i dodatnimi. Niektóre antybiotyki działają specyficznie na jeden rodzaj bakterii, ale większość z nich ma szerokie spektrum działania i niszczy wszystkie ich rodzaje.

Antybiotyki nie oszczędzają bakterii pożytecznych, prowadząc do ich niszczenia i zastępowania tzw. bakteriami oportunistycznymi i grzybami chorobotwórczymi. Przykładem bakterii symbiotycznej niszczonej przez antybiotyki jest Lactobacillus, która pomaga nam trawić produkty mleczne.

Bakterie biorą udział w prawidłowej funkcji układu immunologicznego, a zaburzenie równowagi spowodowane stosowaniem antybiotyków przyczynia się do wzrostu takich chorób, jak alergie, choroby przewlekłe i autoimmunologiczne, problemy z trawieniem i rak.

Należy jednak podkreślić, że większość antybiotyków stosowanych zgodnie do zaleceń, z przestrzeganiem właściwej dawki i okresu leczenia, a także uzupełnianiem zniszczonej flory bakteryjnej, jest bezpieczna.

Natomiast często się zdarza, że antybiotyki są nadużywane, w USA istnieje wiele organizacji zajmujących się zagadnieniem niewłaściwego stosowania antybiotyków.

W wielu przypadkach pacjenci zgłaszający się do lekarza pierwszego kontaktu z objawami grypy czy przeziębienia otrzymują Amoksycylinę czy też inne antybiotyki o szerokim spektrum działania. Choroby te są spowodowane przez wirusy i kuracja antybiotykami jest nieuzasadniona.

Innym przykładem jest trądzik młodzieńczy (ang. Acne vulgaris). Jest to choroba słabo podatna na leczenie i u osób predysponowanych może ciągnąć się latami. Jedną z metod leczenia jest wieloletnie przyjmowanie antybiotyków.

Najnowsze badania pokazują, że występowanie trądziku można powiązać z florą bakteryjną przewodu pokarmowego, która jest determinowana naszą dietą i zmiana preferencji pokarmowych może dać zaskakujące efekty.

Zaleca się spożywanie zdrowych tłuszczów (awokado), zielonych soków warzywnych, a także unikanie pokarmów alergizujących, do których należą produkty mleczne i gluten.

ROLA TARCZYCY W PRZYSWAJANIU NIEZBĘDNYCH SKŁADNIKÓW POKARMOWYCH

Jedną z charakterystycznych cech niedoczynności tarczycy (Hypothyroidism) jest obniżona zdolność ekstrakcji witamin i minerałów z przyjmowanych pokarmów. Hormony tarczycy odpowiedzialne są za metabolizm naszego organizmu, a ich niedobór upośledza wiele funkcji, między innymi wchłanianie niezbędnych składników pokarmowych, prowadząc do ich deficytu.

Brak hormonów tarczycy prowadzi do obniżonej temperatury ciała, manifestującej się nie tylko subiektywnym uczuciem zimna, ale także wpływającej na trawienie, porost włosów, wygląd skóry, gojenie ran, itp.

Z niedoczynnością tarczycy powiązane są też takie objawy, jak: brak kwasu żołądkowego (achlorhydria), zaparcia i zaburzenia trawienia błonnika.

Niski poziom kwasu żołądkowego, niezbędnego do trawienia protein, towarzyszy często osobom z Hashimoto, a także „zmęczeniu nadnerczy". Prowadzi to do niedoboru aminokwasów, żelaza, cynku i innych ważnych składników pokarmowych.

Osoby te skarżą się na występowanie gazów, pieczenia w przełyku, wzdęć i uczucia pełności po zjedzeniu pokarmów zawierających białka.

Ponadto u 50% chorych na Hashimoto dochodzi do zaburzenia funkcji wątroby, którego wyrazem jest zmniejszenie wydzielania żółci niezbędnej do trawienia lipidów, a także zwiększenie ryzyka występowania kamieni zarówno w drogach, jak i woreczku żółciowym.

Osoby z niedoczynnością tarczycy Hashimoto pięć razy częściej chorują na celiakię, w porównaniu ze zdrową populacją. Obecnie nietolerancja glutenu rozpatrywana jest jak spektrum i tylko przypadki o bardzo nasilonym przebiegu są diagnozowane. Ponadto u wielu osób z Hashimoto występuje celiakiopodobna nietolerancja białek mleka (białko serwatki i /albo kazeina), białka jajek (ovalbumin), a także białek soi.

Często zdarza się, że alergie te są nierozpoznane, a kontynuowanie jedzenia tych produktów prowadzi do dalszego uszkodzenia jelita i pogłębienia niedoborów pokarmowych. Chociaż brzmi to nieprawdopodobnie, u osób z nadwagą często występują niedobory pokarmowe, uwarunkowane niewłaściwą dietą. Dostępne testy na nietolerancje pokarmowe będą omawiane w rozdziale o testach laboratoryjnych.

ELIMINACJA NIEDOBORÓW

Niski poziom kwasu żołądkowego

W leczeniu pomocne jest stosowanie enzymów trawiennych, probiotyków, czasami, aby poprawić trawienie białek, niezbędne jest używanie suplementów. Znanym lekiem podwyższającym poziom kwasu żołądkowego jest suplement Betaina z Pepsyną, dostępny w kapsułkach. Dawki: Betaina z Pepsyną powinna być stosowana po posiłkach bogatych w białko, leczenie zaczynamy od jednej kapsułki. Dawkę stopniowo zwiększamy o dodanie jednej kapsułki więcej po każdym posiłku, aż do uzyskania objawów świadczących o nadmiarze kwasów (odbijanie, pieczenie w przełyku itp.). Jest to oznaką, że dawkę należy zmniejszyć o jedną kapsułkę.

Przykład ustalania dawki:

Posiłek #1: 1 kapsułka – nie ma objawów

Posiłek #2: 2 kapsułki- nie ma objawów

Posiłek #3: 3 kapsułki – nie ma objawów

Posiłek #4: 4 kapsułki - odczucie niewielkiego pieczenia w przełyku

Korygowanie dawki : stosujemy 3 kapsułki z każdym posiłkiem

Wiele osób odczuje wzrost energii i znaczną poprawę po zastosowaniu enzymów trawiennych. Osobiście po zastosowaniu Betainy i Pepsyny poczułam się znacznie lepiej.

Enzymy trawienne powinny stymulować własną produkcję kwasów, które pomagają w absorbcji składników pokarmowych z pożywienia. Z czasem prawidłowa czynność produkcji kwasów powinna powrócić i nie będzie potrzeby stosowania leków. Pokarmy takie jak sok z cytryny czy napój z jabłek pomagają zwiększyć produkcję własnych enzymów trawiennych.

Składniki pokarmowe niezbędne do prawidłowej funkcji tarczycy:

Selen, żelazo, witamina A, witamina E, witaminy z grupy B, potas, jod i cynk są niezbędne do prawidłowej funkcji tarczycy. Inne substancje, chociaż niezwiązane bezpośrednio z funkcją tarczycy, są potrzebne do utrzymania prawidłowej funkcji układu immunologicznego, wątroby i nadnerczy.

Większość osobników z Hashimoto ma niski poziom witaminy B12, antyoksydantów, selenu, witaminy E i glutationu, a także cynku i ferrytyny (proteiny odpowiedzialnej za magazynowanie żelaza).

Witamina B12

Niski poziom witaminy B12 prowadzi do anemii, niewłaściwego ukształtowania kosmków jelitowych i upośledzonego wchłaniania. Witamina B12 w naszej diecie pochodzi z produktów zwierzęcych. Do prawidłowej jej absorpcji niezbędny jest kwas solny i enzym proteaza. Niski poziom kwasów żołądkowych, występujący często w Hashimoto, odpowiedzialny jest za jej deficyt. Jedzenie chleba i innych produktów fortyfikowanych kwasem foliowym maskuje objawy niedoboru witaminy B12 w badaniach laboratoryjnych.

Dobrym źródłem witaminy B12 są produkty pochodzenia zwierzęcego, do których należą: ryby, mięso, drób, jajka i produkty mleczne. Witamina B12 nie występuje w produktach żywnościowych pochodzenia roślinnego, dlatego też wegetarianie, a szczególnie weganie, mają duże ryzyko niedoboru.

Używanie suplementów witaminy B12 jest jedyną opcją na uzupełnienie niedoborów dla wegetarian, a także zalecane jest u osób z niskim poziomem kwasów żołądkowych, dopóki niedobory nie zostaną uzupełnione.

Preparaty witaminy B12 mogą być dostępne pod postacią tabletek doustnych, podjęzykowych, w postaci płynu i zastrzyków. Osobiście preferuję postać podjęzykową, która jest szczególnie polecana u osób z zaburzeniami wchłaniania.

Podjęzykowe dawki witaminy B12 powinny wynosić od 1mg (1000 mcg) do 3mg (3000 mcg). Stosujemy je dziennie przez 10 dni, następnie raz w tygodniu przez 4 tygodnie, a później kontynuujemy dawkę raz w miesiącu.

Antyoksydanty

Do antyoksydantów zaliczamy witaminę C, witaminę E, beta-karoteny (prekursor witaminy A), a także minerały selen i magnez.

Substancje te poprzez dezaktywację wolnych rodników, powstałych w procesach oksydacji (reakcji utleniania), zapobiegają destrukcji komórek (jak było opisywane w rozdziale na temat jodu). Brak antyoksydantów może prowadzić do uszkodzenia tarczycy, za każdym razem kiedy jod jest procesowany.

Opracowane zostały rekomendowane dawki dzienne (Recommended Daily Allowance - RDA) dla poszczególnych składników pokarmowych - określają one, jaka ilość danej substancji jest niezbędna, aby zapobiec powstaniu choroby. Niefortunnie dla nas, nie były one uaktualniane od dziesiątków lat i nie uwzględniają najnowszych wyników badań na temat wpływu poszczególnych substancji na fizjologię naszego organizmu. Obecnie uważa się, że rekomendacje RDA są za niskie, żeby osiągnąć efekt antyoksydacyjny.

Dla przykładu, aby osiągnąć działalność antyoksydacyjną witaminy C, potrzebna jest dawka powyżej 600 mg, a RDA rekomenduje dawkę 60 mg. Dawka ta jest wystarczająca, żeby zapobiec powstaniu szkorbutu, ale jest 10 razy za mała do osiągnięcia efektu antyoksydacyjnego. Wymagana dawka witaminy E to 200-400 mg (RDA zaleca 10mg), zalecana dawka selenu dla osób z Hashimoto od 200-400mcg (RDA -70 mcg). Jak już wspomniałam, ze względu na częste niedobory w glebie selen powinien być przyjmowany w formie suplementów, natomiast witamina C i E obecna jest w wielu produktach, ale suplementacja w niektórych przypadkach może być wskazana.

Witamina A, brana jako suplement, w nadmiarze może prowadzić do objawów toksycznych i jest bardziej bezpieczna, kiedy jej źródłem są pokarmy. Marchewka, dynia i słodkie ziemniaki są bogate w beta-karoten (prekursor witaminy A). Jest to bardzo bezpieczna postać witaminy A, a jedynym, odwracalnym skutkiem ubocznym będzie przebarwienie skóry, znane pod nazwą karotenozy (ang. carotenosis). Żółte przebarwienie skóry będzie oznaczało, że nasz organizm ma wystarczającą ilość witaminy A i beta-karoten nie jest więcej wykorzystywany do jej produkcji. Objawy karotenozy występują częściej u osób z Hashimoto, ponieważ brak hormonów tarczycy upośledza zdolność przemiany beta- karotenu. Jeżeli wystąpi żółte przebarwienie skóry, należy ograniczyć przyjmowanie pokarmów bogatych w beta-karoten.

Selen

W warunkach fizjologicznych jod pochodzący ze spożywanych pokarmów jest utleniany do postaci organicznej i dopiero wtedy może być użyty do produkcji hormonów tarczycy. W procesie utleniania jodu wydzielany jest nadtlenek wodoru. Nadtlenek wodoru jest silnym utleniaczem i odpowiada za oksydatywną destrukcję komórek. Selen jest antyoksydantem i neutralizuje szkodliwą działalność nadtlenku wodoru, a także jest elementem budulcowym w produkcji hormonów tarczycy.

Kiedy spożycie jodu jest wysokie, produkcja nadtlenku wodoru również wzrasta i potrzeba więcej selenu, aby szkodliwą działalność zneutralizować. Przy niedoborze selenu staje się oczywiste, że przyjmowanie wysokich dawek jodu prowadzi do niebezpiecznie wysokiego poziomu nadtlenku wodoru. Bardzo reaktywny nadtlenek wodoru powoduje oksydacyjną destrukcję i stan zapalny w miąższu tarczycy. Ognisko zapalne jest sygnałem do kumulacji białych ciałek krwi (limfocytów), które gromadzą się, żeby uprzątnąć zniszczone komórki.

W trakcie różnicowania limfocytów mała ilość przeciwciał jest produkowana, aby oznakować obumarłe tkanki przeznaczone do oczyszczenia.

Podczas badań na myszach okazało się, że występuje u nich niski poziom przeciwciał anty-TPO, które według mnie biorą udział w procesie oczyszczania organizmu. Jeżeli jednak pojawi się dużo komórek uszkodzonych na skutek wzrostu podaży jodu, przy jednoczesnym niedoborze selenu, będzie produkowanych więcej przeciwciał. Prowadzi to do zaburzeń funkcji układu immunologicznego i błędnego rozpoznawania swoich komórek jako obce – zostaje zapoczątkowany proces autoimmunologiczny. Niedobór selenu jest jednym z poznanych czynników wyzwalających Hashimoto.

Więcej jodu----->Więcej H202------>Niedobór selenu/glutationu ----->Duża liczba komórek z oksydacyjną destrukcją---->Proces zapalny i gromadzenie limfocytów---->Duża liczba przeciwciał potrzebnych do oznakowania uszkodzonych komórek---->Chaos immunologiczny----> Zaburzona rozpoznawalność własnych tkanek (proces autoimmunologiczny).

Według Państwowego Instytutu Zdrowia większość przypadków niedoboru selenu powiązana jest z chorobami przewodu pokarmowego, takimi jak choroba Crohna czy chirurgiczne usunięcie żołądka. Inne wymieniane choroby to celiakia, choroby, którym towarzyszy stan zapalny w jelitach i zaburzenia wchłaniania w jelicie cienkim.

Współistnienie Hashimoto i celiakii zostało potwierdzone w wielu badaniach i uważam, że upośledzona przyswajalność selenu występuje nawet u osób bez pełnoobjawowego przebiegu choroby.

Selen odgrywa ważną rolę w prawidłowej funkcji tarczycy:

1) Katalizuje produkcję aktywnej formy hormonów tarczycy (przemianę T4 do T3)
2) Chroni tarczycę przed destruktywnym działaniem nadtlenku wodoru poprzez tworzenie selenoprotein.

Do innych chorób powiązanych z niedoborem selenu zaliczamy:

- Chorobę Keshana, która występuje u dzieci i charakteryzuje się powiększonym i niewydolnym sercem
- Chorobę Kashin-Becka, spowodowaną niedoborem selenu i jodu, któremu towarzyszą zaburzenia układu kostnego.
- Myxedematous Endemic Cretinism (Wrodzony Zespół Niedoboru Jodu) z towarzyszącym niedorozwojem umysłowym, występuje u dzieci i w miejscu komórek tarczycy tworzy się tkanka bliznowata.

UWAGA: Myxoedema (obrzęk śluzowaty) powstaje na skutek gromadzenia się śluzowatej substancji w przestrzeniach międzykomórkowych.

Badania wykazały, że stosowanie selenu zmniejsza toksyczny efekt nadmiaru jodu na tarczycę.

Selen jest śladowym pierwiastkiem, który w połączeniu z białkami tworzy związki o działalności przeciwutleniającej, takie jak peroksydaza glutationowa (ang. glutathione peroxidase). Związki te, zwane selenoproteinami, działają jako antyoksydanty i chronią tarczycę przed destruktywnym działaniem nadtlenku wodoru, powstałego w trakcie przemiany jodu do postaci aktywnej. W procesie chemicznym z nadtlenku wodoru powstaje woda i integralność tkanki tarczycowej zostaje zachowana, co z kolei zapobiega procesom prowadzącym do powstania stanu zapalnego.(Xu)

H_2O_2 + Peroksydaza Glutationowa ---> H_2O (woda)

W przypadku nadmiernej podaży jodu dochodzi do relatywnego niedoboru selenu, ponieważ przy niewystarczającej ilości selenu produkcja peroksydazy glutationowej będzie również zmniejszona. XU uważa, że "suplementy selenu zapobiegają niszczeniu TPO, które jest spowodowane nadmierną podażą jodu".

Powstawanie tkanki bliznowatej w tarczycy, zaobserwowane u dzieci z niedoborem selenu, w endemicznym kretynizmie, wydaje się potwierdzać hipotezę, że brak antyutleniacza selenu prowadzi do zmian destrukcyjnych tarczycy, spowodowanych niemożliwością neutralizowania nadtlenku wodoru.

W badaniach prowadzonych na myszach, u których indukowano niedoczynność tarczycy podawaniem wysokich dawek jodu, zaobserwowano, że jednoczesne stosowanie preparatów selenu zapobiegało powstawaniu choroby.

Selen zmniejszał ilość przeciwciał TgAb, a także zwiększał liczbę krążących komórek T regulujących. Komórki te biorą udział w zapobieganiu procesom autoimmunologicznym poprzez wpływ na prawidłowe rozpoznawanie własnych tkanek i zmniejszenie gromadzenia się limfocytów.

Inne badania przeprowadzone w Afryce wykazały, że stosowanie selenu przez dwa miesiące zwiększyło aktywność enzymu peroksydazy glutationowej i poprawiło funkcję tarczycy, manifestującą się zwiększoną konwersją T4 do aktywnego T3.

Podobne badania potwierdziły, że branie selenu zapobiega procesowi autoimmunologicznemu poprzez działalność antyutleniającą, a także poprzez wpływ na ekspresję genu HLA-DR, znanego z działalności zapobiegającej powstawaniu procesów autoimmunologicznych. Podawanie selenu poprawiało też wyniki badań ultrasonograficznych tarczycy.

W Stanach Zjednoczonych rekomendowana dawka dzienna selenu wynosi 55 mcg dziennie, przy czym górna granica to 400 mcg. Badania w Południowej Dakocie nie wykazały żadnych objawów toksycznych przy zastosowaniu dawki selenu 724mcg, jakkolwiek w badaniach chińskich zaobserwowano zmiany chorobowe w paznokciach przy dawce dziennej 900 mcg. Zatrucia selenem najczęściej powiązane są z przypadkowymi zatruciami w sekcji przemysłowej, a także farmaceutycznymi pomyłkami. Do objawów zatrucia zaliczamy: zaburzenia przewodu pokarmowego, utratę włosów, zmiany we włosach i paznokciach, neuropatię, zmęczenie, drażliwość, czosnkowy oddech, żółte zabarwienie skóry.

Spożywając pokarmy z zawartością selenu, takie jak brazylijskie orzeszki, należy pamiętać, że zawartość selenu w produktach roślinnych zależy od jego obecności w glebach. Dla przykładu stan Dakota jest znany z dużej zawartości selenu w glebie, a jego niedobór występuje w takich krajach, jak Rosja i Chiny.

Importowanie produktów dodatkowo komplikuje oznaczenie zawartości selenu w pokarmach. Ilość selenu w orzeszkach brazylijskich może się wahać od 55 mcg do 550 mcg na 1 uncję, w zależności od regionu, skąd pochodzą. Dodatkowo problemy z absorpcją w przewodzie pokarmowym mogą ograniczać wykorzystanie selenu ze spożywanych produktów.

Ilość selenu proponowana w Multiwitaminie może być niewystarczająca do obniżenia poziomu przeciwciał anty-TPO dla osób z niedoczynnością tarczycy. Badania wykazały, że dawka minimalna niezbędna do redukcji przeciwciał anty-TPO wynosi 200 mcg dziennie. Biowitalność minerałów w produktach spożywczych jest bardzo niestabilna i zależy od rodzaju pokarmu, a także obecności innych substancji.

Multiwitamina nie jest najlepszym źródłem selenu, ponieważ obecność innych składników może zaburzać jego absorpcję. Dzienna dawka selenu powinna być wzięta na czczo razem z witaminą E, która poprawia jego wchłanianie.

Ferrytyna

Żelazo jest niezbędne do transportu tlenu w naszym organizmie, a także bierze udział we wzroście i różnicowaniu komórek. Niedobory żelaza prowadzą do ograniczenia transportu tlenu do komórek, manifestujące się zmęczeniem, zaburzeniami koncentracji i obniżeniem sprawności układu immunologicznego. Niedobór żelaza jest też jedną z przyczyn anemii.

Zdarza się, że testy laboratoryjne pokazują prawidłowe wyniki hemoglobiny, hematokrytu, czerwonych ciałek krwi i żelaza, a pomimo tego występuje anemia. Dzieje się tak dlatego, że przy niewystarczającej ilości żelaza organizm będzie go zużywał do zapewnienia niezbędnych funkcji życiowych, a ograniczał na inne, mniej ważne potrzeby, takie jak np. porost włosów.

Ferrytyna jest proteiną odpowiedzialną za magazynowanie żelaza w ustroju, a jej obecność jest niezbędna do transportu do jądra komórkowego i utylizacji hormonu T3.

Niedobór ferrytyny jest wiodącą przyczyną utraty włosów u kobiet w okresie premenopauzy, a także jest odpowiedzialny za kontynuację wypadania włosów u osób z Hashimoto, pomimo unormowanego poziomu hormonów.

Niedobór ferrytyny charakteryzuje się wypadaniem włosów w czasie mycia czy czesania i doprowadza do ogólnego rozrzedzenia włosów, bez powstawania miejsc plackowatego łysienia.

Dostępne są testy określające poziom ferrytyny i są one wykładnikiem zapasów żelaza w ustroju. Badania te powinny być przeprowadzane u osób z Hashimoto, a także u wszystkich osób z wypadaniem włosów.

Oprócz niedoborów pokarmowych i braku kwasu solnego ryzyko niedoboru żelaza/ferrytyny zwiększają obfite miesiączki, a także ciąża, ze względu na wyższe zapotrzebowanie na żelazo. W ciągu każdej miesiączki kobieta straci około 10-15 mg żelaza, a w czasie ciąży utrata wynosi 600-1000 mg.

Żelazo jest najlepiej wchłaniane w środowisku kwaśnym, a spożywanie leków obniżających kwasowość żołądka i preparatów wapnia w czasie posiłków prowadzi do jego upośledzonego wchłaniania z pokarmów i suplementów.

Zalecane jest sprawdzanie poziomu ferrytyny u osób biorących leki hamujące wydzielanie kwasów żołądkowych, inhibitory pompy protonowej, a także u osób, u których występuje wypadanie włosów.

Taniny obecne w herbacie i kawie zmniejszają wchłanianie żelaza i powinny być używane w odstępie godziny od spożycia posiłków zawierających żelazo.

Do produktów zaburzających wchłanianie żelaza należą również fitiniany obecne w orzechach, warzywach strączkowych i zbożach, a także białka jajek.

Normy dla poziomu ferrytyny wynoszą 12-150 ng/ml. Poziom ferrytyny wynoszący powyżej 40ng/ml jest potrzebny, aby zastopować wypadanie włosów, a poziom przewyższający 70ng/ml musi być osiągnięty, aby włosy zaczęły odrastać. Optymalny poziom ferrytyny dla osób z niedoczynnością tarczycy wynosi 90-110ng/ml.

Żelazo występuje w dwóch postaciach. Postać hemowa żelaza jest lepiej wchłaniana i znaleźć ją można głównie w produktach pochodzenia zwierzęcego. Najwięcej żelaza występuje w zwierzęcych podrobach, takich jak wątroba, dobrym źródłem są też wołowina, indyk i kurczak.

Żelazo niehemowe występuje w produktach roślinnych, takich jak orzechy, fasola i szpinak i jest słabo przyswajalne przez organizm.

Aby uzupełnić żelazo, zalecane jest jedzenie wątróbki albo czerwonego mięsa dwa razy w tygodniu. Witamina C zwiększa absorpcję żelaza i dlatego spożywanie pokarmów zawierających tę witaminę (np. brokuły) wspólnie z pokarmami bogatymi w żelazo jest dobrym sposobem na zwiększenie poziomu ferrytyny. Pomocne jest też stosowanie Betainy z Pepsyną.

Większość dostępnych preparatów żelaza w postaci niehemowej nie jest dobrze wchłanialnych w przewodzie pokarmowym. U niektórych osób dodatkowo mogą one powodować uporczywe bóle żołądka i zaparcia. Stosując preparaty żelaza, należy pamiętać o zachowaniu ostrożności, ponieważ są one często przedawkowane zarówno u dzieci, jak i dorosłych. Zatrucie żelazem może być bardzo niebezpieczne i prowadzić nawet do śmierci. Wskazane jest też, aby dawkę żelaza konsultować z lekarzem albo farmaceutą.

Cynk

Cynk jest jednym z niezbędnych elementów prawidłowego funkcjonowania organizmu. Jest katalizatorem około 100 reakcji enzymatycznych, bierze udział w syntezie DNA, powiązany jest z układem immunologicznym, syntezą białek i podziałem komórek. Jego obecność jest potrzebna do prawidłowego odczuwania węchu i smaku, detoksykacji organizmu i funkcji tarczycy. Cynk nie jest magazynowany w ustroju, dlatego też niezbędne jest jego codzienne uzupełnianie.

Co czwarta osoba może mieć niedobór cynku, a w przypadku niedoczynności tarczycy prawdopodobieństwo niedoboru jest jeszcze większe. Brak cynku zaburza przejście T4 do aktywnego T3 i przyczynia się do zwolnionego metabolizmu białek. Cynk jest także niezbędny do produkcji TSH i zostaje nadmiernie zużyty u osób z Hashimoto, u których produkcja TSH jest wzmożona.

Niedobór cynku wiąże się również ze zwiększoną przepuszczalnością jelita, zwiększoną podatnością na infekcje i obniżoną zdolnością detoksykacji bakteryjnych toksyn.

Dużo cynku znajduje się w ostrygach, ale nie jest to pokarm, który większość ludzi spożywa często. Dobrym źródłem są także wołowina, wątróbka, kurczak. Tak samo jak w przypadku żelaza, cynk jest lepiej wchłaniany z produktów zwierzęcych niż roślinnych i dlatego na jego niedobory są narażeni wegetarianie.

Przyswajalność cynku może być zaburzona przy uszkodzeniu jelita np. w celiakii, a także w obecności fitynianów, występujących w zbożach, warzywach strączkowych, orzechach i nasionach. Produkty te mają zdolność wiązania cynku i zapobiegają jego absorpcji. Preparaty żelaza brane w czasie posiłków mogą także upośledzać wchłanianie cynku z pokarmów.

Niedobór cynku manifestuje się obniżonym poziomem fosfatazy alkalicznej w testach sprawdzających funkcję wątroby. Więcej na temat fosfatazy alkalicznej w rozdziale 11.

Branie suplementów cynku w dawce powyżej 40 mg może obniżyć poziom miedzi i trzeba wtedy pamiętać o jego uzupełnianiu. Zalecane jest przyjmowanie miedzi w dawce 1.5-3mg (ogólnie rekomendowane jest branie 1 mg miedzi na każde 15 mg cynku). Uwaga: Jak wykazały badania, cynk stosowany w dawce 50 mg przez 10 tygodni obniżał absorpcję żelaza i miedzi.

Do objawów niedoboru miedzi należą: anemia, nieustępująca po stosowaniu żelaza, zaburzenia równowagi, zmęczenie i bóle głowy.

Niedobory aminokwasów

Aminokwasy są cząstkami składowymi białka i należą do klocków budulcowych naszych komórek. Chociaż z powodu upośledzonego trawienia białek u osób z Hashimoto może dochodzić do deficytu aminokwasów, uzupełnianie aminokwasów poprzez podawanie suplementów nie zawsze będzie wskazane.

Tyrozyna

Tyrozyna jest niezbędna do produkcji hormonów tarczycy i często występuje (wraz z jodem) w dostępnych w sprzedaży suplementach tarczycy. Przyjmowanie tyrozyny podwyższy produkcję hormonów i potencjalnie zwiększy autoimmunologiczny atak na tarczycę. Niewielkie ilości tyrozyny zawarte w pokarmach, a także niektórych dostępnych preparatach nie powinny sprawiać żadnego problemu, ale byłabym ostrożna ze stosowaniem suplementów z dużą zawartością tyrozyny.

Glutamina

Niedobory tego aminokwasu często też występują u osób z Hashimoto i w przewlekłym stresie. Glutamina jest niezbędna do prawidłowej funkcji przewodu pokarmowego i układu immunologicznego.

Testy na niedobory

Standardowe badania laboratoryjne nie zawsze są dobrym sprawdzianem niedoboru witamin i minerałów, ponieważ organizm będzie utrzymywał ich poziom we krwi kosztem innych, mniej ważnych funkcji np. porost włosów. Dlatego też badanie ich zawartości we włosach byłoby metodą bardziej dokładną. Istnieją laboratoria, które specjalizują się w testach na mikroelementy (więcej informacji w rozdziale o testach).

Pokarmy wiążące składniki pokarmowe

Poprzednio były omawiane przykłady pokarmów, które zawierają związki wiążące witaminy i minerały i uniemożliwiają ich przyswajanie przez organizm, a należą do nich między innymi fityniany, zawarte w orzechach. Pokarmy te przyczyniają się do zaburzeń funkcji tarczycy poprzez powodowanie niedoborów niezbędnych składników pokarmowych.

Inne pokarmy mogą upośledzać powstawanie aktywnej postaci hormonu, nawet u osób bez występującej choroby autoimmunologicznej, u których poziom TSH jest w normie.

Substancje wolotwórcze

Obecność substancji wolotwórczych (ang. goitrogens) w spożywanych pokarmach zaburza produkcję hormonów tarczycy. Tarczyca, aby skompensować niedobór hormonów, powiększa się i dochodzi do powstania wola.

Wiedza na temat unikania substancji wolotwórczych u osób z niedoczynnością tarczycy jest dosyć rozpowszechniona, ale należy pamiętać, że nie wszystkie pokarmy wolotwórcze są sobie równe.

Tabela 5: Pokarmy wolotwórcze

Pędy bambusa

Kapusta właściwa chińska

Brasica genus (podobne do kapusty)

Brokuły

Broccolini

Kapusta brukselka

Kapusta

Olej rzepakowy

Maniok jadalny

Kalafior

Choy sum czyli kwitnąca kapusta chińska

Kapusta liściasta – collard greens

Chrzan

Jarmuż

Kalarepa

Mizuna

Kapusta sitowata

Brzoskwinie

Orzeszki

Gruszki

Rzodkiewka

Kapusta warzywna pastewna

Kapusta rzepak

Rapini (z rodziny brokułów)

Szpinak

Truskawki

Słodkie ziemniaki

Brukiew

Rzepa

Tatasoi

Warzywa kapustne

Warzywa z rodziny kapustnych, takie jak kapusta, brokuły i kalafior, zawierają glukozynolany, które blokują wychwytywanie jodu przez tarczycę. Nie stwarzają one dużego problemu dla osób z niedoczynnością tarczycy przyjmujących suplementy hormonalne, ponieważ produkcja hormonów w tych przypadkach nie jest uzależniona od jodu.

Działalność wolotwórcza warzyw kapustnych występuje tylko w stanie surowym, a gotowanie, parowanie i fermentowanie dezaktywuje czynnik wolotwórczy. Jakkolwiek u osób z Hashimoto poleca się jedzenie tych warzyw po ugotowaniu albo w postaci sfermentowanej, to okazjonalne spożywanie w stanie surowym nie zaostrzy choroby autoimmunologicznej tarczycy.

Olej rzepakowy jest wolotwórczy, należy do pokarmów przetworzonych i dlatego powinien być całkowicie wyeliminowany z diety.

Soja

Soja należy do pokarmów wolotwórczych (ang. goitrogens) i jej działanie szkodliwe na tarczycę polega na hamowaniu aktywności peroksydazy tarczycowej (TPO), a odpowiedzialne są za to obecne w soi izoflawony: genisteina, daidzeina i glicyteina.

Soja jest jednym z czynników, których obecność w pokarmach wiąże się z powstaniem choroby autoimmunologicznej, a dzieci karmione soją trzy razy częściej miały obecne przeciwciała przeciwko tarczycy w porównaniu z dziećmi karmionymi mlekiem.

Tabela 6: Wpływ pokarmów wolotwórczych na funkcję tarczycy

Pokarmy wolotwórcze	Związek	Działanie
Proso, soja	Flawonoidy	Zaburza funkcję peroksydazy tarczycowej
Maniok jadalny, słodkie ziemniaki, sorgo	Glikozydy cyjanogenne, metabolizowane do tiocyjanianów	Hamuje wychwytywanie jodu przez tarczycę
Kokos palmy Babassu, maniok jadalny	Flawonoidy	Zaburza funkcję peroksydazy tarczycowej
Warzywa z rodziny kapustnych: kapusta, kalafior, brokuły, rzodkiew i rzepak	Glukozynolany	Zaburza pobieranie jodu przez tarczycę
Wodorosty (kelp)	Nadmiar jodu	Hamuje wydzielanie hormonów przez tarczycę
Niedożywienie	Niedobór witaminy A	Wzmaga stymulację TSH
	Niedobór żelaza	Hamuje aktywność hemozależnej tyreoperoksydazy
Selen	Niedobór selenu	Powoduje akumulację nadtlenków i powoduje niedobór peroksydazy jodkowej; zaburza syntezę hormonów tarczycy

Badania przeprowadzone na zwierzętach pokazały, że izoflawony zawarte w soi wpływają niekorzystnie na augmentację organów rozrodczych, modulację układu endokrynologicznego i mają efekt przeciwtarczycowy. Efekt przeciwtarczycowy może być dodatkowo wzmocniony poprzez wpływ na zwiększoną utratę T4 z żółcią.

W większości przypadków czynnik wolotwórczy zostaje inaktywowany poprzez gotowanie, a także gotowanie na parze.

Związki wolotwórcze w soi nie są dezaktywowane w czasie gotowania, ponadto soja jest często nietolerowana u osób z Hashimoto i dlatego też powinna być całkowicie wyeliminowana z diety. U mnie soja spowodowała silną reakcję uczuleniową.

Proso należy do zbóż i chociaż nie zawiera glutenu i służy do przyrządzania pieczywa bezglutenowego, ze względu na obecność izoflawonów hamujących czynność peroksydazy tarczycowej powinno być, podobnie jak soja, wyeliminowane z diety.

Podsumowanie rekomendacji zawartych w rozdziale

- ✓ Zaburzenia trawienia i wchłaniania w Hashimoto prowadzą do niedoborów cennych składników pokarmowych.
- ✓ Czynniki wpływające na upośledzone trawienie to dieta, lekarstwa i niezdrowy tryb życia.
- ✓ Sprawdź poziom witaminy B12, cynku i ferrytyny.
- ✓ Uzupełniaj niedobory.
- ✓ Zacznij zażywać selen methionine w dawce 200-400 mcg dziennie.
- ✓ Zacznij przyjmować Betainę z Pepsyną z pokarmami zawierającymi mięso.
- ✓ Związki wolotwórcze zawarte w pokarmach zaburzają funkcję tarczycy.

✓ Większość związków wolotwórczych jest inaktywowana przez gotowanie i proces fermentowania.
✓ Gotowanie nie niszczy substancji wolotwórczych w soi, więc należy ją wyeliminować z diety.

Moje osobiste obserwacje

Gdy dowiedziałam się, że selen obniża poziom przeciwciał przeciwko tarczycy, zaczęłam jeść dwa orzeszki brazylijskie dziennie. Wprawdzie były one bardzo smaczne, ale następne badanie poziomu przeciwciał nie wykazało żadnej poprawy.

Jakkolwiek, kiedy zaczęłam przyjmować selen w dawce 200 mcg dziennie, a także kiedy wyeliminowałam soję z diety w 2011 roku, zauważyłam u siebie dużą poprawę samopoczucia, byłam bardziej spokojna (świadczyło to o mojej zmniejszonej hipertyreozie). Moje przypuszczenia zostały potwierdzone przez wyniki badań laboratoryjnych, które wykazały redukcję przeciwciał TPO z około 800 do około 300.

7. KONTROWERSJE DOTYCZĄCE JODU

"Wszystko jest trucizną, decyduje tylko dawka".-
Paracelsus (1493-1541)

Gruczoł tarczycy jest bardzo wrażliwy na wahania w poziomie jodu i przystosowuje swoją fizjologię w zależności od jego podaży. Zależność pomiędzy podażą jodu a występowaniem chorób tarczycy przypomina literę U.

Naukowcy z Danii uważają, że wpływ jodu na niedoczynność tarczycy można przedstawić w kształcie litery U, wykres ten pokazuje, że poziom jodu za niski albo za wysoki prowadzi do powstania niedoczynności tarczycy. Rekomendowana dzienna podaż jodu nie powinna przekraczać 150mcg.

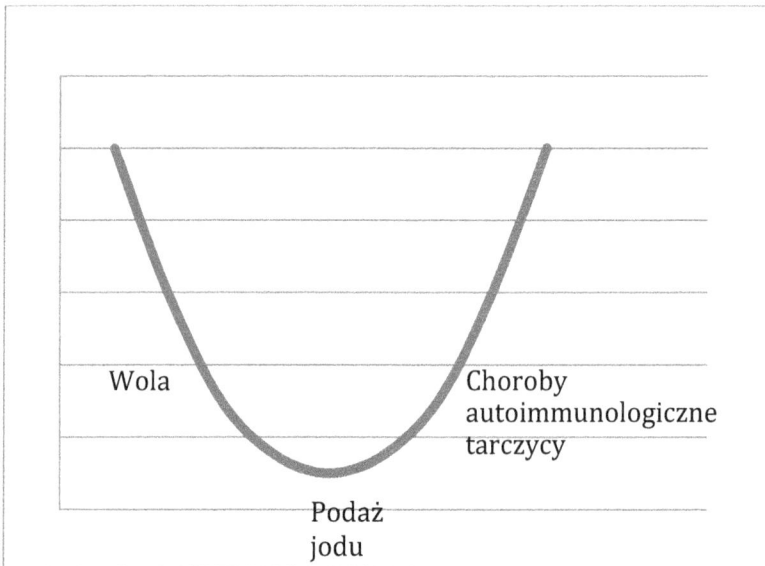

Rysunek 4: Wpływ jodu na powstanie zaburzeń czynności tarczycy
Jest powszechnie wiadome, że niedobór jodu prowadzi do

niedoczynności tarczycy, wola i uszkodzenia mózgu. Z drugiej jednak strony, nadmierna podaż jodu prowadzi do niedoczynności tarczycy typu Hashimoto i jod jest jednym ze zidentyfikowanych czynników środowiskowych, odpowiedzialnych za powstanie tej choroby.

Hashimoto nie było jeszcze rozpoznaną chorobą, kiedy to w 1924 wprowadzono w Stanach Zjednoczonych powszechne jodowanie soli. Badania potwierdziły jednoznacznie, że od czasu wprowadzenia jodowania soli zachorowalność na choroby autoimmunologiczne tarczycy zwiększyła się.

W zależności od podaży jodu, w tarczycy można zaobserwować zmiany przystosowawcze. Przy małym i umiarkowanym niedoborze jodu produkcja hormonów tarczycy nie jest zaburzona, ale aby utrzymać właściwy poziom hormonów, tarczyca kompensacyjnie przerasta.

Tendencja do spadku TSH z wiekiem uzależniona jest od chronicznego powiększenia i zwiększonej produkcji hormonów tarczycy. Dlatego też u osoby starszej z umiarkowanym niedoborem jodu występuje duże prawdopodobieństwo zachorowania na nadczynność tarczycy.

Natomiast u osób z nadmierną podażą jodu obserwuje się zwyżkę TSH i zwiększoną zachorowalność na niedoczynność tarczycy, nasilającą się z wiekiem. Jedna z hipotez mówi, że jest to wyraz kompensacji gruczołu, pomagający w zaadaptowaniu się do wysokiego poziomu jodu. Choroba ta częściej dotyczy rasy białej.

Wzrost poziomu jodu prowadzi do większego obumierania komórek tarczycy. Spowodowane jest to podwyższoną ilością nadtlenku wodoru, który powstaje w procesie utleniania jodków do jodu organicznego i jest on odpowiedzialny za destrukcję komórek tarczycy. W miejscu uszkodzonych tkanek pojawiają się białe ciałka krwi (limfocyty), których zadaniem jest uprzątnięcie obumarłych komórek tarczycy.

Enzymem bezpośrednio odpowiedzialnym za uwalnianie nadtlenku wodoru jest peroksydaza tarczycowa (TPO) i być może dlatego jest ona uważana za czynnik inwazyjny i atakowana przez układ immunologiczny.

Im większa podaż jodu, tym więcej jodu jest przetworzone do postaci aktywnej, a to z kolei prowadzi do podwyższonej produkcji nadtlenku wodoru i większej agregacji limfocytów.

Przypuszcza się, że istnieje optymalny poziom nadtlenku wodoru i dopiero po jego przekroczeniu dochodzi do reakcji autoimmunologicznej.

Problematyczny nadmiar jodu

Nadmierna podaż jodu prowadzi do powstania przemijającej, kompensacyjnej reakcji obronnej polegającej na obniżeniu funkcji tarczycy (efekt Wolfa-Chaikoffa), jednakowoż niedoczynność tarczycy w powiązaniu z efektem Wolfa- Chaikoffa nie ma komponentu autoimmunologicznego.

Wiele badań jednak potwierdza, że zarówno autoimmunizacyjne, jak i nieautoimmunizacyjne zapalenie tarczycy można powiązać z nadmierną podażą jodu.

Naukowcy z Iranu badali poziom TPOAb (przeciwciał przeciw peroksydazie tarczycowej) i TgAb (przeciwciał przeciwko tyreoglobulinie), przed i po wprowadzeniu ogólnonarodowego jodowania soli, które rozpoczęło się w 1994 roku.

W latach 1983-1984 obecność przeciwciał TPOAb wynosiła 3.2%, a obecność przeciwciał TgAb 4%, przebadano wtedy 465 dorosłych mieszkańców z Teheranu. Badania zostały powtórzone na 126 mieszkańcach Teheranu w 1999-2000 roku i 12,5% wykazało obecność TPOAb, a 16.8% posiadało TgAb przeciwciała. Dodatek jodu do soli spowodował też czterokrotny wzrost Hashimoto w ciągu 5-6 lat w Grecji, Chinach, Sri Lance i we Włoszech.

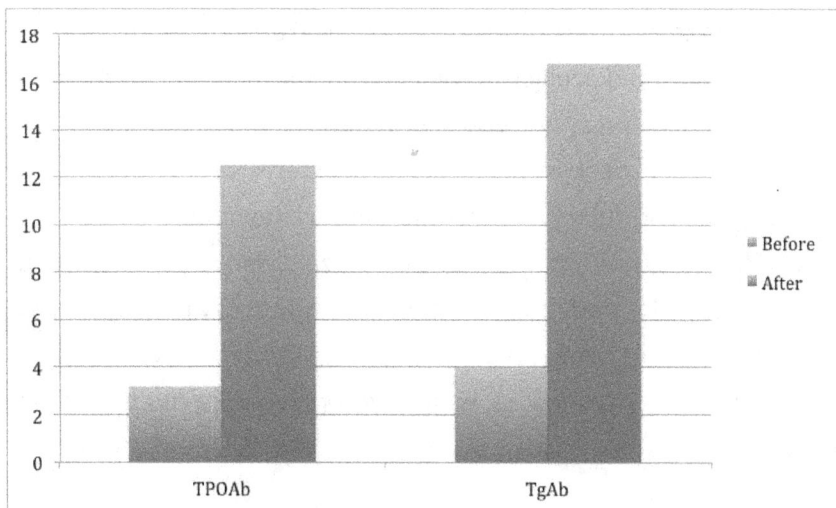

Tabela 5: Poziom przeciwciał przeciwko peroksydazie tarczycowej (TPOAb) i przeciwciał przeciwko tyreoglobulinie (TgAb) u dorosłych w Iranie przed i po wprowadzeniu ogólnonarodowego jodowania soli.

Im więcej jodu, tym więcej zachorowań na Hashimoto

Jak wykazały badania przeprowadzone w Słowenii w 1999 roku, zapadalność na Hashimoto jest wprost proporcjonalna do podaży jodu. Podczas tych badań zwiększono zawartość jodu w soli z 10 mg/kg do 25 mg/kg. Doprowadziło to do istotnych zmian dotyczących zachorowania na choroby tarczycy. Okazało się, że występowanie wola tarczycy spowodowanego niedoborem jodu obniżyło się, a zachorowalność na Hashimoto co najmniej podwoiła się, w porównaniu z okresem przed podwyżką jodu.

Nawet mała dawka jodu pogarsza przebieg Hashimoto

W Niemczech małą dawkę jodku potasu (250 mcg) podano grupie 40 ludzi, u których wcześniej wykazano obecność przeciwciał przeciwko tarczycy (TPOAb), czy też wykazujących zmiany w ultrasonografie, pokazujące zmniejszoną echogenność, (wykładnik niedoczynności tarczycy typu Hashimoto), a grupa kontrolna składała się z 43 osób o podobnej charakterystyce. U dziewięciu osób z "grupy jodu" wystąpiły anomalie w czynności tarczycy, a podobne zmiany w grupie kontrolnej zaobserwowano tylko u jednej osoby. U siedmiu z dziewięciu osób przyjmujących jod wystąpiła subkliniczna niedoczynność tarczycy, w jednym przypadku niedoczynność i w jednym przypadku nadczynność tarczycy.

Zmiany dotyczyły zarówno poziomu przeciwciał anti-TPO, jak i obrazu ultrasonograficznego tarczycy. Po zakończeniu podawania jodku potasu, objawy subklinicznej niedoczynności tarczycy ustąpiły w 3 z 7 przypadków, a także cofnęły się objawy nadczynności tarczycy.

Biorąc pod uwagę powyższe badania, uważa się, że nawet małe ilości jodu zwiększają ryzyko zachorowania na niedoczynność tarczycy i przypuszcza się, że przy obecnym poziomie jodowania soli 1 z 5 kobiet będzie miała niedoczynność tarczycy w ciągu życia.

W tym kontekście nie dziwi nikogo fakt, że 90-99% przypadków niedoczynności tarczycy w Stanach Zjednoczonych jest spowodowana przez Hashimoto, a niedoczynność z powodu niedoboru jodu występuje niesłychanie rzadko.

Ale przecież jod jest niezbędny do produkcji hormonów?

Dzienne zapotrzebowanie na jod, niezbędne do pokrycia produkcji hormonów wynosi około 52 mcg. W Stanach Zjednoczonych dzienna rekomendowana dawka jodu dla dorosłych osób (które nie są w ciąży) wynosi 150 mcg, dla kobiet w ciąży 220 mcg, dla matek karmiących 290 mcg i 120 mcg dla dzieci od 1. do 13. roku życia. Górna granica podaży jodu została oszacowana na 1100 mcg, ale w kontekście ostatnich badań, kiedy to przyjmowanie dawki 400 mcg dziennie powodowało subkliniczne objawy niedoczynności tarczycy, tak wysoka dawka jest kontrowersyjna.

Uważa się również, że limit podaży jodu trzeba rozpatrywać indywidualnie, gdyż u osób z autoimmunologiczną niedoczynnością tarczycy tolerancja jest inna w porównaniu z osobami zdrowymi.

Jak z tego wynika, jod należy do leków o niskim indeksie terapeutycznym, a niektórzy naukowcy uważają, że umiarkowany deficyt jodu jest sposobem na uchronienie przed powstaniem Hashimoto.

Ile jodu spożywam?

Przeciętny Amerykanin spożywa dziennie 6-10 gramów soli, przeważnie są to pokarmy przetworzone i dlatego trudno jest określić dokładnie zawartość jodu, skoro nie wiemy, czy były one przyrządzane z dodatkiem soli jodowanej, czy nie.

FDA szacuje, że dzienne spożycie jodu w latach 2003-2004 wynosiło 138-353 mcg, jakkolwiek badania te nie uwzględniają jodowanej soli używanej przez indywidualnego obywatela.

Do krajów z największą podażą jodu w diecie zalicza się Japonię, gdzie przeciętne zużycie jodu na głowę mieszkańca wynosi 1,000 do 3,000 mcg/dzień. Wiązane to jest z niską zapadalnością na choroby nowotworowe i inne przewlekłe schorzenia, ale także zaobserwowano, że częstotliwość Hashimoto w Japonii i USA jest porównywalna. Inną ciekawostką jest, że występowanie Hashimoto w Japonii jest często powiązane z obecnością jednego genu, który nie występuje u osób w USA i dlatego jest całkiem prawdopodobne, że Japończycy są bardziej zaadaptowani do wysokich dawek jodu w porównaniu z rasą białą.

Jak określić poziom jodu w organizmie?

Około 90% jodu wydalane jest z moczem i dlatego badanie moczu jest bardzo przydatnym i prostym sposobem na określenie poziomu jodu (więcej informacji w rozdziale o badaniach laboratoryjnych).

W jakich pokarmach jest najwięcej jodu?

Zawartość jodu w jodowanej soli wynosi około 47.5mcg jodu w 1 gramie soli (285 mcg na łyżeczkę soli), do innych źródeł jodu zalicza się wodorosty i algi (kelp, nori, kombu, wakame), ryby, pokarmy mleczne (jod pochodzi ze środków sanitarnych używanych w przemyśle mleczarskim, a także jod zawarty w paszach, którymi są karmione zwierzęta), zbożu i jajkach (w pokarmach niosek).

Jod zawarty w produktach roślinnych pochodzi z gleby albo od stosowanych nawozów. Dystrybucja jodu w glebie jest uzależniona od charakterystyki geograficznej terenu - obszary nadmorskie i nadoceaniczne mają więcej jodu w glebie od obszarów nizinnych i gór.

Jednym że źródeł jodu, często nie branym pod uwagę, jest Spirulina, zwana niebieską algą. Więcej informacji dotyczącej zawartości jodu w pokarmach, można znaleźć na końcu tego rozdziału.

Tabela 7: Przykłady pokarmów zawierających jod

Pokarm	Ilość mikrogramów (mcg) na porcję	Procent DV*
Wodorosty, w całości czy w arkuszach, 1 g	16 to 2,984	11% to 1,989%
Dorsz, pieczony, 3 uncje	99	66%
Jogurt, niskotłuszczowy, 1 szklanka	75	50%
Jodowana sól, 1.5 g (około 1/4 łyżeczki)	71	47%
Mleko, niskotłuszczowe, 1 szklanka	56	37%
Filety rybne, 3 uncje	54	36%
Chleb, biały, niewzbogacony, 2 kromki	45	30%
Owoce w syropie z puszki 1/2 cup	42	28%
Krawetki 3 uncje	35	23%
Lody czekoladowe, 1/2 filiżanki	30	20%
Makaron, wzbogacony,	27	18%

gotowany, 1 szklanka		
Jajko 1 duże	24	16%
Tuńczyk z puszki, w oleju, 3 uncje	17	11%
Krem z kukurydzy z puszki 1/2 szklanki	14	9%
Śliwki suszone, 5 śliwek	13	9%
Żółty ser, 1 uncja	12	8%
Płatki śniadaniowe Raisin Bran, 1 szklanka	11	7%
Gotowana fasola, 1/2 szklanki	8	5%
Sok jabłkowy, 1 szklanka	7	5%
Zielony groszek, gotowany, 1/2 szklanki	3	2%
Banan, 1 średni	3	2%

Tabela z http://ods.od.nih.gov./factsheets/Iodine-HealthProfessional/

Oprócz źródeł pokarmowych, jod można znaleźć w lekarstwach (Amiodaron), witaminach i minerałach, witaminach przeznaczonych dla kobiet w ciąży, a także w suplementach jodu.

Sformułowania na etykietach obiecujące, że preparat "pobudza funkcję tarczycy" czy "pomaga powolnej tarczycy" świadczą o dużej zawartości jodu i nie są rekomendowane u osób z niedoczynnością tarczycy Hashimoto.

Pokarmy przetworzone, takie jak: mięso, ciasto, mieszanki do szybkiego przyrządzania, sól czosnkowana, sztuczne barwniki, (szczególnie barwnik czerwony # 3) zawierają jod i nie są wskazane u osób z rakiem tarczycy oraz u osób, którym zalecane jest spożywanie diety niskojodowej.

Ilość jodu w standardowej diecie amerykańskiej

Teraz krótka lekcja matematyki. Zaczynamy od śniadania, które jest uważane za zdrowe, standardowe śniadanie amerykańskie.

ŚNIADANIE

1 szklanka mleka	56mcg jodu
Płatki śniadaniowe	11mcg
Banan	3mcg

LUNCH

Jogurt	75mcg
2 kromki chleba	90mcg
Żółty ser	12mcg
Tuńczyk z puszki	17mcg

Jest to 264 mcg jodu przed obiadem....

Czy bierzesz Multiwitaminę?
1 tabletka Centrum Multiwitaminy zawiera 150 mcg jodu

Po dodaniu wychodzi 414 mcg...

Czy lubisz dodatkowo dodawać sól do pokarmów?

Wtedy dodajesz 71 mcg jodu na każde 1/4 łyżeczki soli

Czy lubisz sushi?

Dodając ryby i zioła morskie, łatwo można przekroczyć 1000mcg jodu dziennie

Czy lubisz lody na deser? itd...

Patrząc na powyższe obliczenia, łatwo dojść do wniosku, że w standardowej diecie amerykańskiej przekraczamy dzienny limit spożycia jodu – próg tak bardzo istotny dla osób z niedoczynnością tarczycy typu Hashimoto.

Kontrowersje

Pytanie, czy chorzy na Hashimoto powinni unikać jodu i jak dużo go spożywać, pozostaje nadal kontrowersyjne.

Zwolennicy spożywania wysokich dawek jodu uważają, że przeprowadzone badania na zwierzętach potwierdziły że jod nieorganiczny nie indukuje autoimmunologicznego zapalenia tarczycy typu Hashimoto, dopóki nie jest to połączone z substancjami wolotwórczymi. Jakkolwiek przegląd dostępnej literatury medycznej nie potwierdza tej tezy, a wręcz wskazuje na przeciwne wnioski.

W jednym z eksperymentów na myszach z niskim poziomem przeciwciał anty-TPO, co jest interpretowane jako fizjologiczny stan, dodano do wody jod i okazało się, że poziom przeciwciał (TPOAb) znacznie się podwyższył. Jest to przykładem stymulowanej odpowiedzi autoimmunologicznej za pomocą dużej dawki jodu.

Dodatkowo badania przeprowadzone w Korei wykazały, że samo ograniczenie spożycia jodu u osób z Hashimoto może prowadzić do stanu eutyreozy, czyli równowagi hormonalnej w ciągu 3 miesięcy. W badaniach tych wzięło udział 90 osób, wybranych przypadkowo do spożywania tej samej ilości jodu, albo ograniczenia jego spożycia do mniej niż 100 mcg/dziennie. Okazało się, że u 78% osób z grupy stosującej ograniczone spożycie jodu, w ciągu 3 miesięcy nastąpił powrót do normalnej czynności tarczycy, potwierdzonej unormowaniem wyników poziomu TSH.

Czynniki wskazujące na poprawę funkcji tarczycy po trzymiesięcznym ograniczeniu spożywania jodu
Krótszy okres choroby
Unormowanie poziomu TSH
Wyższy poziom jodu na początku badania

Autorzy badań podają, że ci pacjenci, którzy brali udział w badaniach, a ich poziom TSH nie unormował się, wykazywali jednak tendencje spadkowe i przypuszczalnie osoby te potrzebowały więcej czasu do osiągnięcia eutyreozy.

Co ciekawe, w grupie kontrolnej również zaobserwowano tendencję spadkową TSH, a 45% badanych powróciło do normalnej czynności tarczycy. Jest to znacznie więcej niż 25% przypadków, kiedy to dochodzi do spontanicznego wyzdrowienia. Autorzy badania nie są pewni, skąd taki duży procent przywrócenia normalnej czynności tarczycy i przypuszczają oni, że może to być spowodowane mniejszym spożywaniem jodu przez grupę kontrolną w czasie trwania badań.

Chociaż powyższe badania wyglądają obiecująco i zachęcają do ograniczenia spożywania jodu, trzeba zwrócić uwagę na kilka szczegółów dotyczących tych badań.

1) Poziom przeciwciał TPOAb był tylko określony na początku badań, a nie został powtórzony po trzech miesiącach.
2) Nie przeprowadzono badań echogenicznych.
3) Nie wykluczono obecności związków, które mogłyby wpływać na wyniki badań (obecność halogenów takich jak fluor czy brom) i dodatkowych źródeł jodu pochodzących z wodorostów i innych tradycyjnych pokarmów koreańskich, które są bogate w jod.
4) Nie określono poziomu selenu

Interakcja halogenów z jodem

Nasza tolerancja na jod może być zmieniona przez fluorowce (fluor, brom i chlor), które wiążą się z receptorem jodu i powodują jego zablokowanie.

Występujące w naszym organizmie proteiny magazynujące, enzymy i czynniki transportujące mają określony limit i nadmiar molekuł o podobnej strukturze chemicznej może okupować miejsca przeznaczone dla jodu, a znajomość interakcji pomiędzy poszczególnymi lekarstwami jest podstawą nowoczesnej farmakologii. Kiedy halogeny zablokują strony przeznaczone dla jodu, dochodzi do zmian w absorpcji, dystrybucji i metabolizmie, a także w wydalaniu jodu i prowadzić może do objawów toksycznych, nawet w dawce leczniczej (więcej informacji na temat halogenów w rozdziale o toksynach).

Jak dużo jodu jest w pokarmach?

*Zawartość jodu w 100 gramach
(Przedrukowane z http://foodhealth.info/iodine/)

Pokarmy z największą zawartością jodu	Jod (mcg)
Wodorosty, w całości lub w arkuszach	160–29,840
Sól, jodowana	1,855
Wątroba dorsza, z puszki	500
Olej, z wątroby dorsza	400
Sardynki w oleju z oliwek, z puszki,	400
Rosół albo bulion, z wieprzowiny, bez wody	390
Dorsz, z Atlantyku, surowy	360
Pasta, z ryby albo z małży	310
Plamiak, parowany	260
Ryba mousse	250
Plamiakk, panierowany, smażony	250
Plamiak, wędzony	250
Śledź, wędzony, w oleju	200
Zupa, z owoców morza	198
Barwena, pieczona	190
Kalmar, smażony	173
Dorsz, pieczony	130
Dorsz solony, gotowany	130
Homar, gotowany	130
Makrela, smażona	130
Skorupiaki albo mięczaki (średnie)	123
Ryba panierowana, smażona	120
Kawior	117
Welk, gotowany	114

Dorsz na parze	110
Kotlety z ryby, mrożone, surowe	110
Małże, gotowane	106
Ostrygi z Pacifiku, surowe	101
Kraby, gotowane	100
Makrela, pieczone	100

Pokarmy z umiarkowaną ilością jodu	Jod (mcg)
Jajka w koszulkach	52
Jajecznica	52
Omlet bez dodatków	52
Jabłka z kruszonką	50
Ser, Roquefort	50
Ciemna czekolada, zawartość kakao 70%	50
Szarlotka, z piekarni	50
Zapiekanka szpinakowa z łososiem	50
Sos, hollandaise	50
Sos, pesto	50
Niebieski ser, de Bresse	48
Ser, Rouy	48
Kanapka z chleba francuskiego, wędzony łosoś, masło	46
Żabnica albo nawęd, z grila	45
Rak, surowy	45
Jajka, smażone, solone	45
Tuna, gotowana	45
Omlet z ziołami	45
Omlet z serem	44
Łosoś z farmy, surowy	44
Przegrzebki, z Atlantyku, surowe	43
Ser, Edamski	42

Vol-au-vent z owocami morza	42
Krewetka, smażona	41
Śledź, wędzony	40
Omlet z boczkiem	40
Łosoś, wędzony	40
Jogurt sojowy z owocami	40
Pstrąg, wędzony	40
Tuńczyk, surowy	40
Makrela, w sosie pomidorowym, z puszki	40

Pokarmy z mniejszą zawartością jodu	Jod (mcg)
Jajko, gotowane na twardo	39
Jajko, gotowane na miękko	39
Jajko całe, surowe	39
Kozi ser, Crottin	39
Śledź, smażony	38
Łosoś, carpaccio	38
Ser Beaufort	38
Omlet z grzybami	37
Ser, Cheddar	37
Ser, Livarot	37
Krewetki, gotowane	37
Lody	36
Ser, Pont l'Eveque	35
Czekolada w proszku, słodzona, wzbogacona	35
Bakłażan	35
Zupa pomidorowa	35

Pokarmy z dużą zawartością jodu	Jod (mcg)
Makrela, wędzona	98
Żółtko jajka, gotowane	89
Mleko, odtłuszczone, w proszku	85
Sardynki, w oleju, z puszki, przecedzone	80
Małż jadalny, gotowany	80
Dorsz, surowy	80
Mleko, półtłuste, w proszku	80
Litoryna	80
Mleko, pełne, w proszku	71
Mintaj, na parze	70
Kebab, ryba	68
Custard, English cream	67
Śledź, grilowany	67
Sardynki, w sosie pomidorowym, z puszki	67
Srebrzyk, surowy	67
Pianka czekoladowa	66
Mleko, półtłuste,	66
Semolina, budyń	65
Langusta, gotowana	65
Sardynka, w sosie pomidorowym, z puszki	64
Ryba, gotowana (średnia)	62
Kawior zastępczy, tasza	60
Kraby, z puszki	60
Ryba w sosie, mrożona	60
Gnocchi, ziemniaki	60
Mleko, chude, fortifikowane witaminami	60
Okoń morski, surowy	60
Jogurt z soi, z dodatkami	60
Tiramisu	60
Mintaj, smażony	60
Baton śniadaniowy, niskokaloryczny	53

Podsumowanie rekomendacji zawartych w rozdziale

- ✓ Jod zaostrza atak immunologiczny na tarczycę.
- ✓ Sprawdź poziom jodu.
- ✓ Jeżeli masz normalny albo podwyższony poziom jodu, zmniejsz jego spożycie do < 450 mcg na dzień, dopóki poziom przeciwciał przeciwko peroksydazie tarczycowej (TPO) nie spadnie poniżej 100. Ograniczone spożycie jodu kontynuuj co najmniej przez trzy miesiące.

Moje osobiste uwagi na temat jodu

W początkowym okresie mojej choroby zainspirowana zaleceniami niektórych lekarzy, próbowałam stosować preparaty jodu. Spowodowało to objawy tyreotoskykozy, na skutek wzmożonej destrukcji komórek tarczycy. Niektórzy obserwowali wzrost poziomu przeciwciał anty-TPO po zjedzeniu bogatych w jod pokarmów. Mój poziom jodu był w granicach normy.

Opierając się na własnych doświadczeniach, popieram zwolenników teorii, że jod w wysokich dawkach zapobiega rakowi piersi, natomiast nie zgadzam się z teorią, że wszystkie osoby z chorobami tarczycy mają niedobór jodu i powinny go przyjmować w dużych dawkach.

W jednym z ostatnich wywiadów dr David Browstein, zwolennik wysokich dawek jodu i autor świetnej książki "Pokonać choroby tarczycy", podkreśla, że jod może zaostrzać proces autoimmunologiczny tarczycy i stosowanie jodu w chorobie autoimmunologicznej będzie "dolewaniem oliwy do ognia".

Uważam, że wysokie dawki jodu nie powodują choroby Hashimoto, ale nadmiernie przeciążają tarczycę i dlatego przyczyniają się do błędnego koła destrukcji.

Być może, jeżeli inne czynniki (niedobory, problemy z nadnerczami, przepuszczalne jelito) zostaną wyeliminowane, jod nie będzie zaostrzał przebiegu Hashimoto (więcej na ten temat w następnych rozdziałach książki).

"Coś, gdzieś powoduje stan zapalny w organizmie i prowadzi to do braku równowagi immunologicznej".

8. STANY ZAPALNE

Stany zapalne towarzyszą wielu chorobom autoimmunologicznym i mogą prowadzić do "zmęczenia nadnerczy", a także zaostrzać proces autoimmunologiczny. Znanych jest wiele czynników odpowiedzialnych za procesy zapalne w naszym organizmie. Zaliczamy do nich: infekcje, nietolerancje pokarmowe, urazy, niewłaściwą florę bakteryjną przewodu pokarmowego i zaburzenie równowagi Omega-3/ Omega-6 kwasów. Dlatego też działania mające na celu zapobieganie stanom zapalnym pomogą nam w odzyskaniu równowagi w organizmie.

Do zachowania prawidłowej funkcji nasz organizm potrzebuje kwasów tłuszczowych Omega-3 i Omega-6 w proporcji 1:1.
Omega-3 kwasy tłuszczowe, w przeciwieństwie do Omega-6 kwasów, działają przeciwzapalnie. Jakkolwiek stan zapalny jest jednym z mechanizmów obronnych organizmu, obecny w nadmiarze stanowi problem. Dieta spożywana przez większość populacji w Stanach Zjednoczonych zawiera nadmiar Omega-6 kwasów i niewystarczającą ilość Omega-3 kwasów tłuszczowych.

Źródłem Omega -6 kwasów są: oleje roślinne, orzechy i nasiona.
Do olejów roślinnych zawierających Omega-6 kwasy tłuszczowe należą: olej rzepakowy, olej kukurydziany, olej sojowy, olej warzywny, olej z orzeszków ziemnych, olej słonecznikowy, olej z ziaren winogron i margaryna.

Trzeba też pamiętać, że oleje te występują w gotowych produktach kupowanych w sklepie, takich jak: ciasta, pączki, majonezy, przyprawy do sałat (dressing), chipsy, krakersy, sosy.

Oleje roślinne i margaryna, zalecane przez lata jako tania i zdrowa alternatywa dla tłuszczów nasyconych, są obecnie uważane za bardzo szkodliwe i powinny być wyeliminowane z diety.

Spożywanie pokarmów bogatych w Omega-6 kwasy tłuszczowe zaburza równowagę Omega-3/Omega-6, ponadto są one bardzo niestabilne, ulegają łatwo utlenianiu nie tylko w organizmie, ale jeszcze przed spożyciem, pod wpływem temperatury czy światła. Powodują one stany zapalne i mutacje w komórkach i zwiększają zachorowalność na raka.

Okazuje się, że tłuszcze nasycone takie jak masło, smalec i inne pochodzenia zwierzęcego są zdrowsze i znowu zaczynają powracać do diety i zastępować tłuszcze roślinne.

Badania przeprowadzone na Uniwersytecie w Zachodnim Ontario wykazały, że znacznie więcej przypadków raka występuje u osób spożywających tłuszcze nienasycone (roślinne) niż u osób spożywających tłuszcze nasycone (pochodzenia zwierzęcego).

Zostało też potwierdzone przez inne badania, że tłuszcze nienasycone stymulują rozwój raka, ponieważ są one źródłem wolnych rodników, w przeciwieństwie do Omega-3 kwasów tłuszczowych, które zmniejszają stan zapalny i zapobiegają powstaniu raka.

Oleje warzywne i margaryna pojawiły się w naszej diecie na

początku dziewiętnastego wieku, nie powstają one drogą naturalną, tylko uzyskiwane są na drodze procesów chemicznych - na przykład do produkcji oleju rzepakowego używa się pochodnych ropy naftowej; często produkowane są z roślin genetycznie modyfikowanych, nie wspominając już o dużej ilości pestycydów stosowanych przy ich uprawie.

Kiedy oleje roślinne testowano na zwierzętach, okazało się, że powodują także zaburzenia w uczeniu, są toksyczne dla wątroby, zmniejszają odporność organizmu, zaburzają rozwój psychiczny i fizyczny, a u młodych osobników powodują uszkodzenie chromosomów i przyspieszają starzenie. Nadmierna ich konsumpcja prowadzi do zwiększonej zachorowalności na raka, choroby serca i prowadzi do otyłości.

Omega-3 kwasy tłuszczowe

Aby odzyskać równowagę immunologiczną, należy poprawić stosunek kwasów Omega-3 do Omega-6. Uzyskamy to poprzez odpowiednią dietę ograniczającą spożycie Omega-6 kwasów tłuszczowych.

Duża zawartość Omega -3 kwasów występuje w rybach, nasionach lnu, a także dostępne są w postaci suplementów dla tych, którzy nie jedzą wystarczająco dużo ryb albo obawiają się obecności rtęci w rybach.

Jak zostało potwierdzone w badaniach, stosowanie suplementów Omega-3 kwasów wpływa korzystne na przebieg wielu chorób autoimmunologicznych.

Rekomendowane dawki wynoszą od 1-4 gramów dziennie.

Obecność tych kwasów w produktach pochodzenia zwierzęcego zależy od rodzaju diety, którą były karmione. Mięso ekologiczne, pochodzące od zwierząt karmionych trawą, będzie miało mniejszą zawartość Omega-6 kwasów w porównaniu z mięsem pochodzącym od zwierząt karmionych soją i kukurydzą.

Zdrowe oleje

Dla osób z Hashimoto polecane są: olej kokosowy, olej z oliwek ekstra virgin i olej z wątroby dorsza.

Olej kokosowy należy do olei nasyconych, zbudowany jest z kwasów tłuszczowych średnio-łańcuchowych, co daje mu dużą stabilność, nie utlenia się w wysokiej temperaturze i dlatego można go bezpiecznie używać do smażenia, pieczenia, a także smarować jak masło na chleb. Ponadto posiada on działanie antywirusowe, antybakteryjne i antygrzybiczne.

Olej kokosowy zwiększa metabolizm, wpływa na uregulowanie wagi i ma właściwości przeciwutleniające, dlatego też jego spożycie jest bardzo wskazane dla osób z niedoczynnością tarczycy. Supermodelka Miranda Kerr przyznaje, że spożywa 4 łyżki oleju kokosowego dziennie i uważa, że ma on dobry wpływ na cerę i włosy.

Olej z oliwek ekstra virgin składa się w większości z tłuszczów jednonienasyconych i niewielkiej ilości tłuszczów wielonienasyconych, należy go używać do sałatek i majonezów, a ponieważ utlenia się w wysokiej temperaturze, nie jest zalecany do gotowania, smażenia itp.

Olej z wątroby dorsza jest dobrym źródłem kwasów omega-3 i, tak jak olej z oliwek, należy go spożywać na zimno.

Dostępne badania potwierdzające stan zapalny

C-reaktywna proteina i homocysteina należą do niespecyficznych markerów stanu zapalnego i ich poziom może być badany we krwi.

Pokarmy z małą zawartością Omega-6 kwasów tłuszczowych

Najniższe (mniej niż 2%)	Niskie (2-5 %)	Średnie(5-10 %)
Olej kokosowy	Kukurydza	Olej z oliwek
Żeberka	Olej słonecznikowy	Tłuszcz z gęsi
Mleko	Masło	Awokado
Wołowina	Wołowina	Oliwki
Orzech makadamia	Śmietana	Boczek
Kura bez skóry	Masło kakaowe	Jajka
Cielęcina	Marchewki	Wieprzowina
Ser	Orzechy makadamia	Płatki jęczmienne
Kasza	Brązowy ryż	
Buraczki	Mąka	
Mleko kokosowe		
Ryż		
Łosoś		
Yam (podobne do ziemniaków)		
Ziemniaki		
Ryby		

Zawartość Omega-6 kwasów w pokarmach

50% (bardzo wysoki)	20-50% (wysoki)	10-20 % (średnio wysoki)
Olej z nasion winogron	Olej sezamowy	Tłuszcz kurzy
Olej z kukurydzy	Pepitas	Migdały
Orzech włoski	Margaryna	Olej rzepakowy
Olej z nasion bawełny	Orzechy pecan	Olej lniany
Olej sojowy	Masło orzechowe	Orzech nerkowiec
	Orzechy pistacjowe	Tłuszcz z kaczki
		Tłuszcz z boczku
		Smalec

Podsumowanie rozdziału

- ✓ Procesowane oleje roślinne wywołują w organizmie stan zapalny.
- ✓ Używaj wyłącznie oleju kokosowego, ekstra virgin oleju z oliwek i oleju z wątroby dorsza.
- ✓ Rozważ stosowanie oleju rybnego w postaci suplementu.

„Choroba przybywa na koniu, ale odchodzi na piechotę". – Przysłowie holenderskie

9. INFEKCJE

Kiedy staramy się zidentyfikować źródłową przyczynę choroby, szukamy odpowiedzi na nurtujące nas pytania. Na razie wiemy, że niedoczynność tarczycy spowodowana jest postępującą destrukcją gruczołu, a tarczyca jest niszczona przez przeciwciała. Ale dlaczego układ immunologiczny wytwarza przeciwciała, które niszczą własne komórki?

Przyjrzyjmy się bliżej współczesnym teoriom autoimmunologicznym.

Klasyczne teorie autoimmunologiczne podkreślają rolę patogenów w powstawaniu chorób autoimmunologicznych.

Teoria molekularnej mimikry

Oprócz oksydacyjnego uszkodzenia spowodowanego nadmiarem jodu, układ immunologiczny może „zainteresować" się tarczycą na skutek infekcji bakteryjnej czy wirusowej, w czasie której układ immunologiczny przybywa na pomoc, albo też czynnik infekcyjny przypomina wyglądem komórki tarczycy, prowadząc do „molekularnej mimikry".

Antygen jest to substancja, której obecność powoduje produkcję przeciwciał.

Według teorii molekularnej mimikry bakterie czy inne czynniki przypominają (imitują) komórki naszego organizmu, są to tzw. „antygeny własne".

W czasie infekcji czynnik infekujący jest rozpoznawany jako

substancja obca i atakowany przez układ immunologiczny. Jest to sposób na wyeliminowanie infekcji, ale zdarza się, że układ immunologiczny atakuje proteinę czynnika infekującego, która przypomina komórki własnego organizmu. Może to prowadzić do reakcji krzyżowej i na skutek pomyłkowej identyfikacji zaatakowane są „antygeny własne", a w konsekwencji zostaje zapoczątkowany proces autoimmunologiczny.

Streptococcus pyogenes (paciorkowiec ropny) jest bakterią, która powoduje zapalenie gardła u dzieci i nastolatków. Czasami zdarza się, szczególnie w przypadkach nieleczonych antybiotykami, że 2-3 tygodnie po przechorowaniu organizm zaczyna produkować przeciwciała skierowane przeciwko paciorkowcowi.

Niefortunnie dla nas, komponent bakteryjnej ściany komórkowej antygenowo przypomina komórki ludzkich zastawek serca i błony maziowej stawów. W konsekwencji, na skutek pomyłkowej identyfikacji, układ immunologiczny atakuje stawy i zastawki serca. Może to doprowadzić do ciężkich powikłań wymagających przeszczepu zastawek, a nawet do śmierci.

Efekt niewinnego świadka

Inna klasyczna teoria „efektu niewinnego świadka" mówi, że poprzez uszkodzenie komórki przez bakterię dochodzi do odsłonięcia „antygenów własnych", które są następnie zaatakowane przez układ immunologiczny. W tym przypadku komórki własne staną się winne przez asocjację.

Teoria ta sugeruje, że infekcja tarczycy może przyczyniać się do powstania procesu autoimmunologicznego w Hashimoto. W wielu przypadkach może ona przebiegać bezobjawowo i w konsekwencji prowadzić do choroby autoimmunologicznej.

Wydaje się prawdopodobne, że ten typ infekcji zaczyna się od przejściowego zapalenia tarczycy, jak na przykład „ciche zapalenie tarczycy" i dopiero przy sprzyjających okolicznościach przechodzi w przewlekły proces, jakim jest Hashimoto (więcej na ten temat w dalszej części książki.)

Infekcje

Istnieją podejrzenia, że obecność niektórych bakterii, wirusów, grzybów chorobotwórczych i pasożytów odgrywa rolę w powstaniu Hashimoto. Dr Trevor Marshall uważa, że aby powstał proces autoimmunologiczny potrzebna jest kombinacja wielu patogenów w powiązaniu z innymi czynnikami, jak np. brak symbiotycznej flory bakteryjnej, i skład tych wszystkich czynników determinuje typ choroby autoimmunologicznej.

Patogen A + Patogen B = Choroba C

Patogen D + Patogen E - Patogen F = Choroba G

Dr. Marshall ze współpracownikami wykazał obecność różnych antygenów bakteryjnych, wirusowych i grzybiczych w ślinie osób z chorobami autoimmunologicznymi. Żadna z tych osób nie miała objawów czynnej infekcji i świadczyć to może o tym, że czynnik infekcyjny potrafił się ukryć w organizmie.

Które bakterie i wirusy powiązane są z powstaniem Hashimoto?

O związek z powstaniem Hashimoto podejrzewa się wiele infekcji bakteryjnych - zaliczamy do nich: Helicobacter pylori (bakteria, która jest odpowiedzialna za powstanie choroby wrzodowej), Borrelia burgdorferi (borelioza) i Yersinia enterocolitica.

Przeciwciała przeciwko Yersini (wskazujące na ekspozycję) u osób z Hashimoto znajdowane są 14 razy częściej w porównaniu z osobami zdrowymi. Błona komórkowa bakterii Yersinia enterocolitica jest zdolna wiązać TSH! Zakażenie tą bakterią może indukować powstawanie przeciwciał przeciwko czynnikom, które rozpoznają i stymulują receptor TSH, takich jak TPO i tyreoglobulina. Źródłem zakażenia Yersinią jest mięso, drób, produkty mleczne i pokarmy pochodzące z morza (szczególnie ostrygi). W 2012 roku wykazano, że 67% wieprzowiny w Stanach Zjednoczonych jest zakażone bakterią Yersinia.

W diagnozie pomocne są testy laboratoryjne. H.pylori można wykryć za pomocą badań krwi i w powietrzu wydychanym, w diagnostyce Borreli– badanie krwi, a Yersinia może być wykryta poprzez szczegółowe badanie kału.

Dodatkowo pod uwagę bierze się również niektóre wirusy, a należą do nich: Coxsackie, Hepatitis C wirus, HTLV-1 (human T-lymphotropic virus 1), enterowirus, wirus świnki, różyczki, paravirus i wirus Epsteina- Barra (odpowiedzialny za powstanie mononukleozy).

U osób chorych na Hashimoto antygeny tych wirusów (świadczące o ekspozycji) znajdowane są częściej niż u osób zdrowych. Ciekawostką jest, że wirus Epsteina- Barra jest odpowiedzialny za powstanie przeciwciał przeciwko T3, a testy laboratoryjne wykażą podwyższone T3, przy jednoczesnym obniżeniu wolnego T3.

Dr. Brownstein wykazał, że wielu chorobom autoimmunologicznym towarzyszą infekcje, i podejrzewa, że mogą one mieć bezpośredni związek z powstaniem tych chorób. Uważa on, że leczenie infekcji może doprowadzić do poprawy, a nawet ustąpienia chorób autoimmunologicznych.

Inne mikroorganizmy zidentyfikowane przez dr. Brownsteina, obecne w Hashimoto i innych chorobach autoimmunologicznych, to: Borrelia burgdorferi, Brucella, Candida, Chlamydia, Coxiella, grzyby, Hepatitis B, Mycobacterium tuberculosis, Mycoplasma, Neisseria, Parvovirus, Staphylococcus aureus, Streptococcus, Treponema pallidum i wiele innych.

Infekcje najczęściej towarzyszące Hashimoto to: Mycoplasma, Candida i Epsteina- Barra (EVB).

PORYWACZE

Bakterie i wirusy zdolne są do modulowania odpowiedzi immunologicznej organizmu i dlatego mogą przebywać niezauważone w naszym organizmie.

Ukrywanie się patogenów w organie docelowym wywołuje stan zapalny i reakcję ze strony układu immunologicznego, powodującą, że komórki odpornościowe przybywają w miejsce zapalenia i atakują własne tkanki.

Wirus Epstein- Barra wywołuje mononukleozę. Choroba ta często występuje u studentów i zwana jest, „chorobą pocałunków", ponieważ przenosi się przez ślinę.

Do zwalczenia wirusa Epstein- Barra potrzebne są specyficzne komórki immunologiczne CD8+, jakkolwiek u niektórych poziom tych komórek może być niski. Ilość komórek T typu CD8+ również obniża się z wiekiem, jest niższy u kobiet i przy niskim poziomie witaminy D. Dlatego też brak tych komórek powoduje, że wirus Epsteina- Barra może „zawładnąć" danym organem (tarczycą), bezkarnie w nim przebywać i namnażać się.

Leczenie infekcji

Najnowsze teorie autoimmunologiczne podkreślają, że kiedy antygen (czynnik wyzwalający) jest usunięty, produkcja przeciwciał zostaje wstrzymana i "niewinne" tkanki naszego organizmu nie będą więcej atakowane - w przypadku Hashimoto nie będzie atakowane TPO (peroksydaza tarczycowa).

Dlatego też dużą rolę w leczeniu przypisuje się wyeliminowaniu czynnika wyzwalającego.

W niedoczynności tarczycy czynnikiem wyzwalającym będzie jod i ograniczenie jego spożycia powinno być pierwszym krokiem po rozpoznaniu Hashimoto. Będzie to zapobiegało atakowaniu TPO (peroksydazy tarczycowej), która zostaje niszczona przez układ immunologiczny zgodnie z teorią "niewinnego świadka", za każdym razem gdy się pojawi. Ograniczenie przyjmowania jodu zapobiegnie także jodowaniu tyreoglobuliny i nie stanie się ona celem dla układu immunologicznego.

Jeżeli czynnikiem wyzwalającym jest dysfunkcja nadnerczy, zalecane jest wyeliminowanie stresora.

Wyeliminowanie infekcji, jako czynnika wyzwalającego, powinno doprowadzić do zastopowania reakcji autoimmunologicznej, dlatego też uważa się, że wyleczenie infekcji pomoże wyleczyć Hashimoto.

Stosowanie antybiotyków w leczeniu chorób autoimmunologicznych

W badaniach na myszach stosowanie niektórych antybiotyków zapobiegało powstawaniu cukrzycy typu 1 (antybiotyki używane w badaniach to: Fusidic acid, Colistin, Bactrim i Doksycyklina).

Obecność niektórych bakterii wiąże się z powstaniem Hashimoto, należą do nich: Yersinia entercolitica, niektóre podtypy Mycobacterium avium, paratuberculosis (MAP), H.pylori. Obecność MAP i H.pylori powiązana jest z powstaniem choroby Gravesa- Basedowa. Jest to nadczynność tarczycy o podłożu autoimmunologicznym. Ciekawostką jest też, że lekarstwa używane w nadczynności tarczycy, thiourea i methimazole, wykazują działalność antybakteryjną przeciwko MAP.

Dr Brownstein podkreśla rolę czynnika infekcyjnego w powstaniu chorób autoimmunologicznych tarczycy i bada swoich pacjentów na obecność ukrytych infekcji, a w leczeniu używa pulsujących dawek antybiotyków (Doksycyklinę), działających na bakterie Gram-ujemne.

U niektórych osób wykazano spadek poziomu przeciwciał przeciwko peroksydazie tarczycowej po zastosowaniu antybiotyku Doksycykliny, która jest skuteczna w zwalczaniu infekcji Yersinia enterocolitica, a także działa na inne Gram-ujemne bakterie. Inne raporty potwierdzają poprawę po zastosowaniu takich leków jak: Doksycyklina, leki antywirusowe, przeciwpasożytnicze, przeciwgrzybicze i zioła.

Uwaga: Każda kuracja antybiotykowa powinna być konsultowana z lekarzem. Pomoże on właściwie zdiagnozować infekcję i zastosować odpowiedni antybiotyk.

W czasie kuracji antybiotykami należy uzupełniać probiotyki. Konsultuj się z Twoim farmaceutą, pomoże on Ci znaleźć okres półtrwania antybiotyku i określić optymalny czas przyjmowania probiotyków.

Substancje naturalne pomocne w zwalczaniu infekcji
Probiotyki
Ekstra virgin olej kokosowy
Czosnek
Pokarmy fermentowane
Lukrecja (licorice)
Kwercetyna
Acetylocysteina
Koenzym Q10
Kurkumina
Olej z oregano

Pasożyty

Obecność pasożytów i pierwotniaków wykazano u wielu osób z Hashimoto, fibromialgią i innymi chorobami autoimmunologicznymi. Infestacje pasożytami kojarzą się nam głównie z krajami Trzeciego Świata, ale faktem jest, że występują one także w Stanach Zjednoczonych. Dr Omar Amin, ekspert parazytologii, uważa, że co trzeci Amerykanin zarażony jest pasożytami.

Rekomenduje on badania na obecność pasożytów u osób ze zwiększoną przepuszczalnością jelita, zaburzeniami trawienia i przyswajania, u osób z przewlekłym zmęczeniem, z zespołem jelita drażliwego, gazami, wzdęciami, bólami brzucha i innymi dolegliwościami ze strony przewodu pokarmowego.

Dostępne testy laboratoryjne na obecność pasożytów opierają się na badaniach krwi (ukierunkowanych na obecność danego pasożyta), badaniu stolca na obecność jaj, a także badaniach endoskopowych/kolonoskopowych.

Rozszerzone badanie kału jest najbardziej polecanym i najczęściej stosowanym testem na obecność pasożytów, jednakże należy określić dokładnie, jakich pasożytów poszukujemy, ponieważ mogą być one niewłączone do rutynowego badania.

Badanie kału na obecność jaj czasami nie jest miarodajne, ponieważ pomimo obecności pasożytów, nie zawsze obserwuje się je w pobranych próbkach kału i z tego powodu Centrum Kontroli Zachorowań rekomenduje co najmniej trzykrotne powtórzenie badania kału na obecność pasożytów.

Trudno jest określić, jak skuteczne są laboratoria w wykrywaniu zakażeń pasożytami, czasami przecież zdarza się, że wyniki badań są negatywne, a jednocześnie pacjenci wydalają pasożyty w kale po zastosowaniu leczenia przeciw pasożytom. Oczywiście dużo zależy od laboratorium przeprowadzającego badanie.

Dr Amin prowadzi laboratorium, które specjalizuje się w szczegółowych badaniach na obecność pasożytów, a także przeprowadzane są tam testy identyfikujące inne przyczyny zaburzeń przewodu pokarmowego, takie jak infekcje bakteryjne i zakażenia drożdżakami (Candidą).

Wiedząc, że zarówno w Hashimoto, jak i zakażeniach pasożytami dochodzi do zmienionej funkcji układu immunologicznego, zwiększonej przepuszczalności jelita i niedoborów pokarmowych, warto zbadać dokładnie rolę pasożytów w wywoływaniu procesów autoimmunologicznych.

Dodatkowo zaburzenia immunologiczne, niedobory pokarmowe i brak symbiotycznej flory bakteryjnej czyni pacjentów z Hashimoto szczególnie podatnymi na zakażenia pasożytami, a zarazić się można nimi w nie tylko w czasie podróży zagranicznych, ale także w USA z wody, gleby, mięsa i od zwierząt domowych.

Do objawów zakażenia pasożytami należą: okresowo występująca biegunka czy zaparcia, problemy z trawieniem, hemoroidy, bolesne oddawanie stolca, występowanie śluzu w kale, gazy, wzdęcia, swędzenie w okolicy odbytu, a także niedobory witamin i minerałów. U niektórych może występować bezsenność, albo nietolerancja pewnych pokarmów, zdarza się też, że pasożyty przebywają w naszym organizmie nie powodując żadnych objawów chorobowych.

Lekarstwa przeciw pasożytom dostępne są na receptę i zakażenia pasożytami należy leczyć w porozumieniu z lekarzem.

Niekiedy stosowanie naturalnych produktów przeciwpasożytniczych prowadziło do poprawy w chorobach autoimmunologicznych.

Sposoby na wyeliminowanie pasożytów

Dobrą pożywką dla pasożytów są cukry proste, pokarmy przetworzone, soki owocowe, produkty mleczne i owoce. Dlatego też należy je wyeliminować z diety osób, u których podejrzewa się obecność robaków.

Znane są też substancje pomagające wyeliminować pasożyty i należą do nich: surowy czosnek, nasiona dyni, granaty, buraki i marchewka. Do innych produktów zaliczamy: błonnik- pomaga wydalić pasożyty, nasiona i ekstrakt z papai (papain)- pomaga w wyeliminowaniu pasożytów i utrzymuje kwaśny odczyn w jelitach, a także probiotyki, cynk i witamina C- poprzez wpływ na układ immunologiczny.

Istnieje także wiele preparatów ziołowych, dostępnych w różnych mieszankach, takie jak Humanworm, czy Freedom/Lean/Restore wprowadzone przez klinikę dr. Amina. Stosując zioła, należy pamiętać, że dają one szereg objawów ubocznych, i kurację prowadzić pod okiem wyspecjalizowanego zielarza.

Zioła przeciwpasożytnicze

Aloes (Aloe Barbadensis)

Anyż (Pimpinella Anisum)

Berberys (Berberis Vulgaris)

Orzech Czarny (Juglans Nigra)

Nanercz (Anacardium Occidentale)

Mięta (Mentha Crispa)

Czosnek (Allium Sativum)

Gorzknik Kanadyjski (Hydrastis Canadensis)

Nasiona Grejpfruta -Ekstrakt (Gynadropis Gynandra)

Machonia Ostrolistna (Berberis Aquifolium)

Papaja (Carica Papaya)

Granat (Punica Granatum)

Dynia (Cucurbitae Semen)

Bazylia słodka (Ocimum Basilicum)

Tymianek (Thymus Vulagaris)

Kurkumina (Curcuma Longa)

Bylica pospolita (Artemisia Annua)

Podsumowanie rozdziału

- ✓ Infekcje mogą zapoczątkować proces autoimmunologiczny.
- ✓ Obecność wielu infekcji wiąże się z powstaniem Hashimoto.
- ✓ Przeprowadź badania w kierunku istnienia infekcji bakteryjnych, wirusowych, pasożytniczych i grzybiczych.
- ✓ U osób z Hashimoto istnieje większa predyspozycja do infekcji pasożytniczych.
- ✓ Eliminowanie infekcji jest ważne u osób z Hashimoto.

10. BRAK RÓWNOWAGI IMMUNOLOGICZNEJ

Co było pierwsze: jajko czy kura?

Teoria alternatywna uważa, że to nie patogeny powodują choroby autoimmunologiczne, tylko proces autoimmunologiczny jest odpowiedzialny jest za to, że nie możemy poradzić sobie z patogenami.

Aby zastosować właściwą terapię musimy zidentyfikować system, który nie działa prawidłowo. Naukowcy przyglądają się uważnie zaburzeniom równowagi immunologicznej aby znaleźć potencjalne czynniki naprawcze. Białe ciałka krwi (leukocyty) należą do komórek immunologicznych, których zadaniem jest obrona organizmu przed infekcjami i obcymi substancjami.

Limfocyty produkowane są w szpiku kostnym - w procesie różnicowania powstają komórki bardziej wyspecjalizowane, między innymi właśnie limfocyty.

W trakcie dalszego różnicowania powstają limfocyty B (produkujące przeciwciała, służące do oznakowania patogenów, aby stały się łatwo rozpoznawalne dla komórek atakujących); limfocyty NK –naturalni zabójcy (ang. natural killer), atakują one komórki nowotworowe i zainfekowane, a także limfocyty T. Limfocyty T są głównymi komórkami biorącymi udział w obronie gospodarza (walczą z patogenami, jak np. CD8+), a także odgrywają rolę w immunologii (Th), czyli T pomocnicze.

Rysunek 6: Różnicowanie komórek T pomocniczych (ang. T helper)

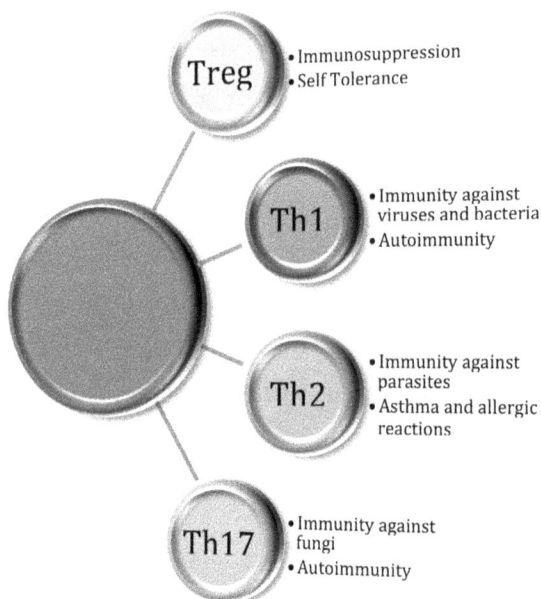

Przedrukowane z Sanna Filén S. Lahesmaa R. GIMAP Proteins in T-Lymphocytes, Journal of Signal Transduction, vol. 2010, 2010.

W odpowiedzi na zagrożenie układ immunologiczny decyduje, które komórki powinny być produkowane. Limfocyty pomocnicze (ang. Thp) produkowane są w szpiku kostnym i mogą się różnicować w trzech kierunkach: Th-1 produkowane są w odpowiedzi na bakterie i wirusy, Th-2 w zakażeniach pasożytami, a Th-17 biorą udział w zwalczaniu infekcji grzybami chorobotwórczymi. Dodatkowo w grasicy produkowane są limfocyty T regulujące (ang. Treg), odpowiedzialne za hamowanie reakcji autoimmunologicznych i zwiększające tolerancję na własne antygeny. Każdy rodzaj komórek T produkuje swoje własne interleukiny (IL), które przenoszą informacje niezbędne do powstania odpowiedzi immunologicznej, a także stymulują produkcję własnych cytokin (na przykład cytokiny Th-1 stymulują własną produkcję, a hamują powstanie cytokin Th-2 i odwrotnie). W warunkach fizjologicznych, zachowana jest równowaga pomiędzy poszczególnymi typami limfocytów.

Th-1

Komórki odpornościowe Th-1 odpowiedzialne są za odpowiedź typu komórkowego i bronią nasz organizm przed patogenami, które żyją lub namnażają się w naszych komórkach, takimi jak wirusy i bakterie. Ten typ odpowiedzi immunologicznej jest bardzo efektywny w usuwaniu zainfekowanych wirusem komórek, w zakażeniach grzybami chorobotwórczymi, raku, zakażeniach protozoa i wewnątrzkomórkowych infekcjach bakteryjnych. Odpowiedź komórkowa jest też odpowiedzialna za odrzucenie przeszczepów po transplantacjach narządów.

W odpowiedzi typu komórkowego nie są produkowane przeciwciała, dochodzi natomiast do aktywacji innych komórek, takich jak fagocyty, komórki typu naturalni zabójcy (NK) i antygenowo-specyficzne cytotoksyczne limfocyty T. Komórki te są narzędziem wykonawczym, a ich rola polega na atakowaniu komórek zainfekowanych wirusem czy bakterią, a także komórek nowotworowych. Niewystarczającą odpowiedź komórek Th-1 wiąże się z przewlekłymi infekcjami i chorobami nowotworowymi. Komórki Th-1 produkują TNF alpha, interferon (INF) gamma, IL-2,

IL-12, które stymulują komórki o nazwie "naturalni zabójcy" (ang. natural killer) i komórki cytotoksyczne, a ich działalność można sklasyfikować jako prozapalną.

Odpowiedź immunologiczna z udziałem limfocytów Th-1 powoduje stan zapalny i należy do nadwrażliwości typu opóźnionego z obecnością przeciwciał IgG, takich jakie występują w Hashimoto.

Niektóre lekarstwa są zdolne do modulowania odpowiedzi immunologicznej ze względu na zawartość Th-1 podobnych substancji. Należą do nich interferon stosowany w leczeniu zapalenia wątroby, a także IL-2 stosowany w leczeniu czerniaka złośliwego. Lekarstwa te/cytokiny hamują komórki T-regulujące i pobudzają produkcję komórek Th-1.

Komórki Th-2

Odnoga limfocytów Th-2 bierze udział w odpowiedzi humoralnej, w której zaangażowane są substancje pozakomórkowe, obecne w płynach ustrojowych.

Ten typ odpowiedzi immunologicznej zostaje uaktywniony w obecności pasożytów, takich jak robaki, i połączony jest z produkcją cytokin IL-4, IL-5, IL1 i IL13. Hamują one produkcję cytokin Th-1 o działaniu prozapalnym i stymulują produkcję komórek B. Przeciwciała wyprodukowane przez limfocyty B oznakowują czynnik inwazyjny i pomagają ukierunkować odpowiedź immunologiczną.

Nadwrażliwość z udziałem Th-2 limfocytów powiązana jest z

obecnością immunoglobuliny IgE i przykładem jej są sezonowe alergie, a także bezpośrednio zagrażające życiu - reakcje anafilaktyczne na użądlenie przez pszczoły czy alergie na ryby i orzeszki.

Th-17

Ostatnie badania potwierdziły rolę komórek Th-17 w implikacji chorób autoimmunologicznych. Do ich aktywacji dochodzi w obecności pozakomórkowych mikrobów, takich jak grzyby i niektóre bakterie. Komórki te produkują IL-17, IL23, o działaniu prozapalnym, cytokiny te są aktywowane w obecności takich infekcji jak: Citrobakter, Klebsiella, pneumonia, szczepy patologiczne Candida albicans i mogą zapoczątkować proces autoimmunizacyjny. IL-17 jest cytokiną prozapalną i może bezpośrednio prowadzić do toksycznego uszkodzenia komórki. Do aktywacji komórek Th-17 dochodzi zarówno w Hashimoto, jak i w chorobie Gravesa-Basedowa.

Komórki T regulujące (Treg)

Limfocyty T regulujące (ang. Treg) zwane są także komórkami hamującymi i ich rola polega na przywróceniu równowagi immunologicznej po infekcji. Produkowane są one w grasicy i mają właściwości przeciwzapalne i immunosupresyjne, a także zwiększają tolerancję na antygeny własne. Komórki Treg są powiązane z immunosupresyjnymi cytokinami: TGF Beta i IL-10. Wykazano zależność odwrotnie proporcjonalną pomiędzy komórkami Treg i komórkami Th-17, a oznacza to, że im więcej Th-17, tym mniej limfocytów różnicuje się w kierunku Treg. Zmniejszenie ilości komórek Treg występuje w chorobach autoimmunologicznych takich jak Hashimoto, a ich podwyższony poziom zaobserwowano w rakach i infekcjach, kiedy to w obecności komórek Treg czynniki inwazyjne mogą się "ukrywać' i zostać niezauważone przez układ immunologiczny. Badania na myszach potwierdziły, że zmniejszenie komórek Treg implikowało niedoczynność tarczycy.

Brak równowagi immunologicznej

W zdrowym organizmie wzajemne współdziałanie wszystkich typów limfocytów prowadzi do wyeliminowania infekcji. W warunkach fizjologicznych zostaje zachowana równowaga pomiędzy poszczególnymi odnogami układu immunologicznego, a w razie zagrożenia potrafi on zareagować błyskawicznie i produkować komórki potrzebne w danej chwili do zwalczania infekcji, a po zakończeniu zadania produkcja komórek biorących udział w odpowiedzi immunologicznej zostaje zastopowana. Brak równowagi pomiędzy poszczególnymi odnogami występuje w wielu chorobach autoimmunologicznych, na przykład w Hashimoto wykazano przewagę na korzyść komórek Th-1, natomiast nadmiar Th-2 jest powiązany z powstaniem choroby Gravesa-Basedowa i astmy.

Nie jest to zawsze regułą, bo w niektórych przypadkach Hashimoto wykazano zwyżkę Th-2 komórek, albo też nie potwierdzono żadnej znaczącej dominacji.

Jakkolwiek, faktem jest, że zaburzenie równowagi pomiędzy różnymi odnogami komórek immunologicznych wiąże się z upośledzeniem funkcji i przejawia się niezdolnością do rozpoznawania własnych tkanek. Dodatkowo ważna jest wzajemna korelacja pomiędzy ilością cytokin prozapalnych, takich jak Th1, Th2 czy Th-17, a obecnością immunosupresyjnych cytokin produkowanych przez komórki Treg.

Inne czynniki, które są odpowiedzialne za zmianę odpowiedzi immunologicznej, to: stres, ciąża i brak równowagi hormonalnej. (Więcej informacji na temat braku równowagi hormonalnej w rozdziale o czynnikach wyzwalających).

Niedobór hormonów nadnerczy prowadzi do dominacji limfocytów Th-1, dlatego też sytuacje stresowe, szczególnie przewlekłe i o dużym nasileniu, prowadzą do zużycia hormonów nadnerczy i powodują większą podatność na choroby autoimmunologiczne (rola stresu w powstaniu choroby Hashimoto będzie omawiana w rozdziale o nadnerczach).

Odnoga limfocytów Th-2 może być także nadreaktywna w obecności nagłych skoków poziomu insuliny (prowadzi to wzrostu produkcji komórek B).

Wiele chorób autoimmunologicznych przebiega z nadmierną proliferacją w kierunku komórek Th-2 (odpowiedzialnych za produkcję przeciwciał), ale kobiety, które stanowią 90% chorych na choroby autoimmunologiczne, generalnie wykazują predominację Th-2 cytokin, natomiast Hashimoto jest powiązane z dominacją cytokin Th-1. W książce dr. Kharraziana "Dlaczego mam objawy choroby tarczycy, przecież moje wyniki laboratoryjne są w normie" autor wyjaśnia, że u chorych na Hashimoto może wystąpić zarówno przewaga Th-2, jak i Th-1, ale częściej dochodzi do dominacji Th-1.

Choroby autoimmunologiczne charakteryzujące się brakiem równowagi Th1/ Th1

Odpowiedź komórkowa typu Th-1	Odpowiedź humoralna typu Th-2
Zapalenie tarczycy typu Hashimoto Stwardnienie rozsiane Reumatoidalne zapalenie stawów Choroba Crohna Cukrzyca typu 1 Łuszczyca Alergiczne zapalenie spojówek	Choroba Gravesa-Basedowa Astma Lupus Alergie sezonowe Wrzodziejące zapalenie jelita grubego

U chorych na Hashimoto wykryto zwiększoną ilość Th-1 komórek, odpowiedzialnych za produkcję prozapalnego interferonu Gamma, a także zwyżkę szeregu cytokin: IL-2, IL-12 i IL-18 o podobnym działaniu. Dodatkowo u tych osób wykazano obniżoną ilość Th-2 i powiązany z tym niedobór cytokiny IL-4 o właściwościach przeciwzapalnych.

Tabela 9: Obecność cytokin w Hashimoto

Cytokiny	Hashimoto	Grupa kontrolna	Czy różnice okazały się istotne?
IL-2	12.16 ± 0.66	7.36 ± 0.45	Tak
IFN-G	7.6 ± 0.33	5.09 ± 0.27	Tak
IL-12	3.57 ± 0.19	2.59 ± 0.23	Tak
IL-18	27.52 ± 1.75	15.16 ± 1.62	Tak

Skopiowane z: Phenekos C, et. al. Th1 and Th2 poziom cytokin w surowicy krwi u pacjentów z Hashimoto's thyroiditis (Th1) i chorobie Gravesa- Basedowa (Th2). Neuroimmunomodulation. 2004;11(4):209-13

W tarczycy myszy chorych na Hashimoto znaleziono komórki Th-1 i Th-17 i uważa się, że to obecność komórek IL-17 jest obligatoryjna dla powstania Hashimoto. Najnowsze badania pokazują, że to komórki Th-17, a nie Th-1 są odpowiedzialne za uszkodzenie tkanek w Hashimoto. Wyjaśniałoby to, dlaczego u niektórych pacjentów trudno jest jednoznacznie określić dominację jednej z odnóg limfocytów.

Substancje modulujące układ immunologiczny

Produkcja komórek Th-1 jest wspomagana przez wiele naturalnych substancji, takich jak: grzyby beta-glucan, Echinacea i korzeń lukrecji. Produkty te czasami są reklamowane jako "immunologiczne stymulanty". Dodatkowo produkcję Th-1 wspomagają łagodne ćwiczenia gimnastyczne, takie jak spacer, tai chi, czy restorative joga, a także probiotyk Lactobacillus plantarum, Gyokuheifusan i tradycyjne zioła chińskie.

Do znanych substancji zwiększających produkcję limfocytów Th-2 (więcej przeciwciał) zaliczamy: wyciąg z kory sosny, kurkuminę występującą w ostryżu długim, zieloną herbatę, a także ćwiczenia gimnastyczne o większej intensywności i dłuższym okresie trwania.

Kiedy jedna odnoga układu immunologicznego jest nadreaktywna, równowagę można odzyskać, poprzez wzmocnienie odnogi mało reaktywnej albo osłabienie odnogi nadreaktywnej.

Tabela 10: Substancje modulujące układ immunologiczny

Substancje stymulujące produkcję Th-1	Substancje stymulujące produkcję Th-2
Ashwaganda	Alkohol
Astragalus	Anatabina
Grzyby beta glucan	Candida
Grzyby wzmacniające układ immunologiczny	Kurkumina
Chlorella i inne algi	Genisteina
DHEA	Wyciąg z zielonej herbaty
Echinacea	Likopen
Glutation	Wyciąg z kory sosny
Gram-negatywne bakterie (endotoksyny)	Pycnogenol (w jabłkach)
Korzeń lukrecji	Kwercetyna
Melisa lekarska	Resweratrol
Żeń-szeń prawdziwy	Rozpuszczalny błonnik
Flebodium złociste (paproć złocista)	Intensywne ćwiczenia fizyczne
Selen	Kora białej wierzby
Wirusy	
Joga, restoratywna joga, ćwiczenia	

*Algi mogą zawierać duże ilości jodu

Akupunktura

Akupunktura wpływa na równowagę komórek Th-1/ Th-2 i jest pomocna w leczeniu wielu kondycji chorobowych, do których zaliczamy bezpłodność, endometriosis, ból, a także w choroby autoimmunologiczne. Uważa się, że w czasie akupunktury, na skutek drażnienia nerwów, wydzielane są cytokiny wpływające na regulację układu immunologicznego. Ostatnie badania wykazały, że akupunktura pomaga zrównoważyć limfocyty Th-1 poprzez wzmożenie produkcji Th-2 cytokin i jest efektywna w leczeniu alergii typu IV, do których należy też Hashimoto.

Dla tych, którzy są sceptyczni i uważają akupunkturę za efekt placebo, należy dodać, że badania były przeprowadzone zarówno na ludziach, jak i na zwierzętach takich jak psy, koty, szczury i świnki morskie.

W moim przypadku po zastosowaniu akupunktury nastąpił spadek przeciwciał z 2000 do około 300. Niski poziom przeciwciał utrzymywał się około 1 roku, ale po przerwaniu akupunktury zaczął się znowu piąć do góry.

Badanie poziomu cytokin

Badanie poziomu cytokin pozwala nam określić, która odnoga limfocytów T jest w przewadze.

Zaczynamy od określenia poziomu początkowego, a następnie powtarzamy test po interwencji. Trzeba jednak zaznaczyć, że badania te wykonywane są przez laboratoria tylko dla celów naukowych i nie są uznawane za pomocne w leczeniu chorób, dlatego też koszty nie są pokrywane przez ubezpieczenia.

Postępowanie alternatywne, zalecane przez niektórych lekarzy, polega na podawaniu substancji, które są znane ze wzmacniania jednej z odnóg, Th-1, albo Th-2. Wychodząc z prostego założenia, że jeżeli zwiększymy ilość Th-1 i czujemy się lepiej, świadczy to o tym, że mieliśmy nadmiar Th-2, natomiast jeżeli poczujemy się gorzej, jest to dowodem, że przeważały limfocyty Th-1. Autorzy tego pomysłu ostrzegają przed mogącymi pojawić się objawami nadczynności tarczycy, takimi jak: bicie serca, niepokój, bezsenność, drgawki, drażliwość i będą one świadczyły o dużej ilości hormonów przechodzących do krwiobiegu na skutek wzmożonej destrukcji komórek tarczycy.

Jakkolwiek uważam, że powyższe testy mogą być w pewnym sensie pomocne, ale są one mało obiektywne i zbyt niedokładne, aby mogły być używane do diagnozowania dominacji limfocytów.

Niektórzy profesjonaliści proponują, żeby w celu przywrócenia równowagi immunologicznej stosować mieszanki różnych suplementów i chociaż może to być pomocne w niektórych schorzeniach, ale jest mało prawdopodobne, że pomoże w Hashimoto.

Branie suplementów, żeby" uśpić" system immunologiczny, może złagodzić objawy, ale nie zlikwiduje przyczyny choroby. Ponadto w większości chorób autoimmunologicznych wykazano obecność komórek Th-17, odpowiedzialnych za hamowanie produkcji limfocytów Treg.

Według najnowszych rekomendacji, modulacja układu immunologicznego powinna być skierowana na zmniejszenie procesu zapalnego i zwiększenie produkcji komórek T-regulujących, a nie na poprawę proporcji Th-1 do Th-2. Zwiększona ilość limfocytów Treg pomoże odzyskać równowagę Th1/Th-2 poprzez zwiększenie tolerancji na antygeny i hamowanie nadmiernie aktywnego układu immunologicznego.

Zmniejszenie stanu zapalnego

W czasie przeglądania różnych materiałów na temat Hashimoto, znalazłam informację, że palenie papierosów zmniejsza ryzyka zachorowania na tę chorobę. Wiadomość ta trochę mnie zaniepokoiła, bo rzucając palenie, miałam nadzieję, że poprawiam swoje zdrowie, a nie zachoruję na chorobę autoimmunologiczną. Oczywiście, powrotu do nałogu nie brałam pod uwagę, ale starałam się znaleźć odpowiedź na pytanie, dlaczego się tak dzieje i dopiero po przeczytaniu artykułu o pewnym suplemencie zrozumiałam zależność pomiędzy paleniem a ryzykiem zachorowania na Hashimoto.

Anatabina

Anatabina jest naturalnym alkaloidem występującym w roślinach z rodziny psiankowatych (pomidory, tabaka, papryka), a także jest dostępna w postaci suplementu. Przeciwzapalny efekt anatabiny polega na zmniejszeniu ekspresji cytokin (IL-18, IL-1R2), które są odpowiedzialne za rozwój odpowiedzi immunologicznej uzależnionej od limfocytów Th-1.

Naukowcy wykazali, że anatabina zmniejsza stan zapalny tarczycy u myszy chorych na Hashimoto.

Badania kliniczne zostały też przeprowadzone na ludziach i okazało się, że po zastosowaniu anatabiny przez trzy miesiące wystąpiła znacząca redukcja przeciwciał anty-TPO, a także zmniejszenie procesu zapalnego. W czasie pisania tej książki nie były dostępne badania kliniczne na ten temat, ale producent udostępnia opis kilka przypadków chorobowych.

U jednej z pacjentek, która stosowała anatabinę w dawce 0.12 mg/kg przez szesnaście dni, wystąpił znaczący spadek przeciwciał. Poziom przeciwciał przeciwko peroksydazie tarczycowej zmniejszył się z 3655 IU do 300 IU.

Dawka anatabiny od 0.12mg/kg/dobę do 0.26mg/kg/dobę okazuje się bezpieczna i efektywna do redukcji przeciwciał anty-TPO. W przeliczeniu na dawkę dobową jest to od 5-12 mg dla kobiety o wadze ciała 100 funtów. Biologiczny okres półtrwania anatabiny wynosi około ośmiu godzin i aby zapewnić stały poziom we krwi, dawka powinna być powtarzana co sześć do ośmiu godzin.

Zaczynamy od małej dawki 1-2 mg na dzień i stopniowo ją zwiększamy aż do osiągnięcia dawki docelowej. Poprawa powinna nastąpić od kilku dni do kilku tygodni po rozpoczęciu leczenia. Jak wykazały wstępne badania, aby zapewnić stały efekt leczniczy, należy kontynuować przyjmowanie anatabiny.

Do objawów ubocznych należą bóle głowy, nudności, wymioty, zmiany funkcji wątroby. Objawy te zaobserwowano przy stosowaniu dawek zbyt wysokich.

Suplement ten może okazać się pomocny w redukcji przeciwciał w czasie kiedy, poszukujemy i implementujemy inne metody prowadzące do odzyskania równowagi układu immunologicznego.

Kurkumina (Ostryż długi)

Kurkumina jest przyprawą produkowaną z kłącza rośliny ostryż długi, posiada właściwości przeciwzapalne i zmniejsza proces autoimmunologiczny. Działalność przeciwzapalna kurkuminy oparta jest na hamowaniu Th-1 cytokin (TNF-A, IL-1,2,6,8,12).

Jest ona znana z działalności zmniejszającej stan zapalny w reumatoidalnym zapaleniu stawów. Dodatkowo wykazuje efekt terapeutyczny i przeciwzapalny w chorobach przewodu pokarmowego takich, jak choroba Crohna (Th-1) i wrzodziejące zapalenie jelita grubego (Th-2), a także IBS.

Chociaż niektórzy naukowcy sugerują, że dzienna podaż kurkuminy w typowej diecie hinduskiej wykazuje efekt przeciwzapalny, to uważa się, że nie jest to ilość wystarczająca do uzyskania poprawy w chorobach autoimmunologicznych.

Kurkumina może być przyjmowana w postaci suplementu w połączeniu z piperyną, alkaloidem występującym w papryce i zapobiegającym szybkiemu jej wydalaniu z organizmu.

Chociaż kurkumina należy do środków bardzo bezpiecznych, nawet w dawce 8 gramów/dzień, to u osób z Hashimoto nietolerujących rośliny z grupy psiankowatych (ang. nightshades), do których należy piperyna, leczenie nie zawsze będzie dobrze tolerowane.

Zwiększenie ilości limfocytów T regulujących

Wykazano, że im dalej od równika, tym większa częstotliwość zachorowań na choroby autoimmunologiczne. Okazuje się, że jest to spowodowane niskim poziomem witaminy D. Niedobór witaminy D wiązany jest z nieprawidłową funkcją układu immunologicznego - brak komórek CD8+, odpowiedzialnych za zwalczanie wirusa EBV, a także brak komórek T regulujących (Treg), które czuwają nad zachowaniem równowagi układu immunologicznego.

W ostatnich latach pojawia się coraz więcej informacji na temat roli witaminy D dla całokształtu ludzkiego zdrowia, a jej poziom w surowicy jest ważnym wymiernikiem jak długo będziemy żyli (oczekiwanej dalszej długości trwania życia). Dr William Grant ze Stanów Zjednoczonych, uważany za eksperta w tej dziedzinie, twierdzi, że poprzez podwyższenie poziomu witaminy D w surowicy śmiertelność z powodu nowotworów złośliwych mogłaby się zmniejszyć o około 30%.

Witamina D ma wpływ na działalność od 3000 to 30000 genów w organizmie człowieka i wiele chorób można powiązać z jej niedoborem, między innymi choroby serca, reumatoidalne zapalenie stawów, depresja i choroby autoimmunologiczne.

Jej rola w procesach autoimmunologicznych miałaby polegać na regulacji limfocytów Th-1 i Th2- poprzez bezpośredni wpływ na komórki T regulujące (Treg), które są odpowiedzialne za kontrolę ekspresji i różnicowanie Th-1 i Th-2.

Badania kliniczne przeprowadzone w 2002 roku wykazały, że istnieje "bezpośrednia zależność pomiędzy witaminą D a patogenezą choroby autoimmunologicznej tarczycy".

1,25(OH) D3 zapobiega immunologicznemu zapaleniu tarczycy u zwierząt, a w badaniach u ludzi wykazano, że poziomy 1,25 (OH) D3 są zdecydowanie niższe u osób cierpiących na autoimmunologiczną niedoczynność tarczycy niż u osób z nie autoimmunologiczną niedoczynnością.

Zdaniem wielu naukowców niedobór witaminy D jest powszechny, nawet lekarze nie zdają sobie sprawy z powagi sytuacji i jej niedobór jest często niezdiagnozowany, przypuszcza się, że może to dotyczyć 85% populacji. Badania przeprowadzone w Turcji wykazały, że 92% osób z Hashimoto miało niewystarczający poziom witaminy D, a dzienna dawka powinna być znacznie większa niż rekomendowana przez RDA dawka 400 IU.

Diagnozowanie deficytu witaminy D

Jeżeli mieszkasz daleko od równika i mało czasu spędzasz na słońcu, występuje u Ciebie duże ryzyko niedoboru witaminy D.

Uważa się, że optymalny poziom witaminy D, potrzebnej dla uzyskania prawidłowej funkcji tarczycy i układu immunologicznego, wynosi od 60-80 ng/L. Zalecane jest regularne sprawdzanie poziomu witaminy D, szczególnie u osób żyjących w zimnym klimacie.

Dostępne badania laboratoryjne mierzą poziom 1,25(OH)D albo 25(OH)D, test 25(OH)D jest bardziej preferowany.

Pokarmy bogate w witaminę D to ryby, jajka, mleko i sztucznie fortyfikowany witaminą D sok pomarańczowy. Jednak najlepszym źródłem witaminy D jest światło słoneczne, ale często ze względu na klimat, w którym żyjemy, nie jest to ilość wystarczająca.

Chociaż powyższe badania zachęcają do większego spożywania tej witaminy, to okazuje się, że dieta bogata w witaminę D może być niewystarczająca do uzupełnienia deficytu.

Chorzy na Gravesa- Basedowa mają zmienioną zdolność wiązania witaminy D, a także wykryto wiele nieprawidłowości receptorów witaminy D w innych chorobach autoimmunologicznych. Osoby te miały problemy z przemianą nieaktywnej witaminy pochodzącej z suplementów do postaci aktywnej. Ponadto EBV i inne patogeny mogą okupować receptor witaminy D, czyniąc przyjmowane preparaty witaminy bezużyteczne.

Najlepszą receptą wakacje na plaży!

Ekspozycja na słońce jest najlepszą metodą do uzyskania optymalnego poziomu witaminy D. Zalecane też są bezpieczne opalanie w solarium, a także przyjmowanie suplementów witamin D. Najlepszym źródłem witaminy D jest łosoś, 800 IU witaminy D /3.5 uncji i olej z wątroby dorsza, 700 IU na 1 łyżeczkę.

Czego możemy się nauczyć od bakterii i pasożytów?

Naukowcy wykazali, że niektóre bakterie, aby zwiększyć szanse przeżycia, potrafią manipulować komórkami T regulującymi (Treg). Znane są także probiotyki, które u doświadczalnych myszy zwiększały poziom limfocytów Treg i wpływały pozytywnie na przebieg takich chorób, jak artretyzm i astma, a należą do nich: to L.casei, L.salivarius, Lactobacillus rhamnosus, Bifidobacterium lactis, i l. reuteri. Inne badania wykazały, że Lactobacillus plantarum zmniejsza ryzyko powstania alergii poprzez wpływ na wzrost komórek Th1.

W odróżnieniu od powyższych, badania przeprowadzone in vitro (w warunkach laboratoryjnych), pokazały, że bakterie Bifidobacterium bifidum i Lactobacillus acidophilus, a także

Bifidobacterium animals zaostrzają proces zapalny, poprzez blokowanie działalności przeciwzapalnej limfocytów Treg. Przy zakupie probiotyków należy zwrócić uwagę na skład i pamiętać, że niektóre z nich mogą zaostrzyć proces immunologiczny.

Do innych czynników zwiększających poziom limfocytów T regulujących (Treg) należą: działanie promieni ultrafioletowych, podnoszenie ciężarów, a także niektóre witaminy i pokarmy.

Substancje zwiększające poziom limfocytów T-reg
EGCG- składnik zielonej herbaty
Manipulacje szpiku kostnego
Podnoszenie ciężarów
Światło ultrafioletowe
Witamina A
Witamina D
Papaja
Maślany
Glutation
Dysmutaza ponadtlenkowa

Poznano też wiele substancji osłabiających układ immunologiczny. Należą do nich: żywność procesowana, prozapalne oleje roślinne, biały cukier i alkohol. Istnieje także wiele innych przyczyn osłabiających układ immunologiczny, a są to: cieknące jelito, niski poziom kwasu solnego w żołądku, zaburzenia trawienia prowadzące do powstania krążących kompleksów immunologicznych, niska temperatura ciała, metale ciężkie i zatrucie środowiska, palenie papierosów, infekcje wirusowe, bakteryjne i grzybicze.

Siedzący tryb życia, negatywne podejście do życia, przewlekły stres, bezsenność, zbyt szybki przyrost mięśni (spowodowany zarówno przez podnoszenie ciężarów, jak i stosowanie anabolicznych sterydów) - wymieniane są również jako czynniki osłabiające układ immunologiczny.

Znane są też substancje wpływające na zwiększenie odporności - należą do nich: wyciąg z czosnku (mający również działanie przeciwbakteryjne), witamina E (antyoksydant), Ginko Biloba (poprzez wpływ na produkcje kortyzolu), Colostrum, DHEA (hormon nadnerczy), olej z oliwek, olej kokosowy, zioła Neen, witamina A, olej z wątroby dorsza, L-Glutamina, probiotyki, niskie dawki Naltrexone (LDN) i Omega -3 kwasy tłuszczowe.

Ważne, nie tylko dla naszego zdrowia psychicznego, ale także dla prawidłowej funkcji układu immunologicznego, są także: odpowiednie nawodnienie, ćwiczenia fizyczne, medytacja, pozytywne nastawienie do świata, postawa życia polegająca na wybaczaniu, wyznaczanie sobie długoterminowych celów w życiu.

Niskie dawki Naltrexone

Stosowanie niskich dawek Naltrexone (LDN) wzmacnia układ immunologiczny poprzez wzrost produkcji endogennych endorfin, redukcję cytokin o działaniu zapalnym, wpływ na syntezę DNA, sprzyjające procesom gojenia - zmniejszenie perystaltyki jelit, a także poprzez zwiększenie poziomu cytokin związanych z komórkami T regulującymi (IL-1 i TGF-B), prowadzące do zmniejszenia Th-17.

Naltrexone jest lekiem zaaprobowanym przez FDA, stosowany jest on między innymi w leczeniu uzależnień opiatami w dawce 50 mg dziennie. Jakkolwiek tylko w niskich dawkach 1.5-4.5mg/dzień wykazuje korzystny wpływ na układ immunologiczny i znalazł zastosowanie w chorobie Crohna, stwardnieniu rozsianym (MS), jak też w innych chorobach powiązanych z zaburzeniami układu immunologicznego, jak rak i HIV/AIDS.

Dostępna jest strona internetowa na temat LDN www.lowdosenaltrexone.org i można na niej znaleźć wiele historii na temat wyleczenia wrzodów, guzów w ciągu kilku miesięcy stosowania LDN. Autorzy tej strony internetowej ostrzegają osoby z Hashimoto, przyjmujące hormony tarczycy, żeby zacząć leczenie od niskiej dawki LDN (1.5 mg/ wieczorem) i obserwować organizm w kierunku pojawiających się objawów nadczynności tarczycy, ponieważ przy stosowaniu Naltrexone może dojść do gwałtownej poprawy.

Lekarstwo to jest dostępne tylko na receptę i może być przygotowane w małych dawkach przez niektóre apteki.

Próbowałam stosować niskie dawki Naltrexone, ale powodowały one, że stawałam się poirytowana, więc po kilku dawkach kurację przerwałam. W okresie tym nie stosowałam żadnej diety, co mogło się przyczynić do braku oczekiwanego efektu. Od tego czasu słyszałam wiele historii potwierdzających skuteczność działania LDN w połączeniu z dietą leczącą cieknące jelito.

Podsumowanie rozdziału

- ✓ Brak równowagi immunologicznej w Hashimoto nasila stan zapalny.
- ✓ Niedobór witaminy D ma ścisły związek z chorobami autoimmunologicznymi. Zmierz swój poziom witaminy D.
- ✓ Dobry sposób na podwyższenie poziomu witaminy D to wakacje na słonecznej plaży, opalanie w solarium, suplementy /pokarmy. Optymalny poziom witaminy D 60-80 ng/ml.
- ✓ Suplement anatabina obniża poziom przeciwciał anty-TPO poprzez zmniejszenie odpowiedzi immunologicznej i stanu zapalnego.
- ✓ Kurkumina przyjmowana z piperyną wykazuje działanie obiecujące w zmniejszaniu reakcji immunologicznych i stanu zapalnego w przewodzie pokarmowym.
- ✓ Niskie dawki Naltrexone modulują odpowiedź układu immunologicznego.
- ✓ Substancje modulujące odpowiedź układu immunologicznego mogą spowolnić czy też zahamować destrukcję komórek tarczycy w czasie, kiedy staramy się zidentyfikować i eliminować czynniki wyzwalające i uzdrowić cieknące jelito.

"Wszystkie choroby mają początek w przewodzie pokarmowym"-Hipokrates

11. PRZEWÓD POKARMOWY

Pytanie brzmi...jak odzyskać równowagę układu immunologicznego? No i okazuje się, że "Wszystkie drogi prowadzą do Rzymu".

Chociaż wiele patogenów wiąże się z powstaniem Hashimoto, badacze wciąż nie potrafią znaleźć definitywnego potwierdzenia, wskazującego na bezpośrednią zależność pomiędzy specyficzną bakterią a chorobą Hashimoto.

Oznacza to, że nie każda osoba predysponowana genetycznie i z potwierdzoną infekcją zachoruje na Hashimoto. Ponadto nie u wszystkich z Hashimoto występuje dana infekcja. Dlatego też uważa się, że infekcja nie jest konieczna i Hashimoto mogą wywołać inne wyzwalacze, jak jod, stres i toksyny.

Uważa się, że istnieje jakiś trzeci czynnik, brakujące ogniwo, którego obecność jest konieczna do powstania Hashimoto.

Tym wspólnym, brakującym ogniwem we wszystkich chorobach autoimmunologicznych, który zbliża nas do dotarcia do źródłowych przyczyn choroby, jest zwiększona przepuszczalność jelita (ang. leaky gut).

Więc co ma wspólnego przewód pokarmowy z układem odpornościowym i chorobami autoimmunologicznymi? Okazuje się, że bardzo dużo! Nabłonek jelita jest barierą zapobiegającą powstaniu chorób autoimmunologicznych!

Naukowcy wykazali, że przewód pokarmowy oprócz trawienia, wchłaniania pokarmów, utrzymywania równowagi wodnej i elektrolitowej bierze udział w odróżnianiu substancji własnych od antygenów i w ten sposób jest bezpośrednio zaangażowany w odpowiedź układu immunologicznego.

Ściana przewodu pokarmowego

Nabłonek ściany przewodu pokarmowego stanowi barierę pomiędzy nieczystą zawartością naszych jelit (częściowo strawione pokarmy, alergeny, odchody, obumarłe komórki i bakterie), a resztą naszego ciała. Warstwa ta jest utworzona poprzez ciasne międzykomórkowe połączenia, w których budowie można znaleźć analogię do układu nitek w materiale. Połączenia te nie są trwałe i wiele czynników może je zmieniać.

Co to jest przepuszczalne jelito?

Cieknące jelita albo przepuszczalne czy nieszczelne jelita (ang. leaky gut), jak sama nazwa wskazuje, jest spowodowane zwiększoną przepuszczalnością jelita cienkiego. Nabłonek jelitowy tworzy ciasną barierę, która kontroluje jego przepuszczalność i utrzymuje równowagę pomiędzy tolerancją a odpowiedzią immunologiczną. Kiedy bariera ta zostanie uszkodzona, substancje szkodliwe przedostają się do krwiobiegu i są uznawane przez ustrój jako antygeny. Prowadzi to do stanu zapalnego, a w konsekwencji do jeszcze większej przepuszczalności jelit.

Jakie czynniki są odpowiedzialne za powstanie cieknącego jelita?

Wykryte przez dr. Fasano białko ludzkie zonulina może

odwracalnie zwiększać przepuszczalność jelita poprzez oddziaływanie na międzykomórkowe wiązania, a jego podwyższony poziom wykazano niemal we wszystkich chorobach autoimmunologicznych.

Wiele czynników implikujących wydzielanie tego białka zostało zidentyfikowanych - należą do nich gliadyna (gluten), nietolerancje pokarmowe, stres, tłuszcze nienasycone, niesterydowe leki przeciwzapalne (NSAID), takie jak np. Advil czy Alevel, alkohol, bakterie chorobotwórcze, a także przerost bakteryjny z jelita grubego do jelita cienkiego. Uważa się, że zwiększona przepuszczalność jelita jest reakcją obronną organizmu, mającą na celu pozbycie się bakterii i ich toksyn z jelita cienkiego. Do innych czynników zwiększających przepuszczalność jelita należą: niektóre pokarmy, suplementy, operacje chirurgiczne, urazy i stany zapalne.

Ponadto przepuszczalność jelita mogą zwiększać produkty zwane-AGES (ang. advanced glycosylation and products), które powstają między innymi w czasie gotowania tłuszczów.

Ciasne połączenia jelitowe

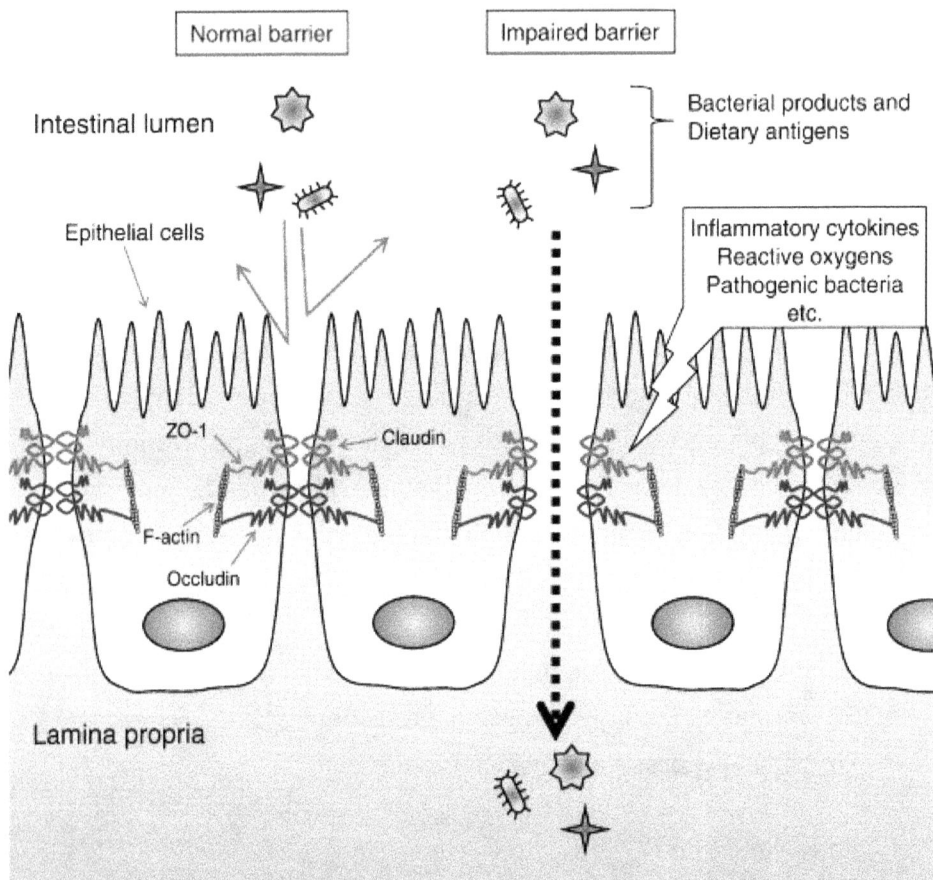

Rysunek 7: Ciasne połączenia jelitowe (ang. TJs) pełnią rolę fizycznej bariery regulującej przepuszczalność jelita. Uszkodzenie tej bariery pozwala na przedostawanie się do krwioobiegu bakterii i antygenów pokarmowych. Prowadzi to do stanu zapalnego i reakcji ze strony układu odpornościowego, prowadzącej do choroby autoimmunologicznej.

Przedrukowane z The Journal of Nutritional Biochemistry Vol. 22, Suzuki, T. Hara, H . Role of flavonoids in intestinal tight junction regulation. Fig 1. Copyright 2011. Z pozwoleniem Elsevier.

Czynniki zwiększające przepuszczalność jelita

- Wiek (wzrost z wiekiem)
- AGES
- Alkohol
- Kapsaicyna (obecna w słodkiej papryce, a także innych rodzajach papryki)
- Alergie pokarmowe
- Gliadyna (gluten)
- L-alanina
- Tryptofan w dużej ilości
- Kwas linolowy
- Aksamitka
- NSAID
- Przerost bakterii w jelicie cienkim
- Obecność bakterii patogennych
- Stres psychologiczny (strach, złość)
- Wyczerpujący wysiłek
- Operacje chirurgiczne/urazy
- Tłuszcze nienasycone
- Zonulina

TEST NA ZWIĘKSZONĄ PRZEPUSZCZALNOŚĆ JELITA

Laktuloza/mannitol test na zwiększoną przepuszczalność jelita jest badaniem prostym i nieinwazyjnym.

W czasie tego testu pacjent wypija dwa cukry: laktulozę i mannitol. Stopień przepuszczalności jelita czy też stopień zaburzeń absorpcji jest określany na podstawie badania ilości cukrów wydzielanych z moczem w ciągu sześciu godzin od spożycia.

Mannitol jako cukier prosty może łatwo przechodzić przez barierę jelitową; w odróżnieniu od niego dwusacharyd – laktuloza - nie będzie wchłaniany bez obecności uszkodzonej bariery jelitowej.

Test ten określa stosunek laktulozy do mannitolu w moczu, a podwyższony wynik świadczy o absorpcji laktulozy i wskazuje na obecność przepuszczalnego jelita.

Przez powtarzanie tego testu można śledzić progres leczenia.

FILARY OPTYMALNEJ FUNKCJI PRZEWODU POKARMOWEGO

Do odzyskania prawidłowego działania układu immunologicznego, niezbędne jest osiągnięcie optymalnej funkcji przewodu pokarmowego. Filarami optymalnej funkcji przewodu pokarmowego będą: trawienie, eliminacja, mikroflora, równowaga i integralność jelita.

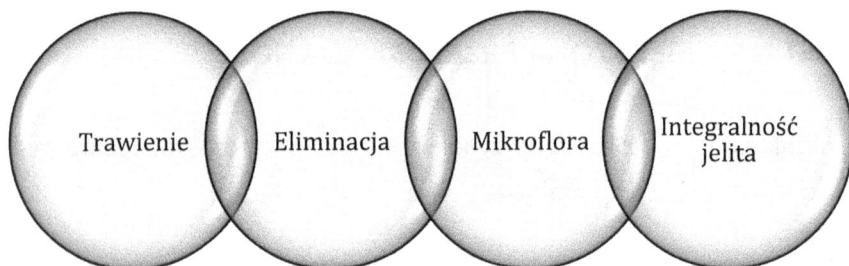

Rysunek 8: Filary optymalnej funkcji przewodu pokarmowego.

Wiele osób z Hashimoto i innymi chorobami autoimmunologicznymi nie potrafi powiązać zaburzeń funkcji przewodu pokarmowego z procesem autoimmunologicznym, dopóki dany pokarm nie zostanie wyeliminowany z diety, a następnie wprowadzony ponownie (zobacz rozdział na temat nietolerancji pokarmowych).

Sprawdź, czy masz objawy uszkodzonej funkcji przewodu pokarmowego?

o Mam wzdęcia, uczucie pełności albo odbijania lub zgagę po jedzeniu.
o Mam przewlekłą infekcję grzybiczą albo drożdżycę.
o Występują u mnie nudności po przyjęciu suplementów.
o Czuję zmęczenie po jedzeniu.
o Występuje u mnie pieczenie w przełyku.
o Przyjmuję regularnie lekarstwa na nadkwaśność.
o Występują u mnie chroniczne bóle brzucha.
o Często mam biegunkę.
o Mam śluz w stolcu.
o Mam zaparcia (wypróżnienia występują rzadziej niż jeden do dwóch razy dziennie).
o Moje stolce są duże objętościowo, tłuste, mało uformowane, albo mają nieprzyjemny zapach.
o Czasami obserwuję obecność w stolcu niestrawionych pokarmów.
o Występują u mnie alergie pokarmowe, nietolerancje pokarmowe i inne reakcje po zjedzeniu posiłków.
o Mam nietolerancję węglowodanów (jedzenie chleba czy innych węglowodanów powoduje wzdęcia).
o Występuje u mnie swędzenie w okolicy odbytu.
o Występuje u mnie krwawienie z dziąseł albo stany zapalne śluzówki jamy ustnej.

- o Mam język geograficzny (na języku występują przypominające mapę plamy, które mogą świadczyć o alergii pokarmowej albo drożdżycy).
- o Występują u mnie afty na języku (owrzodzenia na błonie śluzowej jamy ustnej).
- o Mam ochotę na słodycze i chleb.

Przedrukowane z (Hyman, M., The Ultra Mind Companion Guide. 2009

BAKTERIE PRZEWODU POKARMOWEGO JAKO ŹRÓDŁOWA PRZYCZYNA CHORÓB AUTOIMMUNOLOGICZNYCH

Przy zaburzeniach integracji ściany jelita bakterie rezydujące w przewodzie pokarmowym przedostają się do krwiobiegu i wywołują proces zapalny, a także bakterie mogą być odpowiedzialne za uszkodzenie błony śluzowej wyścielającej jelita.

Przewód pokarmowy jest domem dla 100 bilionów bakterii, drożdży i innych mikroorganizmów, a liczba komórek mikroorganizmów przekracza ilość komórek ciała. Najnowsze badania pokazują, że równowaga bakteryjna w jelitach determinuje trawienie, emocje, równowagę układu immunologicznego, a także odpowiada za całokształt naszego zdrowia.

Bakteryjny wszechświat

Ilość bakterii żyjących w przewodzie pokarmowym wyrażona jest w bilionach, a osobnik dorosły posiada 300-500 unikalnych szczepów bakteryjnych i wiele z nich jest jeszcze niezidentyfikowanych. Spośród tych bakterii około 30-40%

dominuje i stanowi 99% ogólnej populacji danego osobnika. Dlatego też uważa się, że bakteryjny wszechświat u każdego jest unikalny i tak jak odciski palców może służyć do identyfikacji. Bakterie te są wydzielane ze stolcem i badanie odchodów jest dobrą metodą na określenie składu bakteryjnego indywidualnego osobnika.

Większość bakterii żyje w jelicie grubym; w przeciwieństwie do jelita grubego w jelicie cienkim żyją tylko nieliczne szczepy bakterii.

Rola bakterii w przewodzie pokarmowym

Nasza unikalna flora bakteryjna, pomaga ukształtować układ immunologiczny i determinuje rodzaj inicjowanej odpowiedzi immunologicznej.

Wszyscy znamy pojęcie normalnej flory bakteryjnej, zwanej też pożyteczną czy symbiotyczną florą, która żyje w naszym przewodzie pokarmowym.

Bakterie w zamian, że żywią i rozmnażają się w naszym organizmie, pomagają w trawieniu niektórych pokarmów, jak na przykład wielosacharydów, biorą udział w syntezie witamin, kwasów tłuszczowych o krótkim łańcuchu i pomagają w przyswajaniu śladowych pierwiastków.

Jest to przykład symbiozy, czyli koegzystencji dwóch gatunków z obopólną korzyścią.

W procesie fermentacji błonnika (słabo przyswajalnego przez

człowieka), powstają kwasy tłuszczowe krótkołańcuchowe, mleczany, bursztyniany, etanol, wodór i dwutlenek węgla.

Bakterie przyjazne potrafią się przyczepić do ściany jelita i kolonizują przewód pokarmowy, współzawodniczą one z patogennymi bakteriami o miejsca zaczepienia i pożywienie, a także produkują substancje pomocne w niszczeniu bakterii patologicznych i innych organizmów.

Obecność bakterii symbiotycznych pomaga metabolizować kompleksy węglowodanowe, utrzymać integralność bariery jelitowej, a także zapobiega stanom zapalnym jelita.

Najbardziej znaną bakterią symbiotyczną jest Lactobacillus i Bifidobacterium, które zaliczane są przez mikrobiologów do bakterii Gram-dodatnich.

Bakterie oportunistyczne

Niektóre bakterie obecne w naszym przewodzie pokarmowym nie są do końca przyjazne i mogą nas zaatakować, kiedy homeostaza zostaje zaburzona. Bakterie te staną się potencjalnymi patogenami w sytuacjach sprzyjających, takich jak osłabienie odporności organizmu, przy zaburzeniach trawienia, w obecności nieszczelnego jelita, przy niedoborze Lactobacillus czy Bifidobacterium, a także kiedy jesteśmy pod wpływem psychologicznego stresu.

Oportunistyczne Gram-ujemne bakterie przewodu pokarmowego

Hafnia alvei

Pseudomonas aeruginosa

Proteus mirabilis

Morganella morganii

Pseudomonas putida

Proteus vulgaris

Citrobacter koseri

Klebsiella pneumonia

Bakterie przebywające na stałe w naszym przewodzie pokarmowym mogą stać się patogenne, kiedy integralność błony śluzowej zostanie naruszona.

Dr Michael Maes jest psychiatrą i pionierem specjalizującym się w leczeniu przewlekłego zmęczenia. Wykrył on u swoich pacjentów cierpiących na zespół przewlekłego zmęczenia obecność zwiększonej przepuszczalności jelita.

Dr Maes wraz ze współpracownikami po przeprowadzeniu badań wykazał, że u osób z cieknącym jelitem i towarzyszącymi chorobami, takimi jak depresja czy zespół przewlekłego zmęczenia, niektóre bakterie Gram-ujemne obecne w przewodzie pokarmowym mogą przedostać się do krwiobiegu.

Przeciwciała IgM i IgG skierowane przeciwko bakteriom żyjącym w przewodzie pokarmowym można wykazać w surowicy osób, u których bakterie te przekroczą barierę jelitową i przedostaną się do krwi albo do układu limfatycznego (bakteryjna translokacja).

Poprzez testowanie surowicy krwi na obecność przeciwciał u osób chorych na CFS i depresję dr Maes wykazał zwiększoną reakcję na endotoksynę, substancję wydzielaną przez bakterie Gram-ujemne. Występuje ścisła zależność pomiędzy objawami a poziomem przeciwciał IgA I IgG; im większy ich poziom, tym cięższy przebieg choroby. Przeciwciała przeciw bakteriom występującym fizjologicznie w przewodzie pokarmowym można mierzyć w surowicy i są one wykładnikiem stopnia przejścia bakterii do krwi czy naczyń limfatycznych, poprzez barierę jelitową i określane jest to jako translokacja bakteryjna.

Bakterie te są rozpoznawane przez układ immunologiczny i atakowane jako obce, pełnią one rolę „superantygenów" czy też zapoczątkowują proces autoimmunologiczny zgodnie z teorią molekularnej mimikry.

Dysbioza

Bakterie Gram-ujemne, chociaż są częścią naszej flory bakteryjnej, w sprzyjających okolicznościach mogą prowadzić do procesu autoimmunologicznego.

W zależności od rodzaju bakterii obecnych w przewodzie pokarmowym mogą powstawać różne półprodukty, na przykład metanogeniczna bakteria jest zdolna do produkcji metanu w czasie fermentacji (nieszkodliwego), a bakteria redukująca siarczany będzie produkowała szkodliwy siarkowodór, który uszkadza nabłonek jelita grubego.

W przewodzie pokarmowym może występować określona ilość bakterii Gram-ujemnych bez powodowania objawów chorobowych i dopiero kiedy ich ilość wzrośnie, przy jednoczesnym niedoborze bakterii pożytecznych, dochodzi do zaburzenia równowagi (dysbiozy).

Nadmiar bakterii Gram-ujemnych w przewodzie pokarmowym będzie powodował zmiany w integracji bariery jelitowej, umożliwiające przedostawanie się bakterii do krwiobiegu i układu limfatycznego.

Bakteria Proteus

Brak fizjologicznej flory bakteryjnej z towarzyszącym niedoborem kwasu żołądkowego i zaburzeniem trawienia białek będzie sprzyjał rozrostowi i przywieraniu do ściany jelita bakterii Proteus. Bakterie te uszkadzają ścianę przewodu pokarmowego poprzez produkowane toksyny, które powstają w procesie fermentacji niestrawionych pokarmów. Powoduje to stan zapalny i zaburza równowagę immunologiczną. W procesie fermentacji fruktozy i niestrawionych białek przez bakterię Proteus wytwarzane są siarczany o charakterystycznym zapachu psujących jajek, mające zdolność uszkadzania ściany jelita.

Po uszkodzeniu ściany jelita bakterie łatwo przedostają się do krwiobiegu i implikują proces autoimmunologiczny, jako że proteiny ściany bakteryjnej przypominają własne antygeny i zapoczątkowują proces molekularnej mimikry.

W ścianę błony komórkowej bakterii Proteus wbudowane są liposacharydy, które należą do endotoksyn. Uwalnianie endotoksyn w czasie podziału czy obumierania komórki prowadzi do stanu zapalnego, a także może wyzwolić proces autoimmunologiczny.

Bakteria Proteus zmienia konsystencję kazeiny do stanu ciekłego i w tej postaci może ona przeniknąć przez ścianę jelita i stać się czynnikiem alergizującym. Uważa się też, że bakteria Proteus implikuje chorobę reumatoidalną, zgodnie z teorią molekularnej mimikry, jako że ściana komórkowa bakterii przypomina nasze tkanki.

Candida

Candida albicans należy do oportunistycznych drożdży, które są obecne w naszym przewodzie pokarmowym, a w sprzyjających warunkach, takich jak brak symbiotycznej flory bakteryjnej, niedobory pokarmowe czy osłabienie układu immunologicznego, mogą powodować infekcję. Zwiększone ryzyko infekcji Candidą występuje u osób przyjmujących antybiotyki, sterydy, tabletki antykoncepcyjne, a także przy stosowaniu diety bogatej w cukry proste. Przerost Candida a. obserwuje się u większości chorych na Hashimoto.

Candida lubi pokarmy z zawartością skrobi, cukru, a także alkohol. Jeżeli masz podobne preferencje pokarmowe, to jest bardzo prawdopodobne, że masz nadmiar Candida w swoim przewodzie pokarmowym.

Objawy infekcji Candidą albicans mogą przypominać objawy niedoczynności tarczycy, takie jak uczucie zmęczenia, zimne kończyny czy problemy z koncentracją.

Infekcja Candidą może być wyleczona poprzez właściwą dietę, stosowanie probiotyków, suplementów, a także ziół i lekarstw o działaniu przeciwgrzybiczym, takich jak Nystatyna i Fluconazole.

Dieta Candida: Dieta polegająca na ograniczeniu przyjmowania cukrów prostych, orzechów, nasion, zbóż, grzybów, kartofli, owoców, produktów mlecznych i alkoholu ma na celu "zagłodzenie grzybów", jakkolwiek stosowanie diety ketogennej będzie podtrzymywało infekcje Candidą albicans (zobacz rozdział o dietach).

Candida występuje w dwu postaciach: postać kulista i wydłużona chorobotwórcza (postać strzępiasta). Postać strzępiasta jest zdolna do przenikania przez ścianę jelita i bierze udział w zwiększeniu przepuszczalności jelitowej. Znanych jest wiele suplementów, które zapobiegają powstaniu postaci strzępiastej (chorobotwórczej) albo też zamieniają ją w postać niepatogenną.

Należy do nich: biotyna, tymol (z tymianku), karwakrol (z oregano), eugenol (z goździków), a także kwasy: kaprylowy i undecylenowy.

Biotyna jest szczególnie polecana dla osób z Hashimoto, ze względu na korzystny wpływ na funkcję nadnerczy i porost włosów. Rekomendowana dawka biotyny wynosi 5 000 mcg dziennie.

Na temat wyleczenia infekcji Candidą zostało napisanych wiele książek - należy do nich też polecana przeze mnie "Ekologiczna dieta dla ciała".

Czynniki odpowiedzialne za równowagę bakteryjną

Po urodzeniu nasz przewód pokarmowy jest sterylny, a większość bakterii otrzymujemy od matki. W ciągu naszego życia możemy modyfikować skład flory bakteryjnej w zależności od przyjmowanych leków, sposobu odżywiania, stopnia fizycznego i psychicznego stresu.

Lekarstwa

Wiele lekarstw które stosujemy codziennie, zarówno przepisywanych na receptę, jak i dostępnych bez recepty, wpływa na zaburzenie hemostazy przewodu pokarmowego. Należy tutaj wymienić leki zmniejszające kwasowość przewodu pokarmowego, takie jak: Tums, Pepcid, Alka Selzer, Prilosec.

Antybiotyki, a szczególnie te o szerokim spektrum działania, mogą zniszczyć bakterie pożyteczne, ponieważ nie odróżniają ich od bakterii chorobotwórczych.

Zakażenie Clostridium difficile, powodujące biegunkę i bóle brzucha, jest przykładem zaburzenia równowagi bakteryjnej na skutek stosowania antybiotyków o szerokim spektrum, a nieleczone może doprowadzić nawet do śmierci.

Innym przykładem infekcji indukowanej stosowaniem antybiotyków jest występująca często, ale o łagodniejszym przebiegu, kandydoza pochwy, spowodowana leczeniem infekcji gardła i dróg moczowych.

Doustne środki antykoncepcyjne wpływają na zmianę pH przewodu pokarmowego, co prowadzi przerostu niektórych bakterii, a deficytu innych.

Stres

Badania wykazały, że stres jest jednym z ważnych czynników wpływających na wzrost patogennej flory bakteryjnej w przewodzie pokarmowym. Pod wpływem stresu dochodzi do wydzielenia adrenaliny (epinephrine) i noradrenaliny (norepinephrine), odpowiedzialnych za odpowiedź organizmu typu "walcz, albo uciekaj".

Sytuacje stresowe, takie jak strach czy złość, sprzyjają wzrostowi bakterii E.coli, Yersinia enterocolitica i Pseudomonas aeruginosa. Dodatkowo pod wpływem stresu E. coli uwalnia substancję, która jest "hormonem wzrostu "dla innych Gram-negatywnych bakterii, przesyłając im informację, że nadszedł właściwy czas do wzrostu i rozmnażania.

Sytuacje stresowe kreują korzystne warunki do rozmnażania bakterii patogennych Gram-ujemnych, a nie sprzyjają przetrwaniu bakterii pożytecznych, takich jak szczepy Lactobacillus.

Szereg badań klinicznych, a także opisy przypadków chorobowych potwierdziły związek pomiędzy stresem a zaostrzeniem przebiegu chorób przewodu pokarmowego.

Dieta

Wykazano, że nawet małe zmiany w diecie mają wpływ na skład bakterii przewodu pokarmowego. Dodanie 15 g oligofruktozy czy inuliny (fruktozopochodny błonnik) prowadzi do znacznego wzrostu Bifidobacterium w kale u badanych osobników, jakkolwiek przed jej podaniem przeważały takie bakterie, jak Bacteroides, Clostridium i Fusobacterium.

Według Elaine Gottschall, autorki książki "Jak przerwać błędne koło destrukcji", dieta bogata w węglowodany wpływa bardzo niekorzystnie na skład flory bakteryjnej przewodu pokarmowego. Według dowodów anegdotycznych osoby z chorobami przewodu pokarmowego stosują częściej dietę bogatowęglowodanową w porównaniu z osobami zdrowymi.

Co się stanie, kiedy dojdzie do zaburzenia równowagi flory bakteryjnej?

W przypadku nadmiernej proliferacji patogennych bakterii nadmiar półproduktów powstałych w czasie fermentacji przez te bakterie prowadzi do uszkodzenia przewodu pokarmowego. Zostają uszkodzone kosmki i mikrokosmki, na których końcówkach znajdują się enzymy odpowiedzialne za trawienie pokarmów. W niektórych przypadkach dochodzi do zwiększonej produkcji śluzu, który jest wyrazem reakcji obronnej organizmu, a jego nadmiar prowadzi do powstania dodatkowej bariery pomiędzy enzymami a pokarmem.

W innych przypadkach zanika bariera nabłonkowa i ściana jelita zostaje wyeksponowana na szkodliwe działanie. Nadmierna proliferacja bakterii chorobotwórczych prowadzi do uszkodzenia wyściółki przewodu pokarmowego poprzez enzymy produkowane przez bakterie. Enzymy te nie tylko niszczą zabezpieczającą warstwę nabłonka, ale także enzymy trawienne trzustki i rąbka szczoteczkowego.

Jako pierwsza zostaje uszkodzona działalność laktazy, enzymu odpowiedzialnego za rozkład, obecnego w mleku, dwucukru laktozy. Jest to także pierwszy enzym, którego funkcja powróci do normy, kiedy bakteryjna równowaga zostanie przywrócona. Co ciekawe, u 70% populacji występuje niedobór laktazy i autorka wspomnianej wyższej książki zastanawia się, czy nietolerancja laktozy nie jest spowodowana zaburzeniami flory bakteryjnej przewodu pokarmowego.

W odróżnieniu od cukrów prostych, dwusacharydy (dwucukry) i wielosacharydy (wielocukry) potrzebują enzymów trawiennych, które rozkładają je do cząsteczek przyswajalnych.

W przypadku zaburzeń w ich trawieniu zalegające, niestrawione węglowodany w przewodzie pokarmowym stają się pożywką dla bakterii, a ich fermentacja prowadzi do takich objawów jak gazy i wzdęcia.

W konsekwencji może to doprowadzić do niedożywienia czy niedoborów witamin i minerałów pomimo prawidłowego odżywiania.

Rezultatem zaburzeń absorpcji będzie niedobór witaminy B12, co jeszcze bardziej pogorszy sytuację, ponieważ witamina ta jest niezbędna do wzrostu i prawidłowej funkcji kosmków jelitowych.

Mogą także wystąpić niedobory innych związków, takich jak: selen, cynk, oraz Omega -3 kwasy.

TESTY

Skład flory bakteryjnej można określić na podstawie badania próbek stolca. Mogą one wykazać obecność prawidłowej flory bakteryjnej czy też zidentyfikować szczepy patogenne, potencjalnie chorobotwórcze, takie jak bakterie Gram-ujemne czy Candida. Takie same testy mogą być użyte do wykrywania bakterii Yersinia enterocolitica.

Polecam test GI Effects Profile z Genova Diagnostic, który również przeprowadza testy na trawienie i absorpcję, immunologię przewodu pokarmowego, parametry metaboliczne, pasożyty i rodzaj flory przewodu pokarmowego. Test ten pomoże zdeterminować równowagę bakteryjną poprzez określenie liczbowe bakterii chorobotwórczych i pożytecznych.

Polecane jest także badanie Full GI Panel - można dołączyć je do badania stolca za pomocą Parasitetesting.com, w którym oprócz obecności pasożytów możemy badać patogeny przewodu pokarmowego, w tym Yersinia. Test ten nie uwzględnia badania pożytecznej flory bakteryjnej.

Przeprowadzenie testów na obecność flory bakteryjnej pomoże ukierunkować leczenie. W moim przypadku badania wykazały, że chociaż mam dużo Bifidobacterium, to poziom Lactobacillus jest zerowy, a także to, że mam nadmiar patogennych bakterii E.coli i Proteus.

PRZEROST BAKTERII JELITA CIENKIEGO

Jelito cienkie

Ściana jelita cienkiego zbudowana jest z komórek nabłonka, na którym występują miliony palczastych wyrostków, zwanych kosmkami i mikrokosmkami jelitowymi, tworzących rąbek szczoteczkowy, a obecność kosmków i mikrokosmków znacznie zwiększa powierzchnię chłonną jelita. Rąbek szczoteczkowy zawiera enzymy (amylaza, laktaza, maltaza, sacharaza), które biorą udział w trawieniu białek, węglowodanów i tłuszczów.

Rysunek 9: Przewód Pokarmowy

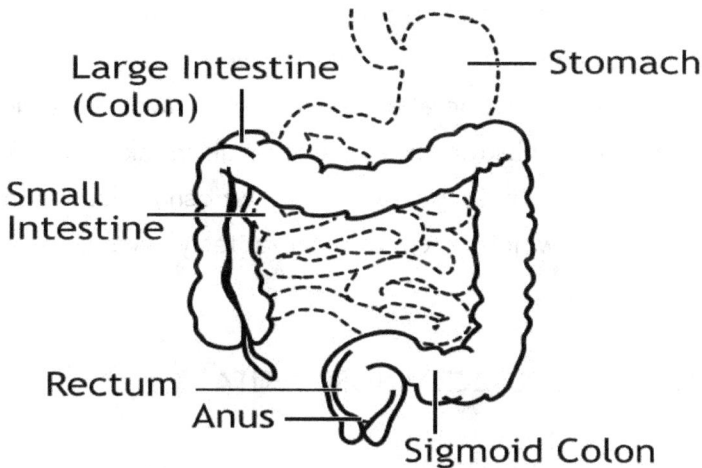

Large Intestine (Colon)

Stomach

Small Intestine

Rectum

Anus

Sigmoid Colon

stomach –żołądek large intestine- jelito grube small intestien- jelito cienkie sigmoid colon-okrężnica esowata rectum -odbytnica anus-odbyt

Rysunek przedstawiający przewód pokarmowy człowieka. Narysowany przez Duncan Lock i udostępniony przez Public Domain. Dostępny na http://commons.wikimedia.org/wiki/File:Intestine-diagram.svg Accessed March 29, 2013

Jelito grube

Skład flory bakteryjnej jelita grubego uwarunkowany jest dietą. Obecność nie do końca strawionych i wchłoniętych w jelicie cienkim pokarmów, w szczególności węglowodanów, takich jak wielosacharydy, błonnik, olisacharydy, powoduje ich fermentację przez bakterie jelita grubego. Fermentowane są także: śluz, martwe komórki nabłonka i enzymy trzustki, a zdobyta energia jest wykorzystywana przez bakterie na potrzeby wzrostu i rozmnażania.

Bakterie obecne w jelicie grubym mogą przedostawać się do jelita cienkiego i powodować przerost bakteryjny, odpowiedzialny za zwiększenie przepuszczalności jelita, a także jest on wiązany z wieloma chorobami przewodu pokarmowego, między innymi chorobą Crohna, IBS. Generalnie jelito cienkie zawiera niewielką ilość bakterii, ale w niektórych sytuacjach, takich jak na przykład zatrucie pokarmowe, ilość bakterii może wzrosnąć. Do badania przerostu bakterii w jelicie cienkim służą testy wydechowe na obecność wodoru.

POKARMY A PRZEPUSZCZALNOŚĆ JELITA

U osób z cieknącym jelitem pokarm nigdy nie będzie prawidłowo strawiony, a niestrawione do końca cząstki pokarmowe przekraczają barierę jelitową i przedostają się do krążenia. Podobnie jak bakterie, niestrawione resztki pokarmowe uważane są za czynnik inwazyjny i są atakowane przez białe ciałka krwi. Prowadzi to do nietolerancji pokarmowych, które można potwierdzić obecnością przeciwciał IgG skierowanych przeciwko tym pokarmom. Jest to ten sam rodzaj przeciwciał, jaki powstaje w odpowiedzi na endotoksyny produkowane przez bakterie.

W jakiś sposób bakterie czy też pokarmy na drodze krzyżowej przypominają peroksydazę tarczycową i zgodnie z teorią niewinnego świadka zostaje ona zaatakowana przez układ immunologiczny za pomocą przeciwciał IgG. W miarę upływu czasu bakterie i alergeny pokarmowe spełniają rolę środowiskowych czynników wyzwalających, odpowiedzialnych za produkcję przeciwciał IgG i kontynuację choroby.

Powiązanie glutenu z chorobami autoimmunologicznymi
.

Niektóre z protein mogą zapoczątkować proces immunologiczny. Najbardziej znaną jest nietolerancja glutenu w celiakii. Gluten jest proteiną występującą w zbożu, powoduje on uszkodzenie ściany jelitowej i upośledza absorpcję składników pokarmowych u osób z nietolerancją. Najnowsze badania wykazały, że nietolerancję glutenu można określić jako spektrum i nie zawsze jest ona potwierdzona przez przeprowadzane testy.

Problemy z przeprowadzaniem testów na nietolerancję glutenu polegają na tym, że skoro mierzą one odpowiedź jelitowego IgA na gluten, to w przypadku znacznego uszkodzenia jelit produkcja jelitowego IgA nie będzie wystarczająca, by spowodować odpowiedź immunologiczną. W przypadkach tych, pomimo zaawansowanego uszkodzenia jelita, testy na nietolerancję glutenu będą negatywne. Dopiero biopsja (badanie inwazyjne i bardziej kosztowne, najprawdopodobniej nie będzie zlecone przy negatywnych testach na nietolerancję na gluten) pokazałaby właściwy obraz stopnia uszkodzenia jelita.

Najlepszym sposobem na sprawdzenie nietolerancji na dany

produkt jest wyłączenie go z diety na kilka tygodni, a następnie wnikliwa obserwacja objawów nietolerancji przy jego ponownym wprowadzaniu do diety.

Wszystkie osoby z Hashimoto mają jakiś stopień nietolerancji glutenu i dlatego zalecana jest dieta bezglutenowa. U niektórych osób występuje również podobna nietolerancja na kazeinę i białko serwatki występujące w produktach mlecznych. Jeszcze inni mogą nie tolerować protein zawartych w jajkach czy soi.

W moim przypadku nietolerancja na gluten była na granicy normy, a dodatnia na produkty mleczne. Wyeliminowanie obu tych produktów z diety przyczyniło się do znacznej poprawy. Ponowne ich wprowadzanie powodowało nawrót objawów i potwierdziło ich nietolerancję.

Chociaż celiakia występuje od pięciu do piętnastu procent częściej u osób z Hashimoto w porównaniu z ogólną populacją, nietolerancje celiakiopodobne mogą służyć jako faktor w powstaniu chorób autoimmunologicznych. Gluten może bezpośrednio zwiększać przepuszczalność jelitową, nawet bez towarzyszącej celiakii.

Poprawa kondycji w chorobach immunologicznych często występuje po wprowadzeniu diety bezglutenowej. Okres ekspozycji na gluten jest pozytywnie korelowany z powstaniem choroby autoimmunologicznej. Oznacza to, że im dłużej spożywamy gluten w diecie, tym większe prawdopodobieństwo powstania choroby autoimmunologicznej!

Niektórzy naukowcy wykazali, że stosowanie diety bezglutenowej od trzech do sześciu miesięcy eliminuje obecność organo-specyficznych przeciwciał, takich jakie występują w Hashimoto.

Istnieje wiele udokumentowanych przypadków zniknięcia przeciwciał anty-TPO po 3-6 miesięcznym stosowaniu diety bezglutenowej. Dlatego też polecane jest dla wszystkich osób z Hashimoto zastosowanie diety bezglutenowej na około sześć miesięcy.

Co to jest celiakia, nadwrażliwość na gluten i jak to się ma do Hashimoto?

Celiakia jest chorobą autoimmunologiczną, w której to spożywanie glutenu obecnego w zbożach, pszenicy, żyta i jęczmieniu prowadzi do niszczenia nabłonka wyścielającego jelito cienkie. Dochodzi do uszkodzenia kosmków jelitowych, które są palczastymi wyrostkami zwiększającymi powierzchnię chłonną jelita cienkiego i biorącymi udział w wchłanianiu i trawieniu pokarmów.

Niszczenie kosmków jelitowych doprowadza do niedoborów pokarmowych, ponieważ organizm nie jest zdolny do trawienia i wchłaniania składników odżywczych z przyjmowanych pokarmów.

Dlaczego nasz „chleb powszedni" stał się taki szkodliwy?

Zachorowalność na celiakię, choroby autoimmunologiczne i nietolerancję glutenu wykazuje tendencje wzrostowe w wielu krajach, włączając Stany Zjednoczone i kraje europejskie.

Tradycyjna metoda przyrządzania chleba opierała się na stosowaniu „zakwasu", gdzie podczas procesu fermentacji dochodziło do rozbicia glutenu. W metodzie tej stosowano specjalne drożdże i potrzeba było około trzech dni, aby chleb był gotowy do pieczenia.

Nowoczesne metody pieczenia chleba zmieniły się i powodują, że gluten jest w nim obecny.

Przeprowadzone badania wykazały, że chleb produkowany tradycyjną metodą może być spożywany przez osoby chore na celiakię. Dodatkowo zauważono, że bakterie powstałe w procesie fermentacji podczas przyrządzania chleba mają korzystny wpływ na procesy gojenia u osób chorych na celiakię.

LECZENIE ZESPOŁU NIESZCZELNEGO JELITA

Warunkiem wyleczenia choroby autoimmunologicznej jest wyeliminowanie nieszczelnego jelita. Osiągniemy to poprzez usunięcie niezdrowych produktów i uzupełnienie niedoborów. Musimy się także pozbyć szkodliwych nawyków i stresorów odpowiedzialnych za niedobory,

Zastosowanie antybiotyków w celu zniszczenia bakterii Gram-ujemnych w niektórych przypadkach daje dobre efekty, ale może być niewystarczające do wyeliminowania źródłowych przyczyn choroby i może dodatkowo niszczyć pożyteczną florę bakteryjną.

Dr Maes w swojej klinice znalazł sposób, jak uszczelnić cieknące jelito. Uważa on, że poprzez połączenie odpowiedniej diety, antyoksydantów (przeciwutleniaczy), takich jak glutamina, acetylocysteina i cynk, można wyleczyć nieszczelne jelito w ciągu jednego roku.

Inne antyoksydanty bierze się również pod uwagę i należą do nich: L- karnityna, coQ10, tauryna, kwas liponowy (w przypadku braku karnityny i/albo koenzym Q10), gamma oryzanol, kurkumina i kwercetyna (w przypadkach ogólnosystemowego, czy wewnątrzkomórkowego zapalenia). Dieta w zespole nieszczelnego jelita powinna być bezglutenowa, bezmleczna i z ograniczoną ilością węglowodanów.

Według dr. Maesa „naturalne przeciwzapalne substancje jak i antyoksydanty mogą poprawić przepuszczalność barier jelitowych poprzez redukcję stanu zapalnego i uszczelnienie luźnych połączeń."

Glutamina

Glutamina jest najlepiej poznaną i najczęściej stosowaną substancją w leczeniu zespołu cieknącego jelita. Niedobór glutaminy jest znanym czynnikiem prowadzącym do objawów IP w badaniach przeprowadzonych na myszach, jak i występującym u niedożywionych dzieci.

Stosowanie glutaminy u osób używających leki NSAID (niesterydowych leków przeciwzapalnych) poprawiło funkcję przewodu pokarmowego, a także zmniejszyło przepuszczalność jelita po operacjach chirurgicznych przewodu pokarmowego.

Nabłonek przewodu pokarmowego regeneruje się w ciągu 3-6 dni, a glutamina, podobnie jak inne aminokwasy (leucyna i arginina), pomaga w jego odbudowie.

Glutamina stosowana doustnie w dawce 0.5 g/kg wagi ciała dziennie przez dwa miesiące zmniejsza przepuszczalność jelita u osób z chorobą Crohna. Dr Maes używa bardziej konserwatywnej dawki Glutaminy – 7 g na dzień.

Cynk

Preparaty cynku znane są z działalności uszczelniającej jelita i stosowane są z powodzeniem w chorobie Crohna. Dr Maes wykazał, że poziom cynku był również niższy u osób z zespołem przewlekłego zmęczenia. Inne badania potwierdziły, że poziom cynku spada w obecności podwyższonej ilości prozapalnych cytokin (IL-6)). Dodatkowo niski poziom cynku wiąże się z niedoczynnością tarczycy. Dr Maes zaleca stosowanie cynku w dawce 30 mg /dzień.

N-Acetylocysteina (NAC)

N-Acetylocysteina (NAC) jest prekursorem glutationu, antyoksydantu, którego niedobory występują w Hashimoto. Glutation chroni tarczycę przed szkodliwym działaniem wolnych rodników (nie może być przyjmowany doustnie). NAC stosowany jest w leczeniu nieszczelnego jelita, zażywany na czczo może być źle tolerowany, dlatego też należy przyjmować go z posiłkiem. Dr Maes zaleca dla pacjentów z zespołem przewlekłego zmęczenia stosowanie NAC w dawce dziennej 1.8 g.

Zbalansowanie flory bakteryjnej

U większości osób z Hashimoto występują zaburzenia w składzie flory bakteryjnej. Jest to główna przyczyna zwiększonej przepuszczalności jelita i odpowiedzi autoimmunologicznej. Dlatego też logiczną strategią pokonania schorzeń autoimmunologicznych jest odzyskanie równowagi flory bakteryjnej. Jeżeli flora bakteryjna nie zostanie zbalansowana, ciągła stymulacja antygenowa spowoduje kontynuację choroby autoimmunologicznej.

Równowagę flory bakteryjnej można uzyskać poprzez leki, dietę, probiotyki i przyjmowanie enzymów trawiennych w postaci suplementów.

Diety (zobacz rozdział o dietach)

1) Wykazano, że stosowanie przez dwa tygodnie diety elementarnej w postaci łatwo przyswajalnych płynów redukowało przerost bakteryjnej flory w jelicie cienkim. Jednakże dieta płynna może być niewskazana u osób z wysokim poziomem glukozy i z niedowagą.
2) Specyficzna dieta węglowodanowa i dieta GAPS należą do diet ograniczających fermentowalne węglowodany i przyczynią się do powolnego zbalansowania flory bakteryjnej.
3) W odzyskaniu równowagi pomoże włączenie do diety sfermentowanych pokarmów, takich jak kiszona kapusta, kimchii - pokarmy te zawierają przyjazną florę bakteryjną i będą pomocne w odzyskaniu równowagi w składzie flory.

<u>Probiotyki</u>

Stosowanie probiotyków ma na celu zbalansowanie flory bakteryjnej. Podobnie jak pokarmy fermentowane, probiotyki pomogą wyeliminować patogenną florę bakteryjną i zastąpić ją szczepami pożytecznymi.

Stosowanie probiotyków i pokarmów sfermentowanych zaczynamy od małej dawki i stopniowo ją zwiększamy aż do pojawienia się objawów obumierania.

Reakcja obumierania, zwana też Jarisch- Herxheimer reakcją albo Herxheimer czy Herx, powstaje, kiedy duża liczba bakterii obumiera i spowodowana jest przez uwalnianie endotoksyn w takiej ilości, że organizm nie nadąża z ich pozbywaniem się (zobacz więcej na ten temat w rozdziale o fosfatazie alkalicznej).

Kiedy reakcja obumierania będzie bardzo nasilona, zalecane jest obniżenie dawki, ale generalnie powinna ona ustąpić w ciągu trzech do pięciu dni, nawet przy kontynuowaniu stosowania probiotyków.

Do objawów obumierania należą: senność, problemy z koncentracją, chęć na słodycze, biegunka, wysypka, drażliwość, gazy, wzdęcia, bóle głowy, wymioty, a także zaostrzenie objawów choroby autoimmunologicznej.

Niekiedy ze względu na bardzo nasilone objawy reakcji obumierania zachodzi potrzeba zredukowania dawki probiotyków. Zapobiegnie to autoimmunologicznej destrukcji, czasami też, aby zmniejszyć odpowiedź ustroju, stosuje się próby modulacji immunologicznej (więcej informacji w rozdziale o równowadze immunologicznej).

Przy wyborze probiotyków należy kierować się następującymi kryteriami:

1) Trzeba uwzględnić różnorodne szczepy, nie tylko l.acidophilus.
2) Ilość bakterii pożytecznych, określana jako ilość jednostek tworzących kolonie (ang. colony forming units - CFU), powinna być wyrażona w bilionach na jedną kapsułkę.

Aby odzyskać równowagę flory bakteryjnej, potrzeba od sześciu miesięcy do dwóch lat. Jest to długi okres z uwagi na to, że w tym czasie choroba immunologiczna będzie kontynuowana. Dlatego też w tym czasie stosujemy leki hormonalne, modulację układu immunologicznego, dietę elementarną - wszystkie te sposoby mają na celu obniżyć niekorzystne skutki choroby w czasie, kiedy staramy się wyleczyć nieszczelne jelito.

Przykłady symbiotycznej mikroflory (probiotyki)	
Bacillus subtilis	Lactobacillus delbrueckii
Bifidobacterium bifidum	Lactobacillus DDS-1
Bifidobacterium breve	Lactobacillus helveticus
Bifidobacterium infantis	Lactobacillus lactis
Bifidobacterium longum	Lactobacillus plantarum
Lactobacillus acidophilus	Lactobacillus reuteri
Lactobacillus brevis	Lactobacillus rhamnosus
Lactobacillus bulgaricus	Lactobacillus salivarius
Lactobacillus casei	Streptococcus thermophilus

Prebiotyki

Błonnik jest słabo trawiony w przewodzie pokarmowym i służy on głównie jako pożywka dla bakterii. Znane są prebiotyki, takie jak inulina i fruktooligosacharydy (FOS), które stosowane razem z probiotykami służą jako pokarm dla dobrych bakterii, jakkolwiek, przy istniejącej dysbiozie, pokarm ten będzie konsumowany przez niewłaściwe bakterie. Analogicznie, aby uzyskać cel, jakim jest wyleczenie dysbiozy, należy ograniczyć na pewien czas przyjmowanie błonnika w diecie. Zalecane do tego celu diety z ograniczoną ilością błonnika, takie jak dieta FODMAP i dieta niskoresztkowa, będą omawiane w rozdziale na temat diety.

Saccharomyces boulardii

Zaobserwowano, że przyjmowanie pożytecznej formy drożdży Saccharomyces boulardii podwyższa poziom IgA i pomaga oczyścić jelita. S. boulardii nie namnaża się w jelicie, a jej dobroczynna działalność odbywa się w trakcie przechodzenia przez przewód pokarmowy.

Enzymy trawienne

Bakterie patogenne odżywiają się pokarmami nie do końca strawionymi w przewodzie pokarmowym. Szczególnie niebezpieczne są bakterie redukujące siarczany, ponieważ w czasie fermentacji niestrawionych białek będzie produkowany toksyczny gaz, który uszkodzi ścianę przewodu pokarmowego. U chorych na Hashimoto niski poziom kwasów żołądkowych prowadzi do upośledzonego trawienia białek, dlatego też dodanie enzymów trawiennych wspomagających trawienie białek będzie uzasadnione. Pomoże to nam wykorzystać składniki pokarmowe z produktów, które jemy, a jednocześnie „zagłodzić" bakterie chorobotwórcze.

Lekarstwa

Antybiotyki - Dr Allison Siebecker założyła stronę internetową, poświęconą szerzeniu informacji na temat przerostu bakterii w jelicie cienkim (SIBO). Antybiotyki Metronidazol, Rifaximin (Rifaxan) i Neomycyna są używane do leczenia przerostu bakteryjnego w jelitach, a ich działalność ogranicza się do jelita, bez powodowania systemowych skutków ubocznych.

Larazotide - Od kiedy powiązania pomiędzy autoimmunologią a nieszczelnym jelitem zostały zasugerowane przez alternatywną medycynę, medycyna tradycyjna, jak i wielkie kompanie farmaceutyczne (po wykryciu zonuliny), zaczęły również dostrzegać problem.

Uważa się, że poprzez modyfikowanie interakcji pomiędzy ekspresją genów a czynnikami środowiskowymi, a także uzdrowienie flory bakteryjnej, można zastopować proces autoimmunologiczny. Zostało to potwierdzone zarówno w badaniach na zwierzętach, jak i w badaniach klinicznych u ludzi i obecnie metoda ta znalazła zastosowanie jako nowy sposób leczenia i zapobiegania chorobom autoimmunologicznym.

Lek o nazwie AT – 1001 (Larazotide), o działaniu blokującym zonulinę, wykazuje obiecujące działanie w zapobieganiu reakcji na gluten u osób z celiakią. Lek ten ma duży potencjał marketingowy, ponieważ jego działalność blokująca zonulinę jest krótkotrwała i przypuszcza się, że profity z jego sprzedaży będą wielobilionowe z uwagi na konieczność stosowania tego leku w sposób ciągły, w chorobie przewlekłej, jaką jest celiakia.

W czasie pisania tej książki, Larazotide było stosowane w kilku klinicznych badaniach w leczeniu skomplikowanych przypadków celiakii.

Szczęśliwie dla nas, nie musimy czekać, aż lek ten zostanie zaaprobowany przez FDA, ponieważ możemy zastosować inne, równie skuteczne, metody leczące nieszczelne jelito.

Perfekcyjny atak w cukrzycy typu 1

Cukrzyca typu 1, zwana inaczej insulino-zależną (IDDM), stanowi analogię do Hashimoto. Obydwie choroby zaczynają się od podwyższonego poziomu krążących przeciwciał, w cukrzycy przeciwciała występują przeciwko komórkom beta trzustki, a w Hashimoto przeciwciała skierowane są przeciwko peroksydazie tarczycowej (ang. thyroid peroxidase albo TPO). Wraz z rozwojem choroby przeciwciała te niszczą systematycznie narząd docelowy, prowadząc do utraty produkcji hormonów w tarczycy, a w cukrzycy niedoboru insuliny.

Analogicznie też w obu chorobach dochodzi do nacieków

limfocytowych w docelowych narządach, białe ciałka gromadzą się w komórkach beta trzustki w cukrzycy i w komórkach tarczycy w Hashimoto. Wykazano także, że w cukrzycy typu 1 występowanie zwiększonej przepuszczalności jelit wyprzedza niszczenie komórek beta.

W patogenezie cukrzycy typu 1 bierze udział trio czynników odpowiedzialnych za "perfekcyjny atak", a są to: zaburzenia w składzie flory bakteryjnej, nieszczelna bariera jelitowa i zmieniony układ immunologiczny w przewodzie pokarmowym. W cukrzycy typu 1 (ale nie w cukrzycy typu 2) można wykazać ścisły związek pomiędzy powstaniem choroby a obecnością specyficznych bakterii, kiedy inne bakterie wydają się pełnić rolę ochronną i zapobiegać powstaniu choroby.

Eksperyment przeprowadzony na myszach wykazał, że poprzez przeniesienie zawartości przewodu pokarmowego zawierającej florę bakteryjną, która zapobiega powstaniu choroby, można ochronić inne myszy przed zachorowaniem na cukrzycę. Ostatnie badania wykazały, że spożywanie produktów mlecznych i glutenu implikuje powstanie cukrzycy typu 1.

W przeprowadzonych badaniach podawano hydrolizowaną kazeinę (częściowo strawione białko mleka) zamiast mleka dzieciom z genetyczną predyspozycją do powstania cukrzycy. Okazało się, że zapadalność na cukrzycę zmniejszyła się o 40%, w porównaniu z dziećmi, które były karmione mlekiem krowim. Wykazano też, że zwiększona aktywacja immunologiczna występuje u wszystkich dzieci z cukrzycą, a nie tylko u posiadaczy genu HLADQ2, powiązanego z celiakią.

Chociaż zaobserwowano reakcję immunologiczną po spożyciu glutenu i pokarmów mlecznych, wyeliminowanie ich z diety nie powoduje ustąpienia jelitowej aktywacji immunologicznej. Wynika z tego, że zmiana przepuszczalności jelitowej prowadzi do zmienionej reakcji na alergeny pochodzące z pokarmów i mikroflory. Innymi słowy - zwiększona przepuszczalność jelita występuje jako pierwsza i jest odpowiedzialna za zmianę w tolerancji pokarmów, a w konsekwencji prowadzi to do odpowiedzi autoimmunologicznej ustroju.

Podsumowanie rozdziału
- ✓ Obecność nieszczelnego jelita jest obligatoryjna do powstania choroby autoimmunologicznej.
- ✓ Układ immunologiczny w naszym przewodzie pokarmowym jest kontrolowany przez bakterie.
- ✓ Przerost bakteryjny/brak równowagi bakteryjnej, gluten, alkohol, nietolerancje pokarmowe należą do znanych czynników zwiększających przepuszczalność jelita.
- ✓ Wyeliminowanie glutenu z diety jest rekomendowane u wszystkich osób cierpiących na choroby autoimmunologiczne.
- ✓ Bakterie patologiczne mogą uszkadzać ścianę przewodu pokarmowego.
- ✓ Specjalna dieta, lekarstwa, suplementy, probiotyki i fermentowane warzywa będą pomocne w odzyskaniu równowagi bakteryjnej i zmniejszą przepuszczalność jelit.
- ✓ Zmiana flory bakteryjnej poprzez dietę i introdukcję bakterii Gram-dodatnich przyczyni się do redukcji stanu zapalnego i zmniejszy odpowiedź autoimmunologiczną.

ZAPALENIE TARCZYCY HASHIMOTO

Moja historia

Jakkolwiek jest wiele udokumentowanych przypadków normalizacji poziomu przeciwciał przeciwko TPO, to po zastosowaniu diety bezglutenowej, chociaż ogólnie poczułam się lepiej, oczekiwany spadek przeciwciał nie nastąpił.

Po stosowaniu przez około sześć miesięcy diety Candida udało mi się wyeliminować infekcję. Najbardziej pomocne było ograniczenie spożywania owoców i przyjmowanie biotyny w dawce 5,000 mcg, pozwalające utrzymać Candida a. w niepatologicznej formie. Niedobór biotyny często towarzyszy niewydolności nadnerczy i odpowiedzialny jest za wypadanie włosów. Tak więc zastosowanie biotyny okazało się dla mnie potrójnie korzystne, ale też nie zmniejszyło ilości przeciwciał.

Dalsze poszukiwania wykazały, że mam nadmiar Proteus vulgaris, bakterii, której obecność wiąże się z chorobami autoimmunologicznymi. Okazuje się, że ulubionym pokarmem tej bakterii są owoce i niestrawione mięso. Chociaż do tej pory stosowałam dietę zalecaną dla osób z przepuszczalnym jelitem, to dopiero po zastosowaniu kilku nowych interwencji nastąpiła oczekiwana poprawa.

Ograniczyłam spożywanie owoców, dodałam enzymy trawienne i zaczęłam jeść pokarmy fermentowane. Spowodowało to wystąpienie objawów obumierania i zapoczątkowało właściwy proces leczenia.

"Najlepszym i najefektywniejszym lekarstwem jest twój ustrój." - Robert C. Peale

12. FOSFATAZA ALKALICZNA

W poprzednich rozdziałach dowiedzieliśmy się, że produkowane przez bakterie toksyny mogą przyczyniać się do powstania procesu autoimmunologicznego. Podobny wpływ na powstanie procesów autoimmunologicznych ma niedobór fosfatazy alkalicznej.

Endotoksyny

Endotoksyny są to kompleksy liposacharydowe (LPS), występujące w ścianie komórkowej bakterii Gram-ujemnych. Zawartość procentowa bakterii Gram- ujemnych w przewodzie pokarmowym człowieka i zwierząt może się wahać i stanowi od 7-50% wszystkich bakterii.   Niektóre z nich są chorobotwórcze dla człowieka, inne należą do tzw. bakterii oportunistycznych, które mogą się „uzjadliwiać" w przypadku zachwiania równowagi bakteryjnej. Bakterie Gram-dodatnie w większości nie są chorobotwórcze i spełniają dużą rolę w zachowaniu homeostazy w przewodzie pokarmowym.

Endotoksyny pochodzące od Gram-negatywnych bakterii zwiększają stan zapalny poprzez stymulację Th-1 cytokin (TNFa) zarówno w jelicie, jak i w innych narządach, proces ten jest szczególnie nasilony u osób ze zwiększoną przepuszczalnością jelit. Endotoksyny krążące we krwi odpowiedzialne są za stan zapalny, a w dużych ilościach mogą prowadzić do szoku septycznego. Obecność cytokin prozapalnych wykazano w takich chorobach, jak: zapalenie jelita, IBS, celiakia i uważa się, że biorą one udział w powstaniu chorób autoimmunologicznych.

Fosfataza alkaliczna

Fosfataza alkaliczna (AP) jest enzymem odpowiedzialnym za odłączanie grup fosforanowych od innych molekuł, bierze ona udział w procesie detoksykacji liposacharydów (endotoksyn), obecnych w ścianie bakterii Gram-ujemnych. Fosfataza alkaliczna należy do enzymów przeciwzapalnych i pomaga tolerować własne mikroby.

Uważa się, że choroba Crohna i zapalenie jelita spowodowane są nieprawidłową odpowiedzią układu immunologicznego na obecność bakterii Gram-ujemnych. Potwierdzeniem tej tezy może być fakt, że kuracje antybiotykowe wydają się być efektywne w leczeniu tych chorób, a także to, że chorobom tym towarzyszy obniżony poziom fosfatazy alkalicznej. Naukowcy wykazali, że poprzez podawanie szczurom fosfatazy alkalicznej można zmniejszyć stan zapalny w jelicie.

Właściwy poziom fosfatazy alkalicznej zapobiega reakcji immunologicznej, skierowanej przeciwko bakteriom Gram-ujemnym. Jakkolwiek przy niskim poziomie fosfatazy alkalicznej detoksykacja toksyn bakteryjnych nie będzie wystarczająca i doprowadzi to do powstania procesu zapalnego.

Badania laboratoryjne

Fosfataza alkaliczna najczęściej jest włączona do testów badających funkcję wątroby i jej podwyższony poziom będzie świadczył o infekcji, uszkodzeniu wątroby, a także o innych poważnych chorobach. Obniżony poziom fosfatazy alkalicznej jest często interpretowany, nawet przez lekarzy, jako mało istotny. Wielu lekarzy zignorowało mój niski poziom fosfatazy alkalicznej, i tylko dlatego, że miałam kopię wyników testów, zaczęłam prowadzić dalsze poszukiwania. Należy jednak podkreślić, że świadczy on o niedoborach pokarmowych i często towarzyszy Hashimoto. Niski poziom fosfatazy alkalicznej towarzyszy także często ciężkim niedożywieniom (niedobór składników pokarmowych), a także Hashimoto, ponieważ hormony tarczycy indukują produkcję fosfatazy alkalicznej.

Uszkodzenie jelita spowodowane nietolerancją glutenu i innych substancji, niski poziom kwasu żołądkowego i inne czynniki obecne w Hashimoto są odpowiedzialne za niedobory składników pokarmowych.

Badania wykazały, że u osób z nieleczoną celiakią i dużym uszkodzeniem jelit upośledzającym absorpcję ważnych składników z pokarmów, aktywność fosfatazy alkalicznej jest obniżona, w porównaniu ze zdrową populacją. Ponadto występuje wzajemna korelacja pomiędzy stopniem uszkodzenia jelita a aktywnością fosfatazy. Oznacza to, że poziom fosfatazy alkalicznej jest wymiernikiem uszkodzenia jelit. Aktywność tego enzymu powróci do normy, jeżeli zostanie zastosowana dieta bezglutenowa i czynność jelita poprawi się.

Niskiemu poziomowi fosfatazy alkalicznej mogą towarzyszyć niedobory witaminy B6, B12, kwasu foliowego, witaminy C, fosforanów (genetyczna choroba, rozpoznawana po porodzie), a także niedobory cynku i protein.

Obniżenie poziomu fosfatazy alkalicznej można osiągnąć poprzez głodówkę, stosowanie diety beztłuszczowej i z niską zawartością protein, a także diety bogatej w tłuszcze nienasycone, a na wzrost jej poziomu wpływa włączenie do diety tłuszczów nasyconych, krótkołańcuchowych kwasów tłuszczowych (maślany) i trójglicerydów średniołańcuchowych (olej kokosowy).

Aminokwasy L-cysteina i L-fenyloalanina, występujące w sztucznych słodzikach są potencjalnymi inhibitorami AP. Dodatkowo fityniany obecne w roślinach strączkowych i zbożach, tak samo jak guma guar (dodatek do pokarmów) obniżają aktywność fosfatazy alkalicznej.

Nadmierne spożywanie napojów gazowanych powiązane jest z niskim poziomem fosfatazy. Napoje takie jak coca cola czy pepsi cola itp. zawierają fosforany i zaburzają proporcje wapń/fosforany, prowadząc do wypłukiwania wapnia z kości. Badania przeprowadzone na kurach pokazały, że dieta uboga w fosforany zwiększa aktywność fosfatazy alkalicznej o 50% w porównaniu z dietą o ich większej zawartości.

Znane są też pokarmy zwiększające poziom AP i należą do nich pokarmy fermentowane i Gram-dodatnie probiotyki, takie jak Lactobacillus casei, a także tłuszcze nasycone, błonnik i węglowodany.

Okazuje się, że palenie papierosów zapobiega powstaniu Hashimoto, między innymi poprzez wpływ na wzrost poziomu fosfatazy zasadowej.

Istnieje też współzależność pomiędzy grupą krwi a poziomem AP, przy czym osoby z grupą krwi O mają najwyższy poziom, a z grupą A najniższy.

Fosfataza alkaliczna jest najbardziej aktywna w środowisku zasadowym (albo obojętnym), przy wartościach PH od 9-10. Uwaga: W żołądku występuje środowisko kwaśne, a w innych narządach do uzyskania optymalnej funkcji wymagane jest środowisko lekko zasadowe.

Sposoby na zwiększenie aktywności fosfatazy alkalicznej

Pierwszym krokiem do zwiększenia poziomu fosfatazy alkalicznej jest uzupełnienie niedoborów pokarmowych. Osoby z Hashimoto, niezależnie od wagi ciała, mogą cierpieć na niedobory ważnych składników pokarmowych spowodowane ich słabym przyswajaniem.

Właściwe odżywianie jest ważne, ale imperatywne jest przyswajanie niezbędnych czynników pokarmowych z przyjmowanych pokarmów.

Jeżeli występuje u Ciebie niski poziom fosfatazy zasadowej, najprawdopodobniej masz nietolerancję na gluten albo też inny rodzaj nietolerancji. Dodatkowo świadczy to o zaburzeniach trawienia białek i o niskim poziomie kwasu żołądkowego.

Dobrym sposobem na zredukowanie ilości bakterii Gram-ujemnych jest stosowanie probiotyków, a także spożywanie sfermentowanych pokarmów, które są źródłem bakterii Gram-dodatnich. Pozwoli to na uzyskanie równowagi bakteryjnej i zmniejszenia procesu zapalnego.

Kwasy tłuszczowe krótkołańcuchowe, takie jak kwas masłowy, pochodzący z masła czy powstały w podczas fermentacji błonnika w przewodzie pokarmowym, pomogą zwiększyć poziom AP.

Pokarmy, które należy wprowadzić do diety

- Tłuszcze nasycone: tłuszcze pochodzenia zwierzęcego, olej kokosowy
- Cynk: ostrygi, nasiona dyni, korzeń imbiru, włoskie orzechy, groszek, orzeszki brazylijskie

- B12: proteiny (pod warunkiem, że je przyswajasz)
- Witamina A (wątróbka, marchewki, dynia, olej z łososia, olej z wątroby dorsza)
- Oleje rybne (Omega 3, 6 i 9 - w postaci suplementu albo świeże ryby, takie jak śledzie, łosoś, sardynki, i olej z wątroby dorsza)
- Witamina A (marchewki, słodkie kartofle, dynie)
- Maślany (masło, maślany powstałe z włóknika pod wpływem fermentacji)
- Pokarmy alkalizujące (świeże owoce i warzywa)
- Zwiększyć ilość Gram-dodatnich bakterii (pokarmy i napoje fermentowane, probiotyki)

Zmniejszyć ilość inhibitorów AP w diecie

Należy stosować dietę bezglutenową, bez roślin strączkowych, np. dietę Paleo, GAPS albo SCD (preferowana), inny sposób to moczenie przed gotowaniem roślin strączkowych, aby zmniejszyć ilość fitynianów. Rekomendowane jest także wyeliminowanie napojów gazowanych typu coca cola, które zawierają sztuczne słodziki i fosforany, a także ograniczyć żywność procesowaną.

Stworzyć środowisko alkaliczne w organizmie

Utrzymanie środowiska zasadowego w organizmie poprawia aktywność fosfatazy zasadowej. Dobrym sposobem jest picie zielonych soków. Są one dobrze absorbowane i nie stanowią pokarmu dla bakterii patogennych. Jest to też metoda dobrze tolerowana przez wszystkich (więcej na temat przyrządzania soków w rozdziale o toksynach).

Podsumowanie rozdziału

✓ Endotoksyny są produkowane przez bakterie Gram-ujemne, żyjące w naszym jelicie.

✓ Fosfataza alkaliczna neutralizuje szkodliwą działalność endotoksyn.

✓ Niski poziom fosfatazy alkalicznej jest charakterystyczny dla osób z Hashimoto.

✓ Zwiększenie poziomu fosfatazy alkalicznej pomoże w eliminacji endotoksyn wytwarzanych przez bakterie Gram-ujemne.

„Żadna część organizmu nie będzie zdrowa, dopóki
całość nie będzie zdrowa." – Plato

13. NADNERCZA

Oś podwzgórze- przysadka- nadnercza a Hashimoto

Podwzgórze pełni nadrzędną rolę i kontroluje działanie hormonów
w naszym organizmie. Informacje z podwzgórza przesyłane są do
przysadki mózgowej, która kontroluje działalność wielu organów
na obwodzie, między innymi wątroby, tarczycy, nadnerczy,
gruczołów piersiowych i jajników. Wyjaśnia to, dlaczego
zmęczenie nadnerczy i niedoczynność tarczycy są ze sobą
powiązane.

Oś podwzgórze- przysadka –nadnercza (HPA) jest układem, który
na zasadzie ujemnego sprzężenia zwrotnego reguluje odpowiedź
organizmu na stres. Odgrywa on też dużą rolę w pracy układu
immunologicznego, trawienia, zużycia energii, a także wpływa na
samopoczucie i zachowania seksualne. W odpowiedzi na stres
wydzielane są hormony.

Leczenie niedoczynności tarczycy bez jednoczesnego
uwzględnienia zaburzeń funkcji osi podwzgórze – przysadka -
nadnercza prowadzi często do braku poprawy, pomimo
stosowania hormonów tarczycy. Początkowo pacjenci mogą się
nawet poczuć lepiej, ale stopniowo stan ich się pogarsza i w
konsekwencji znajdują się tam, gdzie byli przed rozpoczęciem
leczenia. Pacjenci ci zgłoszą się znowu do lekarza i po
przeprowadzeniu badań laboratoryjnych okaże się, że są one w
normie.

Wiele objawów niedoczynności tarczycy jest zamaskowanych
objawami mało reaktywnych nadnerczy, które najczęściej nie

zostaje wykryte, ponieważ lekarze nie sprawdzają rutynowo czynności nadnerczy u chorych z Hashimoto.

Objawy świadczące o niedoczynności nadnerczy to: uczucie zmęczenia pomimo wystarczającej ilości snu, problemy z rannym wstawaniem, chęć na słone pokarmy (nazywane objawem „właśnie zjadłem całe opakowanie chipsów"), trudności w wykonywaniu codziennych czynności, obniżone ciśnienie krwi, mentalna mgła, biegunka naprzemiennie z zaparciem, obniżona chęć na seks, słaba odporność na stres, wolne gojenie ran, depresja, gorsze samopoczucie po niezjedzeniu posiłku na czas, zwiększona PMS, kłopoty z koncentracją, trudności w podejmowaniu decyzji, zmniejszona wydajność, zaburzenia pamięci... Czy któreś z tych objawów są Wam znane?

Nadnercza

Nadnercza należą do gruczołów wewnętrznego wydzielania, są one wielkości migdałów i umieszczone są na górnym biegunie nerek. Wewnętrzna część, zwana rdzeniem, produkuje aminy katecholowe. Należą do nich: Epinephrine (Adrenalina), Norepinephrine (Noradrenalina), a także w małej ilości Dopamina. Zewnętrzną część nadnerczy stanowi kora. W korze powstaje trzy rodzaje hormonów: glikokortykoidy, mineralokortykoidy i androgeny. Hormony te powstają z cholesterolu i są niezbędne do życia, a ich zawartość waha się w ciągu dnia w zależności od zapotrzebowania.

Glikokortykoidy

Kortyzol należy do glikokortykoidów, jego wydzielanie stymulowane jest przez pochodzący z przysadki ACTH. Jego głównym zadaniem jest regulacja poziomu cukru we krwi, zwiększenie poziomu tłuszczów, wykazuje też działanie przeciwzapalne i jest głównym hormonem biorącym udział w odpowiedzi na stres.

Mineralokortykoidy

Aldosteron należy do mineralokortykoidów i jego główną funkcją jest regulacja objętości krwi. Wpływa na ciśnienie krwi i reguluje poziomu sodu i potasu.

Androgeny

Dehydroepiandrosterone - DHEA i testosteron należą do hormonów androgennych, występujących zarówno u mężczyzn, jak i kobiet. U kobiet DHEA i testosteron produkowane są w nadnerczach i jajnikach.

DHEA zwany jest hormonem młodości, jego szczyt produkcji występuje około 20. roku życia i od tego czasu poziom DHEA systematycznie spada wraz ze starzeniem się organizmu. W wieku 40 lat produkcja DHEA wynosi już 50%, w wieku 65 lat 10-20%, a w 80. roku życia produkcja wynosi mniej niż 5% w porównaniu z poziomem w 20. roku życia. DHEA zwiększa produkcję insulino-podobnego czynnika wzrostu (IGF-1), który jest sygnałem dla ludzkiego hormonu wzrostu o działaniu przeciwko starzeniu się, zwiększa zdolność organizmu do zwalczania infekcji i jego podwyższony poziom wiązany jest z redukcją autoantygenów.

Rysunek 10: Synteza hormonów sterydowych

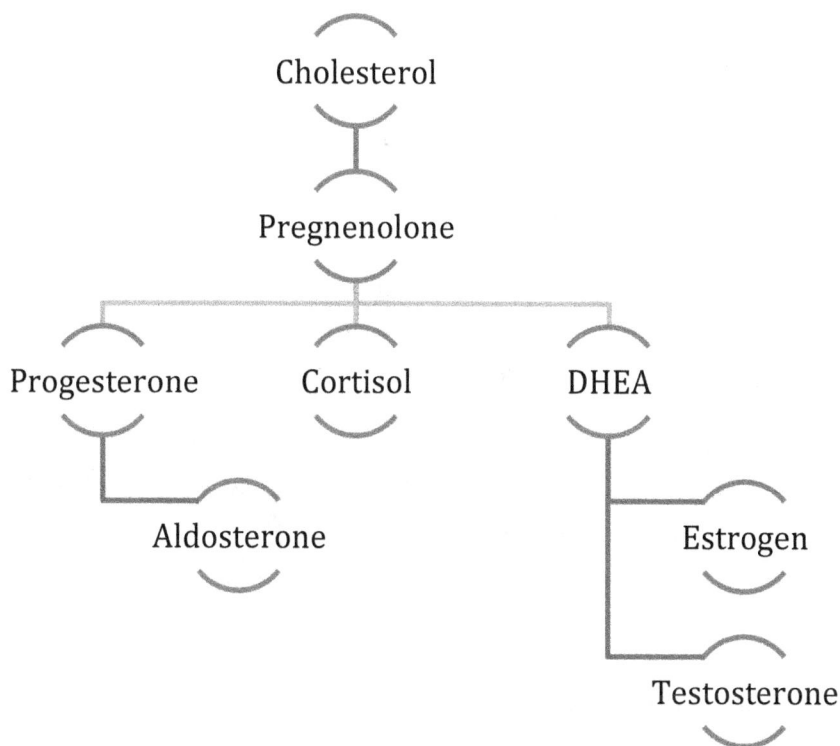

```
                    Cholesterol

                    Pregnenolone

Progesterone        Cortisol          DHEA

    Aldosterone                        Estrogen

                                      Testosterone
```

DHEA broni organizm przed szkodliwym efektem działania kortyzolu, a tym samym broni nas przed stresem.

W procesie produkcji hormonów nadnerczy (sterydów) z cholesterolu powstaje pregnenolon, który jest prekursorem DHEA, estrogenu, testosteronu, progesteronu, aldosteronu i kortyzolu.

Produkcja hormonów kory nadnerczy odbywa się w rytmie dobowym, ze szczytem wydzielania w godzinach rannych, a największym spadkiem produkcji w nocy. W przypadku niewystarczającej ilości hormonów nadnerczy ten rytmiczny cykl zostaje zaburzony i dochodzi do manifestacji objawów niedoczynności.

Stres a funkcja nadnerczy

Stres jest powiązany z wieloma chorobami przewlekłymi. W poprzednich rozdziałach zostały omówione zmiany, które mogą wystąpić w naszym mikrobakteryjnym świecie mieszczącym się w przewodzie pokarmowym pod wpływem złości, smutku czy strachu. Ponadto stres wpływa na wiele funkcji organizmu i przyczynia się do powstania chorób autoimmunologicznych.

W warunkach fizjologicznych w odpowiedzi na stres jest aktywowany współczulny układ nerwowy (wydzielanie katecholamin), a także układ podwzgórze- przysadka- nadnercza (oś HPA). Przyjrzyjmy się bliżej, co się dzieje z osią HPA pod wpływem stresu.

Natychmiastowa odpowiedź na stres

Podwzgórze jest sensorem stresu i dotarcie informacji o stresie jest sygnałem do wydzielania szeregu hormonów, biorących udział w odpowiedzi "walcz albo uciekaj" (poprzez sympatyczny układ nerwowy). Nadnercza biorą udział w odpowiedzi na stres poprzez wydzielanie hormonów.

Przewlekły stres

Pod wpływem stresu dochodzi do zaburzenia produkcji hormonów i cykl biochemiczny progesteron/aldosteron, a także DHEA/estrogen/testosteron zostaje zahamowany na korzyść produkcji kortyzolu. Nazywane to jest "kradzieżą pregnenolonu",

Rysunek 11: Kaskadowe wydzielanie hormonów w odpowiedzi na stres

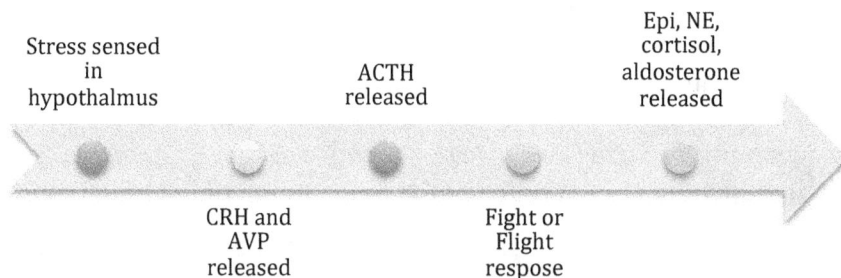

Stress sensed in hypothalmus

ACTH released

Epi, NE, cortisol, aldosterone released

CRH and AVP released

Fight or Flight respose

1) Podwzgórze odbiera bodziec o stresie i wydziela hormon kortykoliberynę (ang. corticotropin releasing hormone -CRH) i hormon antydiuretyczny (AVP).
2) Hormony te zapoczątkowują produkcję hormonu adrenokortykotropowego ACTH, który aktywuje odpowiedź „walcz albo uciekaj".
3) Rdzeń nadnerczy wydziela adrenalinę i noradrenalinę, a następnie przesyłane są sygnały do kory nadnerczy, aby zapoczątkować produkcję kortyzolu i aldosteronu.
4) Adrenalina zwęża naczynia krwionośne, podwyższa ciśnienie krwi i zapewnia większy dopływ krwi i tlenu do mózgu, aby organizm jak najlepiej sobie poradził z nadchodzącym niebezpieczeństwem.
5) Kortyzol jest hormonem przeciwzapalnym i neutralizuje działalność substancji prozapalnych wydzielanych w czasie stresu, a także jest odpowiedzialny za zwiększone dostarczanie energii, potrzebnej w sytuacjach kryzysowych. Niezbędna energia jest uzyskiwana poprzez podwyższenie produkcji glukozy, uwalnianie glukozy zmagazynowanej w wątrobie, a także zwiększenie odporności na insulinę. Mechanizm odporności na insulinę jest szczególnie korzystny w stresie, ponieważ zapewnia stałe źródło energii.
6) Aldosteron jest odpowiedzialny za gospodarkę wodno-elektrolitową, im więcej aldosteronu, tym więcej sodu i wody zostaje w organizmie, pomaga to między innymi w regulacji ciśnienia krwi.

ponieważ prekursor DHEA i progesteronu, którym jest pregnenolon, zostaje zużyty do produkcji kortyzolu. Jest to mechanizm obronny organizmu, który pozwala nam przeżyć sytuacje stresowe, np. ucieczkę przed niedźwiedziem czy wypadek samochodowy itp.

Mechanizm ten (zapewniający rezerwę energii) jest wspaniałą możliwością adaptacyjną organizmu, powstałą w procesie ewolucji, pomagającą nam odpowiedzieć na stres, jednakże zostaje on zapoczątkowany niekoniecznie w sytuacjach zagrażających życiu, ale także jako odpowiedź na stres codziennego życia, taki jak pośpiech, korki na drodze do pracy, czy wygłoszenie prelekcji w pracy. Zwiększona produkcja kortyzolu będzie się odbywała kosztem innych, niezbędnych do prawidłowej funkcji organizmu hormonów i w konsekwencji wystąpi niedobór albo brak progesteronu, DHEA i testosteronu.

Przewlekły stres prowadzi do różnego stopnia zaburzeń czynności nadnerczy, które jest nazywane zmęczeniem nadnerczy (ang. adrenal fatigue). W początkowym okresie, zwanym „stanem wysokiego poziomu kortyzolu", wystąpi nadmierna odpowiedź ze strony HPA. Charakteryzuje się on wysokim poziomem kortyzolu, przy czym DHEA będzie na granicy normy, obniżony albo normalny. Jeżeli ten okres trwa dłużej, dochodzi do drugiego stopnia, w którym kortyzol będzie ciągłe dominował, ale poziom DHEA będzie obniżony, albo na granicy normy. Dalsza kontynuacja tego stanu doprowadzi do zmęczenia trzeciego stopnia, kiedy to możliwości kompensacyjne nadnerczy zostaną wyczerpane i dlatego też okres ten jest zwany okresem niskiego poziomu kortyzolu, z jednoczesnym niskim albo na granicy normy poziomem DHEA.

Zatrzymanie produkcji hormonów na długi okres wiąże się z wieloma problemami

W przewlekłym stresie ciśnienie krwi może być w normie tak długo, dopóki nasz organizm potrafi skompensować brak równowagi hormonalnej, ale z czasem dochodzi do jego podwyższenia. Natomiast w bardzo zaawansowanych przypadkach wyczerpania nadnerczy obniżona produkcja aldosteronu doprowadzi do spadku wody i sodu, czego rezultatem będzie niskie ciśnienie krwi. Osoby te mogą mieć zawroty głowy i omdlenia podczas wstawania.

Może to doprowadzić do odwodnienia i chęci jedzenia słonych pokarmów. Poziom potasu może się podwyższyć i pokarmy bogate w potas będą źle tolerowane. Picie płynów będzie w konsekwencji prowadziło do jeszcze większego odwodnienia organizmu na skutek rozcieńczenia sodu.

Przewlekły stres prowadzi do obniżenia produkcji hormonów DHEA i progesteronu. Poziom tych hormonów jest bardzo niski u osób chorujących na choroby przebiegające ze stanem zapalnym, reumatoidalne zapalenie stawów, a także w zespole przewlekłego zmęczenia (CFS) i fibromialgii. Ponadto uważa się, że zaburzenia osi podwzgórze- przysadka- nadnercza występują również w takich chorobach jak: sezonowe depresje, zespół stresu pourazowego, niedoczynność tarczycy, astma i egzema.

Natomiast niski poziom progesteronu będzie powodował zmienioną odpowiedź immunologiczną, a także nieregularne okresy, bezpłodność, mięśniaki macicy i mastopatię. Progesteron reguluje GABA, który jest hormonem relaksującym i jego niedobór będzie prowadził do stanów lękowych, bezsenności i obsesyjnych myśli.

DHEA jest też zwany hormonem młodości, a jego działalność wiąże się z zapobieganiem powstania klasycznych reakcji fizjologicznych w odpowiedzi na stres. W sytuacjach stresowych zmniejsza się produkcja DHEA na korzyść kortyzolu. Bez wystarczającej ilości DHEA wystąpi także obniżenie produkcji testosteronu i będzie to wpływało niekorzystnie na funkcje seksualne.

Poziom DHEA obniża się wraz z wiekiem i tłumaczy to zwiększoną zachorowalność u ludzi starszych na choroby autoimmunologiczne, raka, cukrzycę, demencję, zespół przewlekłego zmęczenia. Wraz ze spadkiem poziomu DHEA nasz organizm staje się mniej odporny na patogeny i bardziej podatny na szkodliwą działalność wolnych rodników.

Wydzielanie dużej ilości kortyzolu działa niekorzystnie na wiele funkcji organizmu. Nadmiar kortyzolu uszkadza nasze tkanki, ponieważ jego działalność nastawiona na zapewnienie energii, potrzebnej do pokonania stresu będzie powodowała zwiększony rozpad tkanek (katabolizm).

W normalnych warunkach równowaga ta jest zachowana. DHEA należy do hormonów sterydowych anabolicznych i w przeciwieństwie do kortyzolu bierze udział w procesach naprawczych tkanek i jest to kontrakcja do katabolicznego działania kortyzolu .

Przewlekły stres może także wpływać na inne aspekty fizjologii ustroju. Kortyzol, aby pokryć zwiększone zapotrzebowanie energetyczne, uwalnia aminokwasy z mięśni. Jednym z aminokwasów jest glutamina, która jest niezbędna do zachowania integracji bariery jelitowej i zapobiega powstawaniu cieknącego jelita (ang. leaky gut). Dodatkowo nadmiar kortyzolu zmniejsza wydzielanie IgA (ang. secretory - SIgA). Immunoglobuliny te wydzielane są na błonach śluzowych i pomocne są w neutralizacji toksyn i wirusów, a także zapobiegają rozwojowi kolonii bakteryjnych.

Innym działaniem niepożądanym kortyzolu jest hamowanie działalności witaminy D i wynikające z tego zaburzenia wchłaniania wapnia. Kortyzol odpowiedzialny jest także za zaburzenia detoksykacji organizmu, poprzez hamujący wpływ na funkcję wątroby.

Dodatkowo podwyższony poziom kortyzolu zwiększa ilość prozapalnych cytokin, powoduje złe gojenie ran, niepłodność, otyłość brzuszną, zaburzenia nastroju i zaburzenia pamięci.

Kiedy zapasy kortyzolu wyczerpią się, dochodzi do takich objawów, jak: zmęczenie, zaburzenia kognicji, zaburzenia snu, niedożywienie, a także depresji. Brak działalności przeciwzapalnej i immunosupresyjnej kortyzolu jest odpowiedzialny wzrost alergii i stanów zapalnych, a brak hamującej działalności kortyzolu na układ sympatyczny powoduje, że stajemy się bardziej wrażliwi na działanie adrenaliny i może dochodzić do niepokojów, zwiększonej wrażliwości na zapachy, przyśpieszonej czy też na górnej granicy normy akcji serca (objaw ten uważany jest jako wskaźnik dysfunkcji HPA u osób z Hashimoto), jako że samo Hashimoto przebiega ze spadkiem akcji serca.

Kortyzol kontroluje produkcję hormonów tarczycy i niektóre objawy niedoczynności tarczycy, jak zmęczenie i niska temperatura ciała, związane są z dysfunkcją nadnerczy.

Co to jest stres?

Wyróżniamy 4 rodzaje stresu, które zapoczątkowują odpowiedź typu "walcz albo uciekaj". Są to: stres emocjonalny, zaburzenia snu, zaburzenia równowagi metabolicznej/glikemicznej, a także chroniczne stany zapalne.

Stres emocjonalny

Uczucia takie jak żałoba, poczucie winy, niepokój, podekscytowanie czy zawstydzenie mogą być zaklasyfikowane jako stres. Stres emocjonalny w dużej mierze jest oparty na naszej percepcji. Na przykład publiczne wystąpienie może być powodem do stresu u osób z fobią społeczną, a dla innych, którzy lubią przemawiać publicznie, będzie to sprawiało przyjemność. Podsumowując, sytuacje nowe, nieprzewidziane, które stanowią zagrożenie dla naszego ego, albo kiedy czujemy, że straciliśmy kontrolę, są postrzegane jako stresujące.

Obciążenie glikemiczne

Naukowcy w Polsce wykazali, że w 50% przypadków Hashimoto występuje upośledzona tolerancja węglowodanów. Po spożyciu posiłków bogatych w węglowodany poziom cukru gwałtownie wzrasta i zostaje uwolniona insulina w dużej ilości. Prowadzi to do nadmiernego spadu poziomu cukru. Powtarzające się huśtawki poziomu cukru są niekorzystne dla organizmu i mogą prowadzić nie tylko do niebezpiecznych objawów hipoglikemii, ale także do odporności na insulinę. Do objawów hipoglikemii należą: drażliwość, poty, zasłabnięcie czy drgawki. W odpowiedzi na obniżony poziom cukru we krwi wzrasta poziom kortyzolu, aby zapewnić dostarczanie glukozy do mózgu.

Zaburzenia snu

W przeprowadzonych testach na zwierzętach wykazano, że zaburzenia snu prowadzą do blokowania osi HPA. Zaburzenia te mogą być spowodowane przez bezsenność (insomnia), bezdech senny (ang. sleep apnea) i pracę na zmiany.

Uważa się, że w czasie snu, przy udziale wydzielanego hormonu wzrostu, dochodzi do regeneracji, a także samoregulacji osi podwzgórze - przysadka –nadnercza. Dlatego też sen jest bardzo potrzebny do prawidłowej funkcji osi HPA, a rekomendowany czas spania wynosi co najmniej 7 godzin na dobę.

Stany zapalne

Przewlekłe stany zapalne mogą być spowodowane chorobami stawów, otyłością, toksynami, chorobami przewodu pokarmowego, jak zespół drażliwego jelita (ang. irritable bowel disorder), patogenami czy alergenami pokarmowymi. Choroby te będą sygnałem do zwiększonej produkcji kortyzolu, znanego z działalności przeciwzapalnej.

Zaburzenia funkcji HPA a choroby autoimmunologiczne

Niektórzy uczeni uważają, że zaburzenia funkcji HPA (przewlekły wzrost poziomu kortyzolu) jest przyczyną, a nie konsekwencją chorób immunologicznych. Kortyzol, który jest naturalnym steroidem, hamuje odpowiedź komórkową Th-1 i zapobiega uszkodzeniu tkanek przez proces zapalny.

Niski poziom kortyzolu prowadzi do dominacji Th-1, a rezultatem tego jest wzmożona produkcja cytokin TNF-A, IL-6, IL-12 o działaniu zwiększającym procesy zapalne. Dominacja limfocytów Th-1 będzie prowadziła do osłabienia odnogi Th-2, odpowiedzialnej za odpowiedź humoralną. Może to prowadzić to zwiększonej podatności na zakażenia pasożytami, bakteriami, a także na alergeny i toksyny. Przewaga odnogi Th-1 jest często spotykana w chorobach autoimmunologicznych.

Zaburzenia ze strony układu immunologicznego mogą występować zarówno przy braku, jak i nadmiarze kortyzolu. Przeprowadzone badania, w których mierzono poziom kortyzolu u kobiet w 36. tygodniu ciąży, wykazały, że im mniejszy poziom kortyzolu, tym większe ryzyko powstania niedoczynności typu Hashimoto po porodzie. DHEA zwiększa poziom Th-1, a obniża produkcję Th-2.

Stres wspólnie z niedoborami pokarmowymi i nieszczelnym jelitem leży u źródeł przyczyn Hashimoto i jest odpowiedzialny za kontynuację choroby.

TEST NA FUNKCJĘ NADNERCZY

Quiz (przedrukowany z metod pomocnych w odzyskaniu funkcji nadnerczy)

1 punkt za każde tak

- o Czy często występuje u ciebie obniżona temperatura ciała?(< 98 F)

- o Czy jesteś często rozdrażniony (ona)?

- o Czy występują u ciebie zaburzenia pamięci i koncentracji?

- o Czy odczuwasz kołatanie serca?

- o Czy chorujesz na alergię albo astmę?

o Czy często masz siniaki, a twoje rany goją się powoli?

o Czy występują u ciebie częste albo przewlekłe infekcje?

o Czy masz suchą i cienką skórę?

o Czy opuszczasz posiłki?

o Czy chodzisz na ćwiczenia gimnastyczne więcej niż raz w tygodniu?

o Czy masz problemy z tarczycą?

o Czy wystarcza ci energii na cały dzień?

o Czy potrzebujesz kofeiny rano albo w południe?

3 punkty za każde tak

o Czy odczuwasz w nadmiarze stres emocjonalny?

o Czy odczuwasz ból w okolicy dolnego kręgosłupa?

o Czy cierpisz na depresję, albo masz zaburzenia nastroju?

o Czy masz niskie ciśnienie?

o Czy masz dużo energii przed położeniem się spać?

o Czy występują u ciebie częste albo przewlekłe zapalenia?

o Czy czujesz zawroty głowy, kiedy przechodzisz do pozycji stojącej albo siedzącej?

5 punktów za każde tak

o Czy występuje u ciebie przewlekły ból?

o Czy występuje u ciebie niski poziom cukru/hipoglikemia (bóle głowy, brak snu, zmiany nastroju, kiedy nie zjesz posiłku na czas)?

o Czy cierpisz na bezsenność?

o Czy masz objawy PMS (bóle piersi, bóle brzucha, obfitą miesiączkę i zmienność nastroju)?

o Czy jesteś w okresie menopauzy (brak miesiączki, lata 45-55, uderzenia gorąca, suchość w pochwie)?

Jeżeli masz więcej niż 10 punktów, jest prawdopodobne, że masz zaburzenia funkcji nadnerczy.

Jeżeli masz więcej niż 20 punktów, występuje wysokie prawdopodobieństwo, że masz niedoczynność nadnerczy.

Jeżeli masz więcej niż 30 punktów, jest pewne, że masz niedoczynność nadnerczy.

Test na ciśnienie krwi

Przy niedoborze hormonów nadnerczy występuje niskie ciśnienie krwi i dodatkowo może ono spadać przy zmianie pozycji z leżącej do siedzącej albo stojącej. Ciśnienie krwi poniżej 120/80 może świadczyć o słabo reaktywnych nadnerczach, albo o odwodnieniu organizmu.

Hipotonia ortostatyczna: Aby wykonać ten test, należy oddychać głęboko w pozycji leżącej albo siedzącej przynajmniej przez 5 minut. Następnie mierzymy początkowe ciśnienie krwi i pomiar powtarzamy po przejściu do pozycji albo siedzącej albo stojącej. W warunkach normalnych ciśnienie powinno wzrosnąć, natomiast jeżeli wykazuje tendencje spadkowe, świadczy to o nieprawidłowościach takich, jak odwodnienie organizmu albo słabo reaktywne nadnercza.

Test na zwężenie źrenic

Osoby z upośledzoną funkcją nadnerczy mają trudności ze zwężeniem źrenic. W warunkach fizjologicznych źrenice rozszerzają się w ciemności, a zwężają pod wpływem światła. Reakcję źrenic można badać za pomocą testu z latarką. Aby przeprowadzić ten test, należy zostać w ciemności do czasu, aż oczy się przyzwyczają i wtedy skierować światło latarki na twarz, ale nie świecić bezpośrednio w oczy. Następnie obserwujemy reakcję źrenic na światło. Powinny się one zwężać pod wpływem światła i tak pozostać. Jeżeli za szybko dochodzi do ich ponownego rozszerzenia, świadczy to o słabej funkcji nadnerczy. Inne objawy to nadwrażliwość na światło, trudności widzenia przy ostrym oświetleniu.

Niestabilna temperatura ciała

Pomocnym przy określeniu funkcji tarczycy jest mierzenie porannej temperatury ciała, a utrzymująca się niska temperatura może świadczyć o niedoczynności nadnerczy.

Pomiar poziomu hormonów

Dostępne są badania hormonów nadnerczy poprzez określenie ich poziomu w ślinie i we krwi. W ślinie można określić wolny kortyzol, a także poziomy DHEA, progesteronu i estrogenu. Badania krwi są także przydatne, ale trzeba pamiętać, że w większości przypadków nie wychwycą one zmęczenia nadnerczy, ponieważ mogą nie wykazywać żadnych zmian, dopóki produkcja hormonów nie obniży się o 90%.

Funkcja tarczycy a nadnercza

Kortyzol na obwodzie zaburza przejście T4 do aktywnego T3, jest też odpowiedzialny za produkcję odwrotnej (rewersyjnej) postaci T3 (rT3). Jest to nieaktywna postać hormonu i chociaż posiada 3 molekuły jodu, są one umieszczone w nieodpowiedniej pozycji (zobacz model). Molekuły te, chociaż nieaktywne, mogą wiązać się ze stronami receptorowymi i blokować dostęp aktywnych hormonów. Kortyzol zmniejsza produkcję hormonów tarczycy poprzez hamowanie uwalniania TSH. Dlatego też badania laboratoryjne mogą wykazywać normalny poziom hormonów (TSH, T3 i T4), przy występujących jednocześnie objawach niedoczynności tarczycy. Większość lekarzy nie przeprowadza rutynowo badań na obecność odwróconego T3, jednakże trzeba zaznaczyć, że takie badania są dostępne.

Leczenie suplementami tarczycy

Każda interwencja prowadząca do poprawy funkcji tarczycy, taka jak leczenie suplementami czy zmiana trybu życia, spowoduje dodatkowy stres dla nadnerczy i będzie prowadziła do nasilenia objawów, a pacjenci zamiast oczekiwanej poprawy poczują się gorzej. Dlatego też, aby osiągnąć optymalne rezultaty leczenia u pacjentów z niedoczynnością tarczycy, zalecane są jednoczesne działania w kierunku poprawy funkcji nadnerczy.

Choroba Addisona

W pełni rozwiniętą postać niewydolności nadnerczy nazywany chorobą Addisona i zwykle nie jest ona rozpoznawana, dopóki poziom hormonów nie zmniejszy się drastycznie i chory nie znajdzie się w kryzysie. Choroba Addisona jest historycznie powiązana z gruźlicą i innymi chorobami infekcyjnymi,

Rysunek 12: T3 i odwrócona postać T3

___

T3

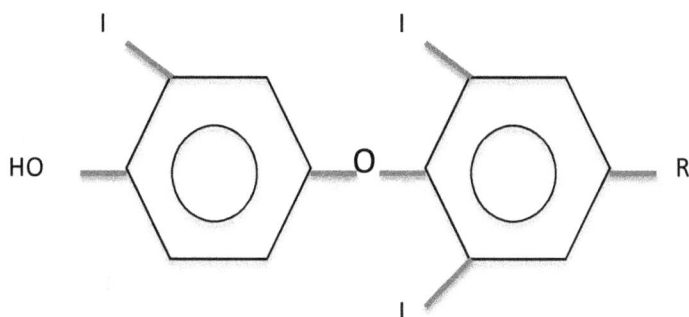

___

Odwrócona postać T3

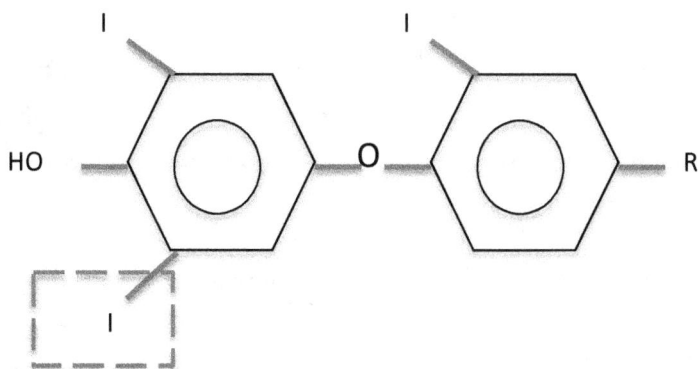

Zauważ, że odwrócone T3 zawiera jod (I) w nieodpowiedniej pozycji (zaznaczone prostokątem).

___

odpowiedzialnymi za niszczenie nadnerczy. W czasach współczesnych 70-90% niedoczynności nadnerczy spowodowanych jest procesem autoimmunologicznym, z potwierdzoną obecnością przeciwciał. Przeciwciała w niedoczynności nadnerczy skierowane są przeciwko enzymowi 21-hydroksylazie i są obecne w 86% przypadków autoimmunologicznego zapalenia nadnerczy.

Do objawów w pełni rozwiniętej choroby Addisona należą: osłabienie, zmęczenie, brak apetytu, utrata wagi, ciemne przebarwienia skóry, nudności, wymioty, niskie ciśnienie krwi z ortostatycznym spadkiem ciśnienia po zmianie pozycji (zawroty głowy w pozycji stojącej), bóle mięśni i stawów, chęć na słone pokarmy, słabe uwłosienie pod pachami i okolicach narządów płciowych, obniżenia popędu seksualnego u kobiet. Objawy te są podobne do zespołu zmęczenia nadnerczy, ale mają większe nasilenie i zwykle wymagają leczenia szpitalnego. Zmęczenie nadnerczy jest spowodowane obniżeniem funkcji na skutek przewlekłego stresu. Dostępne testy pokazują podwyższony poziom ACTH, można także mierzyć we krwi poziom kortyzolu czy DHEA, ale jak już zostało zaznaczone, pełna manifestacja objawów niedoczynności nadnerczy wystąpi dopiero wtedy, kiedy 90% gruczołu jest zniszczona.

U chorych na Hashimoto i inne choroby autoimmunologiczne istnieje większe prawdopodobieństwo zachorowania na chorobę Addisona. Występowanie jednoczesne choroby Addisona i Hashimoto jest określane chorobą Schmidta.

Prawdopodobieństwo, że u osób posiadających przeciwciała przeciwko nadnerczom rozwinie się niedoczynność nadnerczy, wynosi 19% na rok. Kiedy przebadano osoby z obecnością przeciwciał po 35 latach, okazało się, że nie u wszystkich dochodziło do powstania w pełni rozwiniętej choroby Addisona.

Poziom przeciwciał ścisłe koreluje ze stopniem zaburzeń funkcji nadnerczy. Jakkolwiek faktem jest, że większość lekarzy nie sprawdza rutynowo obecności przeciwciał przeciwko nadnerczom u chorych na Hashimoto. Znaczy to, że Twoje nadnercza mogą być zaatakowane i niszczone, a Ty nic o tym nie wiesz.

Choroba Addisona jest zwykle zdiagnozowana dopiero wtedy, gdy znaczna cześć nadnerczy zostanie zniszczona poprzez proces autoimmunologiczny i chociaż u wielu pacjentów z Hashimoto występują objawy niewydolności nadnerczy, są one pomyłkowo brane za objawy niedoczynności tarczycy.

Chociaż współczesna medycyna nie akceptuje "zmęczenia nadnerczy" jako choroby, jest bardzo prawdopodobne, że u osób z Hashimoto i towarzyszącymi objawami zespołu zmęczenia nadnerczy występuje subkliniczna postać choroby Addisona, gdzie nadnercza zostają niszczone, ale choroba nie jest jeszcze na tyle zawansowana, żeby wystąpiły zmiany w poziomie hormonów w przeprowadzonych testach laboratoryjnych.

Podobnie jak TSH mierzy funkcję tarczycy, tak ACTH jest wykładnikiem pracy kory nadnerczy. Kortyzol jest aktywnym hormonem nadnerczy, podobnie jak T3 w tarczycy, jakkolwiek, zdarza się, że przy normalnym poziomie TSH i wolnego T3 występują objawy niedoczynności tarczycy i dlatego też rekomendowane jest badanie przeciwciał anty-TPO. Analogicznie, przy podejrzeniach niedoczynności nadnerczy należy zbadać poziom przeciwciał przeciwko 21- hydroksylazie, pomimo normalnego poziomu kortyzolu i ACTH.

Nie jest do końca zbadane, czy niedoczynność nadnerczy albo postać subkliniczna choroby Addisona są spowodowane wyczerpaniem zdolności produkcyjnej, rozregulowaniem funkcji, czy też jest wynikiem autoimmunologicznego procesu, ale jedno jest pewne: funkcja tarczycy i nadnerczy są ze sobą wzajemnie powiązane.

Leczenie zaburzeń funkcji osi HPA

Proces leczenia zaburzeń funkcji HPA może trwać od 3 miesięcy do 2 lat. Leczenie powinno być skoncentrowane na uzupełnianiu niedoborów spowodowanych nadmierną produkcją kortyzolu, a także wyeliminowaniu czynników stresujących, wpływających na oś HPA. Stosowanie adaptogenów i ekstraktów gruczołowych może być pomocne, a w niektórych przypadkach konieczne jest leczenie hormonalne i farmakologiczne.

- Uzupełnienie niedoborów: cholesterolu, kofaktorów, witamin z grupy B, soli
- Wspomaganie produkcji hormonów: adaptogeny, wyciągi z nadnerczy, hormony
- Wyeliminowanie stresorów. To zadanie może się okazać najtrudniejsze do zrealizowania

NIEDOBORY

Odwodnienie

U wielu osób z zespołem zmęczenia nadnerczy dochodzi do zaburzonej retencji sodu i wody spowodowanych niskim poziomem aldosteronu, doprowadzają one do odwodnienia organizmu. U osób tych występuje apetyt na słone pokarmy (chipsy). Poziom potasu może się podwyższyć, a przyjmowanie pokarmów z dużą ilością potasu będzie pogarszać objawy. Picie płynów także nie poprawi sytuacji, ponieważ doprowadzi do jeszcze większego rozcieńczenia sodu. W przypadku odwodnienia polecane jest picie filtrowanej wody albo rosołu z kury z dodatkiem niejodowanej soli.

Cholesterol

Hormony nadnerczy są produkowane z cholesterolu, dlatego też ważne jest jego uzupełnianie w diecie. Dobrym źródłem cholesterolu są żółtko jajka i mięso, produkty te należy włączyć do codziennej diety u osób z niedoczynnością tarczycy.

Niedobory składników pokarmowych

Przy zwiększonej produkcji kortyzolu dochodzi do niedoboru witamin C i B, a także potasu, cynku, żelaza i miedzi. Ponadto wykazano, że u ludzi i zwierząt z obniżoną funkcją nadnerczy występuje często niedobór kwasu pantotenowego i biotyny.

Dlatego też u osób z obniżoną funkcją nadnerczy należy uzupełniać niedobory i zaleca się stosowanie następujących witamin i minerałów.

- Witamina C
- Niacyna
- Kwas pantotenowy
- Kwas foliowy
- Biotyna
- Potas
- Cynk
- Żelazo
- Miedź
- Magnez

U osób z chorobą Hashimoto z powodu często występujących

zaburzeń ze strony przewodu pokarmowego zostaje upośledzone przyswajanie witamin i minerałów ze spożywanych pokarmów. Dlatego też samo jedzenie pokarmów bogatych w witaminy i minerały nie uzupełni braków i dopóki funkcja przewodu pokarmowego nie powróci do normy, zalecane jest przyjmowanie suplementów.

Pamiętać również należy o tym, że nie wszystkie suplementy są dobrze przyswajalne. Ponadto przy stosowaniu Multiwitaminy w dawce dziennej nie są brane pod uwagę interakcje, jakie zachodzą pomiędzy poszczególnymi składnikami. Dla przykładu, jednoczesne branie żelaza i witaminy C poprawia wchłanianie żelaza, ale żelazo zaburza wchłanianie cynku. Dlatego też przyjmowanie zaleconej przez RDA dawki cynku, przy jego 50% wchłanialności, nie wyleczy jego niedoboru. Niektóre witaminy powinny być przyjmowane z jedzeniem, a inne są zalecane na pusty żołądek.

WSPOMAGANIE PRODUKCJI HORMONÓW

Zioła adaptogenne

Znane są naturalne zioła, które pomagają w zwalczaniu stresu. W latach 40. dr Nikolai Lazarow wprowadził definicję adaptogenu jako "substancji, która wzmaga odporność organizmu na stres, poprzez zwalczanie niechcianych stresorów, zarówno fizycznych, chemicznych, emocjonalnych i biologicznych." Wiele adaptogenów było znanych od tysięcy lat i stosowanych w medycynie Wschodu, a przykładem jest Ayurveda, używana w tradycyjnej medycynie chińskiej (TCM).

Poznano wiele ziół o działalności adaptogennej i stosowane są różne ich mieszanki, w zależności od występujących objawów.

Aby konkretne zioło mogło być zaliczone do adoptogenów, musi ono spełnić określone warunki. Po pierwsze, nie może być toksyczne dla organizmu, po drugie zioło adaptogenne powinno wspomagać cały organizm w walce ze stresem i ostatni warunek wymaga, aby zioła były w stanie przywrócić organizm do normy, bez względu na to, w jaki sposób stres zaburzył jego funkcję. Innymi słowy, zioła adaptogenne powinny, w zależności od potrzeby, albo obniżać nadreaktywny system, albo wspomagać, w przypadku jego obniżonej funkcji. Uważa się, że adaptogeny wpływają na normalizację osi podwzgórze -przysadka-nadnercza (osi HPA).

Do adaptogennych ziół należą: Ashwagandha, zwana indiańskim żeń-szeniem, traganek (astragalus), lakownica lśniąca (reishi mushroom), dang shen, eleuterokok kolczasty (eleuthero), żeń-szen (ginseg), jiaogulan, lukrecja gładka (licorice), maca, schizandra, spikenard, suma i uważa się, że zwiększają one odporność na stres i mogą być używane w połączeniu z witaminami i minerałami.

Wyciąg z korzenia lukrecji gładkiej (Licorice root) zapobiega przejściu kortyzolu w nieaktywną postać. Dzięki temu poziom kortyzolu będzie utrzymany bez konieczności "kradzieży pregnenolonu" i produkcja innych hormonów nadnerczy nie będzie zaburzona. Zalecany jest u osób z niskim poziomem kortyzolu i z obniżonym ciśnieniem krwi, natomiast nie należy go stosować u osób z retencją wody i sodu, którym towarzyszy podwyższone ciśnienie krwi.

Suplementy wspomagające nadnercza mogą zawierać zioła, a także mogą być połączone z witaminami lub wyciągami z nadnerczy.

Zioła adaptogenne
Żeń-szeń amerykański (Panax quinquefolius)
Amla – indyjski agrest (Emblica officinalis)
Korzeń witanii-Ashwanandha (Withania somnifera)
Żeń-szeń azjatycki (Panax ginseng)
Traganek (Astragalus membranaceus)
Błyskoporek podkorowy (Inonotus obliquus)
Maczużnik (Cordyceps sinensis)
Dand Shen (Codonopsis pilosula)
Gaduchi (Tinospora cordifolia)
Korzen Fo-Ti (Polygonum multiflorum)
Bazylia azjatycka (Ocimum sanctum)
Jiaogulan (Gynostemma pentaphyllum)
Korzeń lukrecji (Glycyrrhiza glabra)
Kolcowój chiński (Lycium chinense)
Maca (Lepidium meyenii)
Prince Sheng (Pseudostellaria heterophylla)
Lakownica żółtawa (Ganoderma lucidum)
Szczodrak krokoszowaty (Rhaponticum carthamoides)
Leuzea krokoszowata (Stemmacantha carthamoides)
Różeniec górski (Rhodiola rosea)
Cytryniec chiński (Schisandra chinensis)
Tarczyca bajkalska (Scutellaria baicalensis)
Shatavari (Asparagus racemosus)
Bituminy (Asphaltum bitumen)
Żeń- szeń syberyjski (Eleutherococcus senticosus)
Suma (Pfaffia paniculata)

Suplementy hormonalne

W oparciu o wyniki badania poziomu kortyzolu w ślinie, a także w zależności od stopnia niedoboru innych hormonów nadnerczy, mogą wystąpić wskazania do stosowania hormonów czy substancji wspomagających pracę nadnerczy. Większość tych preparatów jest dostępna bez recepty i można je kupić w sklepach ze zdrową żywnością. Należy jednak pamiętać, że nie są one obojętne dla organizmu, zatem przyjmowanie powinno przebiegać pod kontrolą specjalisty i nie dla wszystkich będą istniały wskazania do ich stosowania.

Do leczenia trzeba podchodzić bardzo indywidualnie, u niektórych osób wystąpi poprawa po stosowaniu wyciągów nadnerczy, dla innych będzie wskazane stosowanie DHEA, a jeszcze inni nie będą potrzebowali żadnego leczenia. Leczenie zaczynamy bardzo ostrożnie od małych dawek i w zależności od potrzeby powoli je podwyższamy co kilka dni aż do osiągniecia dawki optymalnej. Po wprowadzeniu pierwszego suplementu czekamy około jednego tygodnia i wtedy możemy dodać inny suplement. Podawane dawki służą jako przykłady i wcale nie znaczy to, że będą dobre dla wszystkich.

Produkcja wielu hormonów, w tym kortyzolu i hormonów tarczycy, jest regulowana poprzez ujemne sprzężenie zwrotne i zostaje zahamowana w przypadku ich podwyższonego poziomu, jakkolwiek produkcja pregnenolonu, jak i DHEA, nie podlega takiej regulacji. Oznacza to, że stosowanie suplementów pregnenolonu i DHEA nie wpływa na ich produkcję przez organizm i nie prowadzi do atrofii nadnerczy.

Wyciągi z nadnerczy

Ekstrakty z nadnerczy używane są w medycynie od 1931 roku. Podobnie jak Armour, który jest produkowany ze świńskiej tarczycy, dostępne tabletki czy kapsułki pochodzą z nadnerczy świń, krów i owiec. Obecne w sprzedaży preparaty wyciągów z nadnerczy są produkowane z całego gruczołu, albo też tylko z zewnętrznej części (wyciąg z kory nadnerczy). Ekstrakty nadnerczy przeważnie stosuje się 1-3 dziennie.

Ekstrakty te nie są regulowane przez FDA i znacznie różnią się między sobą. Wyciągi z całego gruczołu zawierają adrenalinę i noradrenalinę. Mogą one powodować niepokój, bicie serca, ataki paniki u osób z Hashimoto, u których poziom adrenaliny jest już i tak podwyższony, z jednoczesną niewystarczającą ilością kortyzolu.

Wyciągi z nadnerczy mogą prowadzić do zablokowania osi HPA i atrofii nadnerczy. Oznacza to, że mogą zastopować produkcję własnych hormonów (nadnerczy), a potencjalnie także hormonów tarczycy, poprzez wpływ na przysadkę mózgową na drodze ujemnego sprzężenia zwrotnego. Przysadka mózgowa może zaprzestać wysyłać sygnały do nadnerczy i tarczycy pobudzające produkcję własnych hormonów. Może to doprowadzić do powstania tzw. wtórnej albo przysadkowej niedoczynności tarczycy, charakteryzującej się niskim poziomem TSH (takim jak w nadczynności tarczycy), połączonym z niskim poziomem T3 i T4. Osoby, które początkowo czują się lepiej po zastosowaniu wyciągów z nadnerczy, ale kilka tygodni po stosowaniu wyciągów kory nadnerczy rozpoznana jest u nich niedoczynność tarczycy z niskim poziome TSH, powinni być badani w kierunku zablokowania HPA. W tych przypadkach wyciągi z nadnerczy powinny być odstawiane powoli – powinno się redukować dawkę w ilości 10-20 % co cztery do siedmiu dni. Zbyt szybkie zaprzestanie przyjmowania tych suplementów powoduje ból, niskie ciśnienie, zmęczenie o dużym stopniu nasilenia, nudności i powrót dolegliwości ze strony tarczycy.

Supresja HPA częściej się zdarza przy długotrwałym stosowaniu dawek przewyższających ilość hormonów wydzielanych fizjologicznie i szczególnie jeżeli dawki podawane są wieczorem. Dlatego też wskazane jest branie preparatów nadnerczy pod okiem profesjonalisty w tej dziedzinie.

Pregnenolon

Pregnenolon jest prekursorem wielu hormonów produkowanych przez korę nadnerczy, a jego suplementy można podawać w przypadku niedoboru progesteronu, aldosteronu i DHEA. Szczególną ostrożność należy zachować u osób z podwyższonym poziomem aldosteronu i towarzyszącą retencją wody i obrzękami. W przeciwieństwie do innych hormonów, produkcja aldosteronu nie jest regulowana przez ujemne sprzężenie zwrotne. Oznacza to, że jego produkcja nie zostanie zastopowana przy nadmiernej podaży. Nadmiar aldosteronu może powodować jeszcze większą retencję wody i bóle kończyn spowodowane uciskiem na nerwy. Nadmierna retencja wody po odstawieniu pregnenolonu najczęściej ustąpi w krótkim czasie, ale bóle kończyn mogą się utrzymywać przez kilka tygodni i czasami wymagany jest odpoczynek i dodatkowa rehabilitacja.

Progesteron

Wskazaniem do podawania progesteronu są jego niedobory, potwierdzone wynikami testów laboratoryjnych, jak też nieregularne cykle miesiączkowe, niepłodność, a także inne objawy wskazujące na jego niedobór. Nadmiar progesteronu może prowadzić do wzmożonej produkcji aldosteronu, dlatego też niezbędne są te same środki ostrożności jak przy podawaniu pregnenolonu.

DHEA

Podawanie suplementów DHEA zwiększa odporność na stres, powoduje obniżenie stosunku kortyzol/DHEA, a także chroni komórki przed szkodliwą działalnością koryzolu. Wykazano, że stosowanie preparatów DHEA zwiększa oczekiwaną dalszą długość trwania życia (ang. life span) u zwierząt, okazał się on także obiecującym lekiem w różnych schorzeniach, między innymi w niedoczynności nadnerczy.

W przeciwieństwie do pregnenolonu, DHEA nie przechodzi w aldosteron i nie powoduje retencji (zatrzymania) płynów w ustroju, ale może przejść w testosteron.

DHEA stymuluje mieszki włosowe i gruczoły olejowe, dlatego też może powodować u kobiet porost włosów na twarzy czy też objawy trądziku (jak potwierdziły najnowsze badania, trądzik w okresie dojrzewania jest powiązany ze zwyżką DHEA). Dodatkowo u niektórych osobników może prowadzić do zwiększonej irytacji i teoretycznie prowadzić do agresji na skutek zwyżki testosteronu. Objawy te cofają się po zmniejszeniu dawki czy odstawieniu suplementu.

7-Keto jest aktywnym metabolitem DHEA, który nie przechodzi w testosteron i dlatego też niektórzy preferują podawanie DHEA w tej formie, aby zminimalizować objawy uboczne.

Ekstrakty z yam uważane są za naturalne źródła DHEA, ale u ludzi nie jest możliwe otrzymanie aktywnego DHEA z nieaktywnej diosgeniny występującej w yam.

Przed rozpoczęciem leczenia zalecane jest sprawdzenie początkowego poziomu DHEA i jeżeli mamy zlecenie od lekarza, koszty testów laboratoryjnych są pokrywane przez ubezpieczenia.

Rekomendowana dzienna dawka waha się od 10 do 50 mg dla kobiet, a 25 do 100 mg dla mężczyzn (kobiety potrzebują mniej DHEA niż mężczyźni). Zawsze należy zaczynać od dawek mniejszych i stopniowo je zwiększać. Niektórzy specjaliści zalecają u kobiet stosowanie DHEA w dawkach mniejszych 2-2.5 mg/dzień.

Suplementy DHEA powinny być stosowane, dopóki nie osiągniemy poziomu występującego u 30-letnich osobników (200-300 mikrogramów przez decylitr krwi u kobiet i 300-400 mikrogramów na decylitr krwi u mężczyzn).

Zewnętrznie stosowane preparaty magnezu

Według dr. Norma Shelley używanie zewnętrznie oleju magnezowego przez 4-5 tygodni może zwiększyć poziom DHEA, bez konieczności przyjmowania suplementu doustnie. Jednym ze sposobów jest używanie 2-4 oz. do kąpieli albo moczenie nóg w roztworze magnezu przez 20-30 minut. Polecane są także kąpiele z dodatkiem soli Epsoma. Wiele ludzi ma za mało magnezu i przyjmowanie go drogą doustną nie zawsze przynosi efekty. Magnez nie jest wskazany u osób z zaburzeniami czynności nerek.

Konwencjonalne leczenie choroby Addisona

Potwierdzeniem istnienia choroby Addisona jest niski poziom

kortyzolu we krwi pobranej w godzinach porannych. Konwencjonalne leczenie tej choroby polega na stosowaniu hormonów, do których należą: prednison, kortyzon i hydorkortyzon. Może być również stosowany dostępny bez recepty suplement DHEA. Badania krwi w chorobie Addisona mogą być normalne, dopóki 90 % gruczołu nie zostanie zniszczone, dlatego też niektórzy lekarze stosują leczenie hormonalne u osób z podejrzeniem choroby, pomimo prawidłowych wyników badań laboratoryjnych.

JAK UNIKAĆ STRESORÓW?

„Boże! Proszę, daj mi siłę, abym pogodził się z tym, czego zmienić nie mogę; odwagę, abym zmienił to, co zmienić mogę i mądrość, abym potrafił odróżnić jedno od drugiego" – Reinhold Niebuhr

Wszyscy znamy to określenie, że" stres nie jest dobry dla zdrowia', ale przeważnie nikt się nad tym stwierdzeniem głębiej nie zastanawia.

Stres emocjonalny występuje u ludzi z nieustabilizowanym życiem uczuciowym, u osób, które mają duże oczekiwania w stosunku do siebie i innych, u osób, które mają za dużo na głowie albo nie lubią swojej pracy. Stres fizyczny występuje u osób pracujących długie godziny, przy uprawianiu ekstremalnych sportów i w przypadku niewystarczającej ilości snu…

Pozbycie się stresorów nie wymaga od nas zakupu drogich sprzętów czy lekarstw, ale może być jedną z najtrudniejszych rzeczy do zrealizowania dla większości ludzi. Większość ludzi nie potrafi z dnia na dzień zmienić swojego życia, np. rzucić stresującą pracę, uniknąć konfliktów w rodzinie czy korków w drodze do pracy. Stres zależy wyłącznie od naszej percepcji, bo to my, a nie

232

HPA, decydujemy, które sytuacje są stresorami.

Zrób listę czynników, które uważasz za stresujące i zastanów się, czy możesz je wyeliminować; jeżeli nie, to zastanów się, jak możesz zmienić podejście do stresora.

Staraj się unikać: nadmiernego zmęczenia, kofeiny, cukru, alkoholu, mąki, siedzenia w nocy po godzinie dwudziestej trzeciej, nadmiernego krytycyzmu w stosunku do siebie, a także użalania się nad sobą.

Strategie pomocne w zwalczaniu stresu

1. Czytaj książki relaksujące, o tym jak pokonać stres, np. "Jak przestać się bać i zacząć żyć"(„How to stop worrying and start living"), autor Dale Carnegie.
2. Codziennie znajdź jedną rzecz, za którą jesteś wdzięczny.
3. Słuchaj ulubionych książek na CD, kiedy stoisz w korku albo robisz rzeczy, których nie lubisz.
4. Słuchaj relaksującej muzyki.
5. Polecane aktywności relaksujące: medytacja, joga, tai-chai.
6. Unikaj ludzi, których nie lubisz.
7. Dobrze sobie zorganizuj i upraszczaj życie.
8. Mniej konsumpcji: wyłącz telewizor, unikaj Internetu, sklepów.
9. Poświęć czas dla siebie ...Codziennie, co tydzień, co miesiąc, co rok

   -codziennie- ćwicz jogę, zażywaj gorących kąpieli, medytuj 15 minut dziennie;

   -co tydzień – raz w tygodniu, w dniu wolnym od pracy, staraj się zrobić coś dla siebie, nie narzucaj sobie żadnych obowiązków. Masz ochotę czytać książkę cały dzień? – zrób to, masz ochotę spać cały dzień? Zrób to. Chcesz zrobić manicure? Zrób. To jest Twój czas, Twoje zdrowie, Twoje ciało;

   -co miesiąc uczęszczaj na masaż czy spa;

   -co roku spędź wakacje na plaży.

10. Nie staraj się wszystkiego kontrolować, nie bierz na barki problemów całego świata. Nie staraj się poprawić całego wszechświata, poczujesz się lepiej, a świat nadal będzie istniał.

11. Staraj się być dobrym obserwatorem i wyciągaj wnioski, co jest dla Ciebie dobre, a co Ci nie służy.

12. Unikaj nadmiernego przemęczenia i podekscytowania.

13. Śmiej się kilka razy dziennie.

14. Ciesz się z życia, kup sobie kotka albo psa.

15. Zawsze stosuj zasadę „upraszczać, a nie komplikować."

16. Staraj się być bardziej elastycznym, Bruce Lee powiedział" ...Zauważ, że najłatwiej złamać sztywne drzewo, a bambus czy wierzba przetrwa chociaż targa nią wiatr".

17. Rób rzeczy które lubisz.

18. Organizacja i przewidywalność są Twoimi przyjaciółmi. Staraj się trzymać porządek i czystość naokoło siebie.

19. Nie zapalaj świeczki na obu końcach.

20. Masaż i akupunktura pomogą Ci się zrelaksować.

21. Unikaj robienia wielu rzeczy naraz. Zrób jedną rzecz z pełną koncentracją, a następnie przejdź do drugiej, wskazane są też częste przerwy.

22. Zrób listę rzeczy, które powodują, że czujesz się lepiej albo gorzej.

Mój plan dzienny: relaksujące zajęcia, takie jak: gorąca kąpiel, długie spacery, słuchanie relaksującej muzyki, medytacja i joga.

Odpoczynek

Odpoczynek jest bardzo istotny do prawidłowego zregenerowania nadnerczy. Polecane jest kładzenie się do łóżka o godzinie 22, a czas snu powinien wynosić co najmniej osiem godzin. Spanie do 8 czy 9 rano jest również polecane, o ile to jest możliwe, dłuższy sen przyśpieszy regenerację nadnerczy.

Aby zmobilizować produkcję melatoniny przed snem, trzymamy

pokój w ciemności i wyłączamy wszystkie przyrządy elektroniczne. Nie zaleca się picia kawy i innych napojów z kofeiną, a także należy ograniczyć używanie komputera i oglądanie telewizji.

Sztuczne światło pochodzące od telewizora czy komputera może powodować zahamowanie produkcji melatoniny, hormonu, który jest odpowiedzialny za regenerujący, zdrowy sen. Rekomendowane jest wyłączenie TV i komputera na 3 godziny przed snem.

Osoby, które budzą się w nocy i nie mogą zasnąć, mogą uzyskać poprawę przy stosowaniu małych dawek melatoniny albo magnezu.

Ćwiczenia gimnastyczne

Do poprawienia funkcji nadnerczy zalecane są średnio zaawansowane ćwiczenia gimnastyczne. Ćwiczenia te działają uspokajająco, redukują stres, zwiększają przepływ krwi, prowadzą też do lepszego dotlenienia i detoksykacji organizmu, a także pomagają znormalizować poziom hormonów. Ponadto ćwiczenia fizyczne stabilizują poziom cukru we krwi, co szczególnie ważne jest u osób, które mają skoki poziomu cukru po zjedzeniu węglowodanów.

Dla osób, które nie uprawiają żadnego sportu, spacer przez 20 min, raz w tygodniu czy pójście na jogę, byłoby dobrym początkiem, a następnie stopniowo zwiększamy ćwiczenia do trzech razy w tygodniu. Ekstremalne sporty, takie jak np. trenowanie na maraton czy triatlon, nie jest wskazane przed osiągnieciem równowagi hormonalnej.

Używanie stymulantów

Kawa, alkohol, herbata (z wyjątkiem herbat ziołowych) powinny być wyeliminowane, ponieważ stymulują one wydzielanie ACTH, wpływając na większą produkcję kortyzolu przez nadnercza.

Wahania poziomu cukru

Priorytetem dla osób z niedoczynnością tarczycy i zmęczeniem nadnerczy będzie unormowanie poziomu cukru we krwi.

Insulina jest wydzielana w celu obniżenia poziomu cukru we krwi. Jak już było powiedziane wcześniej, u wielu osób z Hashimoto występuje zaburzona tolerancja węglowodanów. Polega ona na tym, że po zjedzeniu węglowodanów poziom cukru we krwi podnosi się za szybko i nadmiernie. W odpowiedzi na wysoki poziom cukru zostaje uwolniona insulina w dużych ilościach, ten gwałtowny skok wydzielania insuliny prowadzi do nadmiernego obniżenia cukru we krwi (reaktywnej hipoglikemii) z towarzyszącymi objawami, takimi jak: nerwowość, zawroty głowy, zmęczeni, niepokój.

Reaktywna hipoglikemia jest stresorem dla nadnerczy.

W odpowiedzi na stres zostaje wydzielony kortyzol, a jego nadmiar prowadzi do przewagi odnogi limfocytów Th-2.

Powtarzające się duże wahania poziomu cukru we krwi w konsekwencji mogą prowadzić do odporności na insulinę i do cukrzycy typu 2.

Jakie czynniki są odpowiedzialne za wahania poziomu cukru?

Z przykrością trzeba stwierdzić, że standardowa dieta amerykańska odpowiedzialna jest za epidemię cukrzycy, a także dużą zachorowalność na choroby autoimmunologiczne.

Pośpiech, omijanie śniadań, płynne posiłki, dieta bogata w węglowodany z ograniczoną ilością tłuszczów, no i oczywiście nadmierne spożycie cukru. Stosowanie nieodpowiedniej diety jest rezultatem braku edukacji i złych nawyków. Prawidłowe odżywianie powinno być jednym z przedmiotów w szkole i tak jak matematyka czy historia, powinny być wprowadzone od najmłodszych lat. Niestety, uczymy się z reklam, co jeść, a wiele produktów rekomendowanych jest niezdrowych i z dużą ilością cukru. Ostatnio zalecenia piramidy żywieniowej trochę się zmieniły na lepsze i nie zalecają jedzenia węglowodanów dziennie w ilości odpowiadającej jednemu bochenkowi chleba.

Byłam bardzo zdziwiona, kiedy na studiach farmaceutycznych, ucząc się na temat odżywiania, dowiedziałam się, że węglowodany, w przeciwieństwie do białek, tłuszczów i witamin, nie są konieczne w naszej diecie. Jeżeli nie są konieczne, to dlaczego stanowią podstawę oficjalnie zalecanej piramidy żywieniowej?

Wygląda na to, że nasze zalecenia żywieniowe powinny być skorygowane i dostosowane do najnowszych osiągnięć wiedzy. Nadmiar tłuszczów w diecie nie odłoży się jako tłuszcz, natomiast powstanie on przy jedzeniu nadmiaru węglowodanów.

Rysunek 13: Zwyżki poziomu cukru po spożyciu pokarmów z wysokim i niskim indeksem glikemicznym

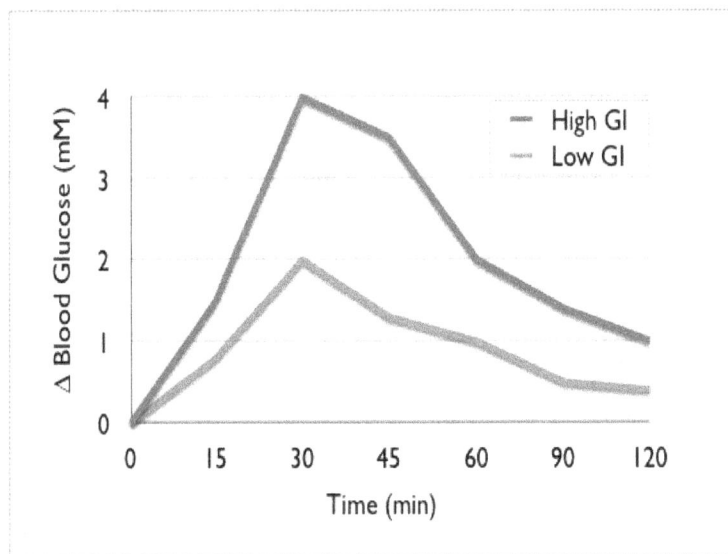

Co to jest indeks glikemiczny?

Indeks glikemiczny określa, jak szybko pokarm zostanie przyswojony przez nasz organizm. Można go też nazwać indeksem spalania, ponieważ mierzy on, jak szybko paliwo otrzymane z poszczególnych pokarmów zostanie zużyte.

Węglowodany mają bardzo szybki okres spalania, w naszym organizmie zostają zużyte w krótkim okresie czasu i powodują gwałtowny skok poziomu cukru we krwi. Po zjedzeniu węglowodanów szybko, bo upływie około jednej godziny, stajemy się znowu głodni.

Natomiast tłuszcze i białka mają dłuższy okres spalania, zostają wchłonięte i zużyte w naszym organizmie wolniej i bardziej równomiernie w czasie, dlatego też nie powodują gwałtownych zwyżek poziomu cukru. Po zjedzeniu białka (w takiej ilości, że czujemy się syci), zgłodniejemy dopiero po 2-3 godzinach, a po zjedzeniu tłuszczów nie jesteśmy głodni przez około 4 godziny.

Czy występują u Ciebie wahania poziomu cukru?

Objawy świadczące o niezrównoważonym poziomie cukru (przedrukowane z „ The UltraMind Solution")

❑ Mam ochotę na słodycze, po ich zjedzeniu mam przypływ energii i poprawę samopoczucia, ale po jakimś czasie czuję się bardzo zmęczona.

❑ W mojej rodzinie występują takie choroby, jak cukrzyca, hipoglikemia i alkoholizm.

❑ Często występuje u mnie rozdrażnienie, niepokój, zmęczenie, a także mam częste bóle głowy. Po zjedzeniu posiłków czuję się lepiej, ale tylko przez krótki czas.

❑ Kilka godzin po posiłku czuję się rozdygotana.

❑ Jestem na diecie z ograniczoną ilością tłuszczów, ale nie mogę schudnąć.

❑ Jeżeli nie zjem posiłku na czas, jestem rozdrażniona, słaba i zmęczona.

❑ Jeżeli na śniadanie zjem pokarmy węglowodanowe (bułki, płatki śniadaniowe) nie mogę przestać jeść przez cały dzień.

❑ Jeżeli zacznę jeść słodycze albo posiłki węglowodanowe, nie mogę przestać.

❑ Jeżeli zjem rybę, mięso albo warzywa, czuję się dobrze, natomiast po zjedzeniu posiłku bogatego w kluski, chleb, kartofle i desery czuję się śpiąca.

❑ Jem śniadania w restauracji.

❑ Czuję kołatanie serca po zjedzeniu słodyczy.

❑ Po zjedzeniu soli czuję, że mam nadmiar wody w organizmie.

❑ Występują u mnie napady paniki po południu, jeżeli nie zjem śniadania.

❑ Mam zmiany nastroju, jestem niecierpliwa i niespokojna.

❑ Mam słabą pamięć i nie mogę się skoncentrować.

❑ Jedzenie mnie uspokaja.

❑ Czuje się głodna kilka godzin po posiłku.

❑ Mam nocne poty.

❑ Mam nadmiar wagi w okolicy talii (stosunek tali do bioder większy od 0.8; pomiar dokonany na wysokości pępka i na wysokości wystających kości na przedniej części bioder).

❑ Moje włosy są przerzedzone w miejscach, gdzie nie chciałabym (na głowie), a rosną w miejscach, gdzie nie powinny (na twarzy u kobiet).

❑ W mojej rodzinie występuje zespół policystycznych jajników albo jestem niepłodna.

❑ W mojej rodzinie występuje choroba nadciśnieniowa.

❑ W mojej rodzinie występują choroby serca.

❑ W mojej rodzinie występuje cukrzyca typu 2 (cukrzyca dorosłych).

❑ Mam przewlekłą infekcję drożdżycową (w pochwie) i suche, swędzące plamy na skórze.

Jak osiągnąć prawidłowy poziom cukru

Chociaż leczenie cukrzycy wybiega poza tematykę tej książki, należy podkreślić, że stabilizacja poziomu cukru we krwi jest niezbędnym krokiem w zapobieganiu i leczeniu cukrzycy, a także niedoczynności tarczycy.

Przy stosowaniu diety z niskim indeksem glikemicznym, przez dłuższy czas nie czujemy się głodni, następuje regulacja poziomu cholesterolu i cukru we krwi i poprawa funkcji kognitywnych, a także dieta ta ma pozytywny wpływ na wzrost energii. Wykazano też, że stosowanie diety z niskim indeksem glikemicznym zapobiega powstawaniu chorób serca, cukrzycy, niektórych nowotworów, a także pozwala na utratę wagi u osób otyłych i wpływa korzystnie na przebieg trądziku. U wielu osób zbalansowanie poziomu cukru wpłynie też na poprawę samopoczucia.

Przedstawiony poniżej wykres pomoże Ci zrozumieć w jaki sposób możesz zbalansować Twój cukier.

Rodzaj pokarmu	Jak długo nie czujesz głodu po spożyciu posiłku
Białka	2-3 godzin
Tłuszcze	4 godziny
Węglowodany	45min do 1 godziny

Indeks glikemiczny

Informacje na temat indeksu glikemicznego dla poszczególnych pokarmów można znaleźć na stronie internetowej www.glycemicindex.com. Do pokarmów o niskim indeksie glikemicznym (poniżej 55) należą: warzywa niezawierające skrobi, mięso, orzechy, nasiona i niektóre pełnoziarniste zboża. Niski indeks glikemiczny mają też tzw. kwaśne owoce, z małą zawartością fruktozy, takie jak cytryny, grejpfruty, żurawina, limonki, (więcej informacji na ten temat można znaleźć w rozdziale na temat diety).

Do pokarmów z wysokim indeksem glikemicznym (powyżej 55) należą: procesowane zboża, cukry, warzywa z zawartością skrobi, takie jak kartofle, a także słodkie owoce, np. melon.

U osób z nieustabilizowanym poziomem cukru wskazane jest ograniczenie pokarmów o indeksie glikemicznym powyżej 55 albo łączenie ich z tłuszczami czy też z białkami, aby zapobiec gwałtownym zwyżkom poziomu cukru. Węglowodany zawierające skrobię, występujące w produktach takich jak: makaron, chleb, kartofle, biały ryż, banany, zostają bardzo szybko zmienione w glukozę i dlatego ich spożycie powinno być ograniczone. Natomiast napoje typu coca-cola czy pespi itp. powinny być całkowicie wyeliminowane z diety.

Chociaż owoce są ważnym źródłem wielu witamin i minerałów, należy je ograniczyć w pierwszym etapie balansowania poziomu cukru. Można je zastąpić owocami o niskim indeksie glikemicznym (ang.GI). Pomaga także łączenie ich z proteinami albo tłuszczami.

Łączenie węglowodanów z proteinami pomoże spowolnić indeks glikemiczny. Proponuje się łączenie w posiłku jednej porcji białka z dwiema porcjami węglowodanów. Jeżeli Twój stek waży 4 gramy, to porcja ziemniaków nie może przekroczyć 8 gramów.

Nasiona lnu i miedź pomogą w normalizacji poziomu cukru.

Metody pomocne w zbalansowaniu poziomu cukru
- ✓ Włączyć białka do każdego posiłku: jajka, orzechy, ryby, mięso.
- ✓ Spożywać posiłki co 2-3 godziny. Przekąski są bardzo polecane.
- ✓ Nie jeść słodyczy przed położeniem się do łóżka.
- ✓ Unikać soków owocowych.
- ✓ Ograniczyć kofeinę.
- ✓ Unikać pokarmów zbożowych i mlecznych, soi, kukurydzy i drożdży.
- ✓ Jeść śniadanie do 1 godziny po wstaniu z łóżka.
- ✓ Jeść przekąski bogate w białko co 2 -3 godziny.
- ✓ Unikać głodówki.
- ✓ Ograniczyć pokarmy z indeksem glikemicznym powyżej 55.
- ✓ Nigdy nie opuszczać śniadania.
- ✓ Łączyć węglowodany z białkami, nie przekraczać proporcji 2/1.

Przekąski

Polecane przekąski powinny zawierać orzechy, nasiona, gotowane jajka, napoje proteinowe.

Przemyśl swoje śniadanie

Typowe "smutne śniadanie": sok pomarańczowy, bułka z serem, kawa z mlekiem

„wesołe śniadanie": jajka, boczek, herbata ziołowa słodzona stevią, grejpfrut

Anomalie w metabolizmie węglowodanów w Hashimoto

Niektóre osoby z Hashimoto nie są w stanie tolerować owoców i warzyw zawierających skrobię, dotyczy to głównie początkowego okresu choroby. Badania pokazały, że więcej niż 50% osób z Hashimoto ma zaburzenia metabolizmu węglowodanów.

W warunkach fizjologicznych po zjedzeniu węglowodanów poziom cukru we krwi podwyższa się i jest to sygnałem do uwolnienia insuliny.

Natomiast reaktywna hipoglikemia polega na tym, że w ciągu 4 godzin po zjedzeniu posiłku węglowodanowego dochodzi do nadmiernego wydzielania insuliny, prowadzącego do dużych spadków poziomu cukru we krwi.

Do objawów hipoglikemii zaliczamy: mentalną mgłę, niewyraźne widzenie, zaburzenia snu, zmęczenie, zawroty głowy, poty, depresję, drażliwość, niepokój, chęć na słodkie pokarmy, zatkany nos, ataki paniki, zimne kończyny (bez czucia), mdłości, uczucie głodu i dezorientację.

Cukrzyca

Cukrzyca typu 2 jest przykładem choroby wynikającej z niezdrowego stylu życia i chociaż poprzednio uważana za chorobę przewlekłą i progresywną, w świetle najnowszych badań okazuje się, że może być wyleczona poprzez stosowanie odpowiedniej diety.

Cukrzyca typu 2 dotyczy głównie dorosłych, ale w związku z epidemią otyłości coraz częściej występuje u dzieci, nawet jest spotykana u ośmiolatków. Sprzyja temu niewłaściwa dieta, bogata w kalorie, ale pozbawiona cennych składników pokarmowych. W leczeniu cukrzycy typu 2 uwzględnia się dietę, doustne środki przeciwcukrzycowe i insulinę.

Wpływ diety na przebieg cukrzycy typu 2 został dokładnie poznany, a powstałe w ostatnich latach diety alternatywne uważane są za bardziej efektywne od Standardowej Amerykańskiej Diety Przeciwcukrzycowej.

Uważa się, że najnowsza dieta nie tylko hamuje progres choroby, ale także jest w stanie wyleczyć cukrzycę!

- Stosowanie przez osiem tygodni diety 600 kalorii (pół-głodówka)
- Dieta niskowęglowodanowa
- Dieta śródziemnomorska
- Dieta Paleo
- Dieta wegańska i wegetariańska
- Diety regionalne

Wspólną charakterystyką powyższych diet jest ograniczenie spożycia rafinowanych zbóż i cukrów.

Chociaż dieta ośmiotygodniowa z ograniczeniem kalorii nie będzie najlepszym rozwiązaniem, ponieważ po jej zaprzestaniu objawy cukrzycy powrócą, to stosowanie diety niskowęglowodanowej, śródziemnomorskiej, Paleo, diety wegańskiej czy wegeteriańskiej, a także diet regionalnych byłoby bardzo uzasadnione.

Dr. Mark Hyman napisał bardzo ciekawą książkę: „Sposoby na rozwiązanie problemu cukru", którą warto przeczytać.

Według definicji hipoglikemia występuje, jeżeli poziom cukru spadnie poniżej 50 mg/dl, ale u niektórych osobników objawy hipoglikemii manifestują się przy wyższych poziomach. Normy poziomu cukru wahają się pomiędzy 70 a 100 mg/dL.

Adrenergic postprandial syndrome (adrenergiczny poobiedni objaw)

Odpowiedzią na nadmierny spadek poziomu cukru będzie reakcja ze strony układu adrenergicznego. W warunkach fizjologicznych przy spadku poziomu cukru poniżej 50 mg/dL wydzielane są adrenalina i glukagon, aby przeciwdziałać dalszemu spadkowi. Natomiast u osób z adrenergicznym poobiednim objawem hormony adrenergiczne będą uwalniane przy wyższych poziomach cukru. Wystąpią u nich te same nieprzyjemne objawy hipoglikemii, spowodowane działaniem adrenaliny, pomimo prawidłowego poziomu cukru.

Nocne objawy

Napady hipoglikemii mogą też wystąpić w nocy, a objawy towarzyszące to nocne poty, koszmarne sny, niepokój, czasami przebiega to bez żadnych objawów. Hipoglikemia spowoduje wydzielanie kortyzolu, aby skompensować niski poziom cukru.

Powtarzające się incydenty hipoglikemii doprowadzą to do wyczerpania zasobów kortyzolu i będą się manifestowały między innymi trudnościami w porannym wstawaniu. Pomocne może być picie herbaty z dodatkiem oleju kokosowego przed położeniem się spać.

Leczenie

Leczenie reaktywnej hipoglikemii i objawu poobiedniego polega na przestrzeganiu diety z ograniczeniem węglowodanów, a także jedzeniu częstych posiłków w małych ilościach.

Dieta bezwęglowodanowa/niskowęglowodanowa została wprowadzona przez dr. Atkinsa. W diecie tej organizm jako źródła energii używa tłuszczów zamiast węglowodanów. Prowadzi to do bardziej równomiernego wydzielania glukozy, ale łączy się z wydzielaniem ketonów.

Dlatego też dieta Atkinsa zwana jest "dietą ketogenną". Dieta ta może być pomocna w leczeniu reaktywnej hipoglikemii, a także leczeniu innych stanów chorobowych, takich jak zaburzenia nastroju i padaczka. W diecie tej ogranicza się spożywanie węglowodanów pochodzących z owoców, zbóż i skrobi do mniej niż 15 g dziennie. Podstawą diety ketogennej są mięso, jajka, tłuszcze, warzywa. Olej kokosowy może być dodawany jako dodatek do herbaty albo spożywany między posiłkami. Klasyczna dieta ketogenna zawiera stosunek tłuszczów do połączonych białek z węglowodanami w proporcji 4:1.

Diety oparte na głodówce, a także diety o bardzo małej zawartości węglowodanów mogą być nieodpowiednie dla osób z niedoczynnością tarczycy, szczególnie jeżeli są stosowane przez długi czas. Głodówka i niewystarczająca ilość węglowodanów może powodować wydzielanie odwróconej formy T3.

Być może odwrócona postać T3 indukuje hibernację, stan, który pozwolił naszym przodkom przetrwać długie zimy i okresy głodówki w czasie, kiedy nie było można pójść do sklepu i kupić sobie jedzenia.

Większość osób czuje się bardzo dobrze po przejściu na dietę ketonową, stan ten może utrzymywać się od kilku dni do miesięcy, a nawet kilku lat. Jakkolwiek u sportowców i osób z dużym zapotrzebowaniem na energię dieta ta może powodować zmęczenie.

Oznacza to, że ustrój tych osób potrzebuje więcej węglowodanów, ale nie powinniśmy znowu zacząć jeść pizzę czy pić niezdrowe napoje. Mając na uwadze zasady balansowania cukru, włączamy więcej owoców i w miarę tolerancji dodajemy stopniowo pełnoziarniste pieczywo, a także kontynuujemy jedzenie organicznego mięsa, tłuszczów i warzyw.

Uwaga weganie/wegetarianie

Przy obecności schorzeń jak zespół zmęczonych nadnerczy czy niedoczynność tarczycy dieta wegetariańska może być niewskazana ze względu na dużą zawartość węglowodanów.

Używane przez wegetarianów źródła białka, jak fasola, produkty mleczne, zboża, soja i niektóre nasiona, mogą być niekompatybilne z leczeniem cieknącego jelita.

Dieta zawierająca jajka, nasiona, orzechy byłaby preferowanym źródłem białka u wegetarian, ale często się zdarza, że nie są one tolerowane u osób z Hashimoto, szczególnie w początkowym okresie leczenia.

Moja historia

Przed rozpoznaniem niedoczynności tarczycy byłam ciągle zestresowana. Reagowałam nerwowo, kiedy ktoś wszedł do pokoju, a prawie podskakiwałam, kiedy dzwonił telefon. Mój sen był bardzo powierzchowny, najmniejszy hałas potrafił mnie zbudzić. Byłam ciągle podenerwowana, pociły mi się ręce, a moje serce biło szybko. Czułam się źle, kiedy byłam głodna, i często kręciło mi się w głowie, kiedy przechodziłam do pozycji stojącej. Początkowo myślałam, że mam nerwicę lękową.

Zaczęłam szukać powiązań moich objawów z zaburzeniami Sympatycznego Układu Nerwowego (SNS). W obecności sytuacji stresowych układ SNS aktywuje odpowiedź „walcz albo uciekaj". Wyglądało na to, że moja odpowiedź „walcz albo uciekaj" była włączona cały czas. Tak jak podejrzewałam, mój układ SNS był nadreaktywny. Zdawałam sobie sprawę, że aktywacja ta była rezultatem wyczerpania kortyzolu, niezbędnego do regulacji poziomu cukru we krwi. Niedobór kortyzolu prowadził do epizodów hipoglikemii.

Rozregulowanie kontroli glukozy stanowiło dla mnie duży problem. Testy wykazały, że występowało u mnie nadmierne wydzielanie insuliny w odpowiedzi na węglowodany. Towarzyszyły temu objawy hipoglikemii, takie jak: palpitacja, niepokój, zmęczenie, nocne poty, a objawy te nasilały się, kiedy jadłam słodycze przed położeniem się do łóżka. Rutynowe badania laboratoryjne wykazały, że poziom cukru około dwóch godzin po zjedzeniu śniadania bogatego w węglowodany wynosił 53 mg/dL (norma 70-100mg/dL).

Zrozumiałam, że to fluktuacja poziomu cukru była odpowiedzialna za występowanie stanów lękowych. Po ustabilizowaniu poziomu cukru poczułam się znacznie lepiej, a mój poziom przeciwciał obniżył się. Ograniczyłam w diecie zawartość węglowodanów i starałam się jeść posiłki z niskim indeksem glikemicznym. Ale tak naprawdę lepiej poczułam się dopiero wtedy, kiedy ograniczyłam spożywanie owoców. Włączyłam także do diety olej kokosowy jako dodatek do herbaty, w ilości jednej 1 łyżki stołowej.

Podsumowanie rozdziału

✓ Zaburzenia funkcji nadnerczy mają ścisły związek z tarczycą.

✓ Przewlekły stres jest odpowiedzialny za dysfunkcję nadnerczy i prowadzi do niedoborów składników pokarmowych, a także niedoborów hormonalnych.

✓ Poziom DHEA jest często obniżony w chorobach autoimmunologicznych.

✓ Pełnoobjawowa niedoczynność nadnerczy (choroba Addisona) jest często spowodowana procesem autoimmunologicznym.

✓ Stan zapalny i fluktuacje poziomu cukru odpowiedzialne są za dysfunkcję nadnerczy.

✓ Dieta zawierająca tłuszcze i białka w każdym posiłku i ograniczająca węglowodany pomaga ustabilizować poziom cukru we krwi i poprawia funkcję nadnerczy.

✓ Czynniki pomocne w odzyskaniu prawidłowej funkcji nadnerczy to witaminy (szczególnie witamina C), adaptogeny i PMG.

✓ Stosowanie wyciągów z gruczołów i hormonów może być pomocne, ale wiąże się z ryzykiem.

14. WYZWALACZE

Znanych jest wiele czynników środowiskowych, które mogą wyzwalać Hashimoto. Do tej pory były omawiane niedobory pokarmowe, nadmiar jodu, infekcje, zaburzenia funkcji nadnerczy i toksyny, prowadzące do stanu zapalnego i zapoczątkowujące błędne koło odpowiedzialne za zmienioną odpowiedź układu immunologicznego. Okazuje się jednak, że wspólnym mianownikiem dla wszystkich chorób immunologicznych jest nieszczelne jelito.

Zdiagnozowano także inne czynniki, których obecność może powodować powstanie Hashimoto, a należą do nich: brak równowagi hormonalnej, choroby ozębnej i wirusy.

BRAK RÓWNOWAGI IMMUNOLOGICZNEJ

Ciąża

Ciąża zmienia równowagę na korzyść limfocytów Th-2. Tłumaczy to, dlaczego w czasie ciąży dochodzi do remisji chorób autoimmunologicznych, a nasilają się objawy alergii sezonowych, stymulowanych przez komórki Th-2.

.

W czasie ciąży wzrasta liczba limfocytów typu Treg, które kontrolują układ immunologiczny i zapobiegają zaatakowaniu rozwijającego się płodu.

Poziom przeciwciał TPOAb i przeciwciał TgAb również się zmniejsza, z największym ich spadkiem w 3. trymestrze, jakkolwiek zaraz po porodzie poziom Treg gwałtownie spada, a przeciwciała przeciwtarczycowe zaczynają się pojawiać w szóstym tygodniu, osiągając poziom przedciążowy w 12. tygodniu z maksymalną zwyżką w 20. tygodniu.

U niektórych kobiet może się pojawić przejściowa, poporodowa nadczynność tarczycy, u 2/3 kobiet czynność tarczycy powróci do normy, a u 1/3 kobiet powstanie Hashimoto. Dlatego też ciąża jest jednym ze zidentyfikowanych czynników wyzwalających powstanie niedoczynności tarczycy typu Hashimoto.

W czasie ciąży komórki tarczycy płodu mogą przedostać się do tarczycy matki. W niektórych przypadkach wykryto obecność tych komórek w tarczycy matki wiele lat po porodzie. Najnowsza teoria uważa, że komórki płodu w tarczycy kobiety mogą wywoływać reakcję na zasadzie gospodarz przeciwko przeszczepowi (ang. host versus graft), ponieważ po porodzie kończy się, kontrolująca układ immunologiczny, działalność komórek T regulujących (Treg). Teoria ta jest jeszcze w stadium hipotezy i nie została definitywnie potwierdzona.

Inna hipoteza głosi, że to niedobory pokarmowe w ciąży są odpowiedzialne za występowanie podwyższonego ryzyka powstania Hashimoto. Jak ogólnie wiadomo, zapotrzebowanie na wiele składników pokarmowych i witamin wzrasta w czasie ciąży i rekomendowane jest ich uzupełnianie. Badania pokazały, że kobiety w ciąży przyjmujące preparaty selenu miały mniejszą ilość przeciwciał anty -TPO po porodzie w porównaniu z grupą kobiet, które selenu nie przyjmowały.

Wykazano, że tylko 28.6% kobiet, które przyjmowały selen w ciąży, zachorowało na Hashimoto, w porównaniu z 48.6% kobiet, które selenu nie brały.

Badania ultrasonograficzne wykazały zmiany destrukcyjne tarczycy u kobiet, które nie przyjmowały selenu i brak tych zmian w grupie kobiet biorących selen.

Idealnym rozwiązaniem byłoby, aby kobiety przed zajściem w ciążę zidentyfikowały swoje potencjalne czynniki wyzwalające, ale oczywiście realizacja tego byłaby bardzo trudna. Modulacja immunologiczna jest przeciwskazana w okresie ciąży, ale odpowiednie odżywianie i suplementy selenu mogą okazać się pomocne. W ciąży wzrasta również zapotrzebowanie na hormony tarczycy i dlatego u osób z Hashimoto monitorowanie funkcji tarczycy jest bardzo istotne.

Doustne środki antykoncepcyjne

Doustne środki antykoncepcyjne, wywołujące objawy „pseudociąży", zmieniają również równowagę na korzyść limfocytów Th-2. Ponadto środki antykoncepcyjne zaburzają wydzielanie własnych hormonów, a także powodują niedobory witamin, minerałów i zaburzają skład flory bakteryjnej przewodu pokarmowego.

Jakie są alternatywy dla kobiet, które nie chcą zajść w ciążę? Używałam tabletek antykoncepcyjnych przez wiele lat. Przy stosowaniu kondomów ryzyko zajścia w ciążę wynosi 14-15%. Nie jestem też zwolenniczką implantów i IUD.

Naturalne metody planowania rodziny

Metoda ta, wykorzystując wiedzę na temat układu rozrodczego kobiety, potrafi określić dni płodne. W czasie każdego cyklu miesiączkowego istnieje tylko sześć dni, w których można zajść w ciążę.

W jaki sposób tabletki antykoncepcyjne rujnują nasze zdrowie...(Ekspert z blogu thyroidrootcause.org)

1.Tabletki antykoncepcyjne określane są jako bandyckie tabletki (ang.drug muggers) przez Suzy Cohen, RPh, America's Pharmacist. Pozbawiają one nasz ustrój selenu, cynku, aminokwasu tyrozyny. Wszystkie te substancje są niezbędne do prawidłowej funkcji tarczycy.

2. Hormony zawarte w tabletkach antykoncepcyjnych hamują produkcję endogennego estrogenu i progesteronu na zasadzie ujemnego sprzężenia zwrotnego. Sztuczne hormony zawarte w dużych ilościach w tabletkach antykoncepcyjnych blokują owulację i prowadzą do zaniku wyściółki macicy, a także zaburzeń równowagi hormonalnej z przewagą estrogenu.

3. Tabletki antykoncepcyjne zwiększają ryzyko zakrzepów krwi i wylewów, zwłaszcza u kobiet palących i po 35. roku życia.

4. Tabletki antykoncepcyjne prowadzą do rozrzedzenia kości i powodują osteoporozę.

5. Tabletki antykoncepcyjne symulują objawy pseudociąży i powodują zwrot układu immunologicznego w kierunku przewagi Th2, poprzez co zaostrzają i podtrzymują procesy autoimmunologiczne.

6. Tabletki antykoncepcyjne mogą zmienić skład flory bakteryjnej, prowadząc do wzrostu bakterii i grzybów chorobotwórczych.

7. Kobiety przyjmujące tabletki antykoncepcyjne mają zmienione preferencje w wyborze partnerów seksualnych.

8. Branie doustnych tabletek antykoncepcyjnych zwiększa ryzyko raka piersi, jajników i wątroby.

9. Tabletki antykoncepcyjne zaburzają zdolność do budowy mięśni, nawet u osób uprawiających sport, a także zmniejszają

popęd seksualny poprzez hamowanie produkcji testosteronu (kobiety produkują go w małej ilości).

10. Wysoka dawka estrogenu w tabletkach antykoncepcyjnych zwiększa aktywność TBD (globuliny wiążącej tyroksynę). Wiązanie tyroksyny z globuliną zmniejsza poziom wolnego hormonu we krwi.

11. Wiele tabletek antykoncepcyjnych zawiera laktozę, jako nieaktywny wypełniacz. Może to stanowić problem dla osób z Hashimoto z towarzyszącą często nietolerancją produktów mlecznych i glutenu.

12. Tabletki antykoncepcyjne obniżają produkcję hormonu DHEA. Jest on określany jako hormon młodości (zapobiegający starzeniu). Niski poziom DHEA towarzyszy wielu chorobom autoimmunologicznym.

13. Tabletki antykoncepcyjne pozbawiają nasz ustrój kwasu foliowego, witaminy B12 i B6. Może to prowadzić do anemii, wrodzonych wad, depresji i innych poważnych dla zdrowia konsekwencji.

U większości kobiet cykle miesiączkowe trwają cztery tygodnie, (zaczynamy odliczanie od pierwszego dnia miesiączki), a owulacja następuje mniej więcej w środku cyklu. Ale nie każda kobieta ma cykl, który trwa 28 dni, poza tym nie każda kobieta z 28- dniowym cyklem owuluje dokładnie w środku cyklu. Dzień owulacji może się zmieniać każdego miesiąca i jest on uzależniony od różnorodnych czynników.

Do zapłodnienia może dojść w ciągu pięciu dni przed owulacją albo w dzień owulacji. Oznacza to, że początek i koniec cyklu miesiączkowego jest bezpłodny, a dni płodne są gdzieś w środku.

W metodzie termicznej mierzenie podstawowej temperatury, obserwacja wydzieliny i pozycji szyjki macicy pozwalają określić czas jajeczkowania.

Nasza temperatura ciała podnosi się o 0.4-0.6 stopnia Fahrenheita po owulacji, temperatura może być mierzona za pomocą bardzo czułego termometru, po wstaniu z łóżka. Pomiary temperatury, a także inne zmiany są zapisywane codziennie i pomagają w określeniu dni płodnych.

Mierzenie podstawowej temperatury ciała ma dodatkowy plus u osób z Hashimoto, pozwala nam bowiem określić progres w leczeniu choroby. Temperatura ciała przed owulacją (przeważnie pierwszych dziesięć albo piętnaście dni cyklu) może być wymiernikiem funkcji tarczycy i nadnerczy.

Pomiary temperatury przed owulacją wahają się pomiędzy 97.0 do 97.7 stopnia Fahrenheita. Jeżeli mierzona temperatura konsekwentnie utrzymuje się poniżej 97.3 stopni F, może to sygnalizować niedoczynność tarczycy, natomiast powtarzające się pomiary powyżej 97.7 świadczą o nadreaktywnej tarczycy, jakkolwiek przy powtarzających się niskich i nieregularnych odczytach temperatur można podejrzewać zaburzenia funkcji nadnerczy.

Doskonałą książką, którą polecam wszystkim, jest „Kontroluj swoją płodność" autorstwa Toni Weschlera. Opisuje ona bardzo gruntownie i rzetelnie przegląd metod objawowo- termicznych stosowanych w zapobieganiu ciąży. Po przeczytaniu tej książki od początku do końca od razu kupiłam po egzemplarzu dla moich wszystkich przyjaciółek.

Chociaż metody objawowo- termiczne mogą być bardzo

efektywne, bałam się je zastosować, ponieważ mogą zawieźć w 25% przypadków „typowych użytkowników", a ja nie chciałam się znaleźć w tej grupie.

Dlatego też kupiłam Lady- Comp fertility monitor! Jest to minikomputer/alarm z ultraczułym termometrem. Ten minikomputer poznaje Twoją temperaturę ciała i przeprowadza wszystkie analizy prowadzące do określenia dni płodnych, z łatwymi do odczytania informacjami, wyświetlającymi się na ekranie (czerwone światło = dni płodne, żółte=poszukuje, zielone światło=dni niepłodne).

Stosuję Lady-Comp już od roku i uważam, że jest on bardzo pomocny i wiele mnie nauczył na temat mojego ciała.

Jak podaje wykonawca „Lady-Comp używa bio-matematycznych metod prognozowania, a także najnowsze osiągnięcia techniki komputerowej, jego działalność jest oparta na analizie informacji, a także danych statystycznych 900,000 kobiet. Jest to komputer personalny, który uczy się i dostosowuje do indywidulanych cykli, niezależnie od ich regularności i okresu trwania. Oszacowana przez kliniczne badania skuteczność wynosi 99.3%".

Problemem dla niektórych jest wysoka cena, ale jeżeli obliczymy cenę doustnych tabletek antykoncepcyjnych kupowanych przez lata, to okaże się, że cena nie jest aż tak wysoka.

Jeżeli jednak benefity użycia środków antykoncepcyjnych przewyższają ryzyko, tak jak to się dzieje w niektórych poważnych schorzeniach, należy je kontynuować, pamiętając jednocześnie o przyjmowaniu suplementów takich jak cynk, probiotyki, magnez, witaminy z grupy B i C.

ŻEŃSKIE HORMONY PŁCIOWE

Estrogen

Estrogen zaostrza stany zapalne i procesy autoimmunologiczne i jego fluktuacje z towarzyszącym deficytem progesteronu zaostrzają przebieg tych chorób.

Estrogen wzmacnia odnogę Th-1, zaburzenia równowagi limfocytów powodują również androgeny i progesteron. Metabolit estrogenu 16alfa hydroxyestrone (16alfa-OHE) implikuje zaostrzenie procesów autoimmunologicznych i jest on obecny w dużych ilościach u tych chorych.

Progesteron

Niedobór progesteronu prowadzi do wzrostu limfocytów Th1. Tłumaczy to, dlaczego szczyt ilości zachorowań na Hashimoto przypada u kobiet w okresie menopauzy, kiedy to poziom progesteronu gwałtownie spada. Podobny spadek hormonów obserwuje się również u kobiet po porodzie.

Brak równowagi hormonalnej u kobiet pozwala nam wyjaśnić, dlaczego chorują one częściej niż mężczyźni na choroby autoimmunologiczne. Znane są też inne substancje zwiększające poziom estrogenu, a należą do nich: hormony występujące w nieekologicznym mięsie, chemikalia zaburzające wydzielanie hormonów znajdowane w produktach osobistej pielęgnacji, a także estrogenne substancje zawarte w soi. Substancje te są odpowiedzialne za dominację estrogenową w organizmie i mogą zaostrzać i podtrzymywać proces autoimmunologiczny.

Zwiększone spożywanie błonnika w diecie może przyczynić się do eliminacji krążących hormonów. Do innych pomocnych metod zaliczamy: dietę bezglutenową, stabilizację poziomu cukru we krwi, odpowiednie odżywianie, odstawienie doustnych środków antykoncepcyjnych i zbalansowanie funkcji nadnerczy.

W niektórych przypadkach konieczne są interwencje bardziej rygorystyczne, polegające na zmianie stylu życia, użyciu dodatkowych suplementów i leczenia hormonalnego.

Bardzo obszerne informacje na temat zmian stylu życia, suplementacji pomagającej zrównoważyć żeńskie hormony płciowe można znaleźć w polecanej przeze mnie książce "Uzdrowienie Hormonów", napisaną przez dr Sarę Gottfried.

PARADONTOZA (PERIODONTITIS)

Paradontoza należy do schorzeń przyzębia i charakteryzuje się stanem zapalnym dziąseł, prowadzącym do obnażania szyjek zębów, ich rozchwiania, a w ciężkich przypadkach utraty. Paradontoza często występuje u chorych z Hashimoto, a obecność fluoru dodawanego do pitnej wody i pasty do zębów wpływa niekorzystnie na jej przebieg.

Mechanizm powstania chorób przyzębia:
1) Odkładnie się kamienia powstałego przy udziale bakterii.
2) Zapoczątkowanie przez bakterię odpowiedzi autoimmunologicznej i powstanie stanu zapalnego.

Objawy

✓ Krwawiące dziąsła
✓ Obrzęk dziąseł

✓ Odsłonięcie szyjek zębowych
✓ Odkładanie się kamienia nazębnego
✓ Rozchwianie się zębów
✓ Nieświeży oddech

Zaburzenia flory bakteryjnej w jamie ustnej wiąże się z powstaniem reumatoidalnego zapalenia stawów i Hashimoto, z towarzyszącym wzrostem markerów odpowiedzialnych za stan zapalny (IL-6 i Th-1).

Zrezygnowanie z diety opartej na węglowodanach i wprowadzenie probiotyków i pokarmów fermentowanych pomoże unormować florę bakteryjną, poprzez redukcję bakterii Gram-ujemnych i zwiększenie bakterii Gram-dodatnich, zarówno w jamie ustnej, jak i w przewodzie pokarmowym.

Dr Weston A. Rice, który jako dentysta badał wpływ diety na stan zębów, wykazał, że osoby jedzące pokarmy tradycyjne, oprócz zdrowszych zębów mogły się pochwalić znakomitym zdrowiem (bez chorób serca, chorób autoimmunologicznych i otyłości), w porównaniu z osobami o podobnym genotypie, stosujących współczesną dietę zachodnią.

Bakterie Gram-ujemne przywierają do naszych zębów i trudno je usunąć w czasie szczotkowania. Metody pomocne w pozbyciu się tych bakterii to: spożywanie pokarmów alkalicznych, pokarmów fermentowanych, ssanie oleju i sok z żurawin.

Ssanie oleju jest starą metodą ajurwedyjską, polegającą na płukaniu ust olejem. Stosujemy ją na czczo, używamy 1 łyżkę oleju sezamowego (może być słonecznikowy, arachidowy, albo olej z oliwek). Trzymamy i ssiemy olej w ustach przez 20 min, do czasu, aż jego kolor zmieni się na biały. Według tej teorii pomaga to rozbić „domki" bakterii, zbudowane z małych cząstek oleju. Olej w przeciwieństwie do wody może spenetrować te mikrokapsułki i spowodować wiązanie bakterii (stąd zmiana koloru na biały). Po 20 minutach olej należy wypluć.

Sok z żurawiny ma właściwości przeciwadhezyjne, a także rozpuszcza osłonki zabezpieczające bakterie.

Doksycyklina jest antybiotykiem używanym do leczenia periodontitis. Ciekawostką jest, że ten sam antybiotyk pomaga wyeliminować przeciwciała anty-TPO w niektórych przypadkach choroby Hashimoto.

PRZEWLEKŁE INFEKCJE WIRUSOWE

Zachodni tryb życia a choroby autoimmunologiczne

Według "hipotezy starych przyjaciół" występujące zaburzenia limfocytów spowodowane są brakiem ekspozycji układu immunologicznego na alergeny, (wrogów), które towarzyszyły człowiekowi w przebiegu ewolucyjnego rozwoju. Konkretnie chodzi o pasożyty, które koegzystowały i ewoluowały z człowiekiem od zarania dziejów i uczyły nasz układ immunologiczny, jak reagować na zagrożenia.

W naszym współczesnym społeczeństwie, gdzie ogólna poprawa higieny, stosowanie szczepionek, mydeł antybakteryjnych spowodowało, że jesteśmy mniej podatni na zakażenia bakteryjne, wirusowe, czy pasożytnicze. Z jednej strony jest to bardzo korzystne, bo unikniemy ciężkich infekcji, ale jednocześnie utraciliśmy wiele bakterii, które właściwie stymulowały rozwój naszego układu immunologicznego. Potwierdzeniem tej teorii jest fakt, że w krajach Trzeciego Świata, gdzie zakażenia pasożytami są powszechnie spotykane, choroby autoimmunologiczne występują rzadko. Obserwacje te doprowadziły do powstania "teorii higieny", według której brak pasożytów powoduje, że nasz układ immunologiczny jest "znudzony" i zaczyna atakować własne komórki.

Dalszym potwierdzeniem tej teorii są sukcesy w leczeniu zaostrzeń chorób autoimmunologicznych poprzez zakażenie pasożytami (ang. tapeworm therapy). Oczywiście, nie polecam nikomu tej kontrowersyjnej terapii, ale może ona posłużyć jako przykład, że jesteśmy w stanie modulować odpowiedź immunologiczną.
Zakażenie pasożytami, jak wykazano, wpływa na wzrost cytokin działających przeciwzapalnie.

Odpowiedź organizmu na infekcję uzależniona jest od wieku, w którym następuje kontakt z czynnikiem chorobotwórczym. W krajach rozwijających się infekcja wirusem Epsteina-Barra występuje u dzieci poniżej dziesiątego roku życia i przeważnie przebiega bezobjawowo. Dla kontrastu, w krajach rozwiniętych ekspozycja na wirus występuje w okresie szkoły średniej albo studiów i 50% przypadków przebiega z objawami chorobowymi. Uważa się, że jest to spowodowane tym, że poziom komórek T CD8 odpowiedzialnych za zwalczanie wirusa EBV obniża się z wiekiem i w okresie szkoły średniej jest niewystarczający do zwalczenia choroby.

Leczenie infekcji wirusowych

Większość infekcji może być łatwo leczona, przykładem tego jest Yersinia, która jest podatna na antybiotyki. Infekcję Candidą można leczyć candida dietą, lekami i ziołami przeciwgrzybiczymi, są również dostępne lekarstwa i zioła przeciw pasożytom.

Jakkolwiek istnieją infekcje, których wyleczenie nie będzie łatwe, a przykładem może by wirus Epsteina- Barra, którego ukryte (latent) formy są odporne na leczenie dostępnymi środkami przeciwwirusowymi.

Wirusy należą do patogenów wewnątrzkomórkowych. Przenikają one do wnętrza komórek, namnażają się i po zniszczeniu komórki wydostają się na zewnątrz i atakują następne.

Do zniszczenia wirusów potrzebna jest inicjacja odpowiedzi Th-1, jakkolwiek niektóre wirusy potrafią zmylić nasz układ immunologiczny.

Wirus Herpes, podobnie jak wirus EBV, jest zdolny do przetrwania w naszym organizmie dzięki zdolności do wytwarzania protein hamujących odpowiedź komórek Th-1. Są to substancje imitujące działanie cytokin i nasz organizm nie jest w stanie je odróżnić od prawdziwych. Przyczynia się również do tego fakt, że odpowiedź ze strony komórek Th-1 nie jest wystarczająco silna, aby pokonać infekcję i wirus może "bezkarnie" przebywać w naszym organizmie, prowadząc do przewlekłej, ukrytej infekcji.

Każdy z nas jest narażony na kontakt z wieloma infekcjami wirusowymi i niektóre z nich mogą pozostać w organizmie i żyć w harmonii, ale część z nich stanie się problematyczna.

Dlatego też próby normalizacji funkcji immunologicznych poprzez wyleczenie przepuszczalności jelita, poprawę flory bakteryjnej i wspomaganie funkcji nadnerczy byłoby rozwiązaniem bardziej wskazanym i sensownym. Pomoże to wzmocnić układ immunologiczny i będzie on zdolny bronić nas przed oportunistycznymi wirusami, bakteriami, grzybami czy pasożytami.

Metody te spowodują, że układ immunologiczny przejmie kontrolę, wyeliminuje czynniki infekujące i nie będziemy musieli walczyć z każdym z nich z osobna.

Niektóre pokarmy, takie jak tłuszcze zwierzęce i rosół, a także zupy, pomagają ustrojowi zwalczać wirusy, a składnik oleju kokosowego – monolaurin/kwas laurynowy jest pomocny w zwalczaniu wirusa Epsteina- Barra. Wpływ na zmniejszenie replikacji wirusów (w tym Epsteina-Barra) zaobserwowano także po spożyciu kwasu lukrecjowego, obecnego w korzeniu lukrecji. Inne znane substancje przeciwwirusowe to: kwercetyna, koenzym Q10 i acetylecysteina, znalazły one zastosowanie w leczeniu zespołu przewlekłego zmęczenia.

Dodatkowo do leczenia infekcji wirusowych można używać aminokwasu lizyny w dawce 4-6 g dziennie.

Dla kontrastu, substancje stymulujące wydzielanie Th-2 i potencjalnie komórek T regulujących (Treg) sprzyjają wirusom. Jedzenie cytrusów, orzechów, czekolady, kawy i dużej ilości surowych owoców wzmaga aktywność i proliferację wirusów.

W wielu przypadkach wirusy potrafią żyć w harmonii i nie powodować problemów, ale warunkiem są prawidłowo funkcjonujące nadnercza i przewód pokarmowy. Jeżeli jednak po uzdrowieniu jelita i nadnerczy choroba Hashimoto nie ustąpi, będziemy musieli zidentyfikować i wyeliminować inne czynniki wyzwalające i następnym krokiem powinien być test na infekcje wirusowe. Jedną z hipotetycznych metod, pomocną w wyeliminowaniu przewlekłych infekcji, byłoby wzmocnienie odnogi limfocytów Th-1, ale potencjalnie mogłoby to wpływać na zaostrzenie procesów autoimmunologicznych.

Protokół Marshalla

Protokół Marshalla, opracowany przez dr. Trevora Marshalla, uwzględnia wieloletnie postępowanie w chorobach autoimmunologicznych (z przewagą Th-1), polegające na stosowaniu pulsujących dawek antybiotyków, wysokich dawek leku od nadciśnienia krwi - Benicar, jak i unikanie witaminy D3, światła słonecznego i soi przez okres od jednego do pięciu lat.

Nasz układ immunologiczny potrzebuje witaminy D3 do prawidłowego funkcjonowania. Dr Marshall uważa, że tylko endogenna witamina D3 (1,25 dwuhydrowitamina D), produkowana przez organizm z cholesterolu może wpływać korzystnie na nasz układ immunologiczny. Zgodnie z teorią dr. Marshalla witamina D pochodząca z suplementów jest szkodliwa i prowadzi do nieprawidłowej funkcji układu immunologicznego. Ponadto uważa on, że patogeny mogą blokować receptory witaminy D w organizmie i prowadzić do zaburzeń jej produkcji.

Lekarstwo o nazwie Benicar jest agonistą receptora witaminy D i wpływa na uaktywnienie produkcji tej witaminy. Poprzez pomiar poziomu witaminy D przed i po zastosowaniu kuracji zgodnie z protokołem Marshalla - można oceniać jej skuteczność.

W 2008 roku grupa 24 osób z Hashimoto stosowała protokół Marshalla. Okazało się, że u 7 pacjentów z 9 wystąpiła poprawa w pierwszym roku leczenia, u 2 pacjentów poprawa była natychmiastowa, 3 z 5 pacjentów wykazało poprawę w drugim roku leczenia, a 6 z 10 pacjentów wykazało poprawę po leczeniu przez więcej niż dwa lata. U 2 pacjentów nie wystąpiła poprawa po leczeniu powyżej dwóch lat, naukowcy nie są pewni, czy to oznaczało niepowodzenie kuracji, czy też wymagali oni dłuższego czasu leczenia.

Leczenie takie może być pomocne u osób, u których choroba autoimmunologiczna została uaktywniona przez infekcje wirusowe.

Aczkolwiek mam wiele zastrzeżeń do stosowania Protokołu Marshalla u pacjentów z Hashimoto, u których często występują problemy ze strony przewodu pokarmowego i zaburzenia funkcji nadnerczy.

1) Niskie ciśnienie krwi towarzyszące zmęczeniu nadnerczy będzie logicznym przeciwskazaniem do stosowania leku Benicar o działalności obniżającej ciśnienie krwi.
2) Stosowanie antybiotyków dodatkowo zaburzy równowagę flory bakteryjnej przewodu pokarmowego.
3) Reakcje „obumierania" mogą być bardzo nasilone i trwać od kilku miesięcy do kilku lat.
4) Protokół Marshalla był oryginalnie przeznaczony do leczenia sarkoidozy, choroby autoimmunologicznej o całkiem innym profilu.
5) W opublikowanych wynikach leczenia pojawia się słowo „poprawa" jako indykator wyleczenia, natomiast brak jest weryfikowalnych danych takich jak: spadek poziomu przeciwciał, normalizacja TSH itp.

Osobiście nigdy nie stosowałam tej kuracji, uważam, że bardziej odpowiedni jest paleolityczny tryb życia, polegający na jedzeniu pokarmów bogatych w niezbędne składniki, unikanie stresu i dużo słońca. Jest to podejście najbardziej komplementarne dla nas i powinno pomóc wyeliminować choroby autoimmunologiczne.

Protokół Marshalla jest opcją dla osób o potwierdzonej wirusowej etiologii Hashimoto, dla osób, którym nie pomogły inne metody omawiane w tej książce i dla tych, którzy preferują branie lekarstw i unikanie słońca i nie chcą zmienić diety. Stosowanie protokołu Marshalla może być niebezpieczne i dlatego należy go stosować pod okiem profesjonalisty.

Oprócz wymienianych w książce, mogą istnieć inne czynniki wyzwalające, które w dalszym ciągu nie są zidentyfikowane. Może akuratnie uda Ci się zidentyfikować Twój unikalny czynnik wyzwalający.

Podsumowanie rozdziału

- ✓ Brak równowagi hormonalnej może być czynnikiem wyzwalającym Hashimoto.
- ✓ Przyjmowanie selenu w ciąży zmniejsza ryzyko powstania Hashimoto po porodzie.
- ✓ Naturalne metody planowania rodziny mogą zastąpić doustne tabletki antykoncepcyjne.
- ✓ Żeńskie hormony płciowe przyczyniają się do braku równowagi hormonalnej i wskazana jest normalizacja ich poziomu.
- ✓ Ssanie oleju, sok z żurawiny i antybiotyk Doksycyklina pomogą zredukować ilość bakterii chorobotwórczych w jamie ustnej.
- ✓ Latentne (utajone) formy wirusa mogą się ukrywać w organizmie i prowadzić do przewlekłych infekcji.
- ✓ Wzmocnienie układu immunologicznego może być pomocne w pokonaniu Hashimoto, jeżeli czynnikiem wyzwalającym są przewlekłe infekcje wirusowe.
- ✓ Protokół Marshalla jest alternatywną metodą leczenia w chorobach autoimmunologicznych z dominacją Th-1 limfocytów, ale może być niebezpieczny.

„To, co jest żywnością dla jednego człowieka może być dla drugiego trucizną"

15. NIETOLERANCJE

Nietolerancje pokarmowe i alergie pokarmowe są to dwa różne schorzenia. Chociaż w powstaniu obu z nich bierze udział układ immunologiczny, odbywa się to za pomocą różnych mechanizmów.

Alergie pokarmowe typu IgE

Alergie na pokarmy zaliczane są do pierwszego typu nadwrażliwości i są powiązane z immunoglobulinami E (IgE), manifestują się one objawami skórnymi, a także trudnościami w oddychaniu. Mechanizm ten bierze udział w uczuleniach na Penicylinę, użądleniach przez pszczoły, alergiach na orzechy i owoce morza, a także alergiach sezonowych na pyłki i ambrozję. W diagnostyce tych alergii bardzo pomocny jest test skórny. Podczas testu substancja alergiczna zostaje zaaplikowana punktowo, naskórnie, albo śródskórnie, a potwierdzeniem alergii są zaczerwienienie i naciek. Badania krwi są także dostępne, ale ze względu na niską efektywność są rzadko stosowane. Ten typ alergii nazywany jest przez naukowców „alergią prawdziwą".

Stwierdzenie to może to doprowadzić do mylącego wniosku, że inne typy alergii nie istnieją albo że nie są istotne. Oprócz alergii typu IgE istnieją alergie, za które odpowiedzialne są immunoglobuliny A i G i są one równie ważne jak alergia typu IgE.

Z powodu braku innej, stosowniejszej terminologii, są one określane jako „nietolerancje pokarmowe", albo „nadwrażliwość na pokarmy" i chociaż różnią się one mechanizmem powstania, prowadzą do uszkodzenia organizmu.

Reakcje pokarmowe typu IgA (celiakiopodobne)

Nietolerancja pokarmowa typu IgA należy do alergii dotyczących przewodu pokarmowego i spowodowana jest niewłaściwą odpowiedzią organizmu na niektóre pokarmy u osób predysponowanych genetycznie. Alergie te mogą ujawniać się w dzieciństwie, albo też występują w późniejszym okresie życia.

Manifestują się one irytacją i stanem zapalnym jelita za każdym razem, kiedy pokarm uczulający jest konsumowany. W rezultacie prowadzi to do uszkodzenia jelit i upośledzenia wchłaniania składników pokarmowych, a także zwiększonego ryzyka powstania chorób autoimmunologicznych, raka i przyśpieszonego starzenia.

Nietolerancja pokarmowa typu IgA może przebiegać bezobjawowo, albo towarzyszyć jej mogą biegunka, luźne stolce, zaparcia, refluks żołądkowo-przełykowy, niedobór składników pokarmowych i zwiększona przepuszczalność jelitowa.

Może to prowadzić do IBS, gazów, nudności, wysypek skórnych (typu egzema), trądziku, astmy, zatkania nosa, bólów głowy, drażliwości i niedoboru witamin i minerałów.

Najbardziej znaną nietolerancją pokarmową jest celiakia. Jest ona spowodowana nietolerancją na gluten, białko występujące w zbożu. Dodatkowo u osób z Hashimoto często występują nietolerancje białka jajek, produktów mlecznych i protein soi. Ten rodzaj nietolerancji typu IgA nie ma specyficznej nazwy i często jest mylony z innymi, mniej poważnymi zaburzeniami przewodu pokarmowego.

Kiedy powiedziałam mojej znajomej farmaceutce, że mam

nietolerancję na produkty mleczne, odpowiedziała mi „ Ja też nie toleruję laktozy. Dlaczego nie bierzesz Lactaid?"

Oczywiście, nietolerancja laktozy a nietolerancja białek mleka są to zupełnie inne choroby. Laktoza jest cukrem występującym w mleku i jego trawienie jest uzależnione od obecności enzymu laktazy i flory bakteryjnej przewodu pokarmowego. Nietolerancja laktozy może powodować wzdęcia, biegunkę itp., ale nie prowadzi do zapalenia i niszczenia wyściółki jelita cienkiego.

Bardziej adekwatnym określeniem dla nietolerancji typu IgA byłoby autoimmunologiczne zapalenie jelit spowodowane proteinami (ang. Protein - Mediated Autoimmune Intestinal Inflammatory Reaction - PAIR).

Tabela 11: Pokarmy powodujące autoimmunologiczne zapalenie jelit spowodowane proteinami (PAIR)

Pokarm	Reaktywne proteiny
Żyto, jęczmień	Gluten
Pokarmy mleczne	Kazeina, białka serwatki (alfa i beta laktoalbuminy)
Jajka	Owoalbumina
Soja	

U osób z Hashimoto może występować jedna albo też wiele nietolerancji pokarmowych, ale częsty brak objawów utrudnia ich rozpoznanie. Spowodowane to jest tym, że w miarę kontynuacji przyjmowania pokarmów reakcja obronna organizmu będzie osłabiona, ale wyeliminowanie tych pokarmów na pewien czas i ponowne ich wprowadzenie będzie prowadziło do zdemaskowania nietolerancji. Dla większości osób wystąpi konieczność wyeliminowania nietolerowanych pokarmów do końca życia, ale u niektórych będzie możliwa ponowna ich introdukcja po zastosowaniu diety GAPS/SCD przez jeden rok do dwu lat.

Immunoglobulina IgA produkowana jest w jelicie cienkim. Badania laboratoryjne na nietolerancje PAIR opierają się na jej pomiarach w ślinie albo we krwi. Alergie pokarmowe albo PAIR są spowodowane najczęściej czterema czynnikami - są to: gluten, produkty mleczne, jajka i soja. Zdarza się, że nawet lekarze mylą testy i zamiast badania poziomu IgA, zlecane jest badanie IgG, które nie ma nic wspólnego z alergiami pokarmowymi.

Według niektórych profesjonalistów możliwe jest zastopowanie procesu autoimmunologicznego i wyleczenie przepuszczalnego jelito poprzez wyeliminowanie pokarmów nietolerowanych, takich jak mleko, jajka i soja.

Istnieje wiele udokumentowanych przypadków zniknięcia przeciwciał anty-TPO po 3-6 miesięcznym stosowaniu diety bezglutenowej. Innym pomagało wyłączenie z diety produktów mlecznych, jajek, soi, czy też wszystkich czterech produktów, odpowiedzialnych za reakcję PAIR.

Nietolerancje pokarmowe IgG

W obecności zwiększonej przepuszczalności jelita cząstki pokarmowe przedostaną się do krwiobiegu poprzez rozluźnione połączenia jelitowe i powstanie odpowiedź immunologiczna typu

IgG na te pokarmy. Jest to ten sam rodzaj przeciwciał, które niszczą tarczycę. Jako że zwiększona przepuszczalność jelita jest zawsze obecna w chorobach autoimmunologicznych, większość osób z Hashimoto będzie miało nietolerancje typu IgG, do pokarmów, które spożywają najczęściej.

Reaktywny pokarm wydaje się napędzać autoimmunologiczną reakcję w tarczycy. Okazało się, że obecność IgG4 podtypu przeciwciał (występujących w reakcji na pokarmy) koreluje ze stopniem uszkodzenia tarczycy.

Cieknące jelito jest obecne u 50 % pacjentów z nietolerancjami pokarmowymi.

Poza tym nietolerancje pokarmowe zwiększają przepuszczalność jelita i jak widać, prowadzi to do samonapędzającego się błędnego koła. Badania wykazały, że wyeliminowanie pokarmów nietolerowanych na sześć miesięcy nie wyleczy cieknącego jelita. Chociaż wyeliminowanie nietolerowanych pokarmów jest ważnym pierwszym krokiem, nie rozwiąże to całkowicie problemu, ponieważ nietolerancje są spowodowane przez nieszczelne jelito.

Nietolerancje pokarmów typu IgG są opóźnionym typem reakcji immunologicznej, wymagają kilku dni, aby się rozwinąć i przebiegają ze słabiej zaostrzonymi objawami. Testy IgG stosowane w diagnostyce tych nietolerancji uważane są za mało specyficzne. Chociaż nie były one badane tak dokładnie jak inne typy alergii, uważa się, że ich występowanie wiąże się z wieloma objawami ze strony przewodu pokarmowego, migrenowymi bólami i zawrotami głowy, a także ogólnym dyskomfortem.

Niektórzy naukowcy uważają, że ten typ nietolerancji w szczególności jest powiązany z nieszczelnym jelitem i każdy spożywany pokarm spowoduje po pewnym czasie nietolerancję typu IgG. W postępowaniu rekomendowane jest eliminowanie nietolerowanych pokarmów na pewien okres (od trzech do sześciu miesięcy) i następnie wymiana co cztery-siedem dni w czasie, kiedy staramy się wyleczyć nieszczelne jelito. Wyleczenie nieszczelnego jelita będzie jednocześnie oznaczało pozbycie się alergii typu IgG.

W moim przypadku testy IgG pomogły mi zidentyfikować pokarmy, które powodowały dodatkowe objawy i powinny być wyeliminowane na krótki okres.

Podsumowując, wyeliminowanie nietolerowanych pokarmów typu IgG doprowadzi tylko do krótkotrwałej poprawy, ponieważ cieknące jelito będzie prowadziło do powstania nowych nietolerancji, najczęściej na pokarmy, które obecnie jemy.

Dr Natasha Campbell- McBride, która wprowadziła dietę GAPS, uważa, że u osób z Hashimoto jelita są nieszczelne (przypominają sito) i dlatego występuje u nich wiele nietolerancji typu IgG. Dr Campbell wyjaśnia, że wyeliminowanie nietolerowanych pokarmów typu IgG doprowadzi tylko do krótkotrwałej poprawy, ponieważ cieknące jelito będzie prowadziło do powstania nowych nietolerancji, najczęściej na pokarmy, które obecnie jemy.

Głównym problemem jest ciekące jelito (ang. leaky gut), a nie nietolerancja pokarmów i dr Campbell- McBride uważa, że trzeba się koncentrować na leczeniu przepuszczalnego jelita.

W szczególnie ciężkich przypadkach nieszczelnego jelita wskazana jest dieta rotacyjna, zapobiegająca powstaniu reakcji alergicznych na dany pokarm. Wymiana pokarmów powinna następować co 4-7 dni.

Dostępne są testy IgG w postaci panelu na około 100-200 pokarmów, które mogą być pomocne w identyfikowaniu dodatkowych czynników powodujących nietolerancje, jakkolwiek, są one kontrowersyjne i według niektórych dają fałszywie pozytywne wyniki na pokarmy, które najczęściej spożywamy.

Inne pokarmy powiązane z odpowiedzią autoimmunologiczną

Do pokarmów najczęściej uczulających, odpowiedzialnych za 90 % alergii pokarmowych, należą: mleko, jajka, orzechy pochodzące z drzew (migdały, orzech nanercz, orzechy włoskie), ryby, owoce morza, soja i zboże.

Alergie powodują także rośliny z grupy psiankowatych (ziemniaki, pomidory, papryka i bakłażan), a także kukurydza.

Jak już było wspomniane, większości chorób autoimmunologicznych i Hashimoto towarzyszy PAIR (autoimmunologiczne zapalenie jelit spowodowane proteinami).

Najwięcej badań przeprowadzono na temat nietolerancji glutenu i jak się okazuje, jest on odpowiedzialny za zwiększenie przepuszczalności jelitowej u wszystkich, a nie tylko u osób predysponowanych genetycznie. Proces gojenia jelita po wyeliminowaniu glutenu różni się i może trwać od 3 miesięcy do dwóch lat.

Inne pokarmy mogą na drodze krzyżowej powodować odpowiedź układu immunologicznego jak na gluten i prowadzić do zwiększonej przepuszczalności jelit.

Należą do nich: produkty mleczne, czekolada, drożdże, jęczmień i kawa.

Osoby, które wykluczą gluten z diety, będą musiały go zastąpić innymi pokarmami, takimi jak bezglutenowe zboża, komosa ryżowa, ryż, amarant itp. Może się to okazać problematyczne przy nadal istniejącej, niewyleczonej nieszczelności jelita. W zaawansowanych przypadkach PAIR działalność enzymów, na skutek uszkodzenia rąbka szczoteczkowego, będzie upośledzona i mogą się pojawić problemy także z trawieniem innych pokarmów. Dlatego też do czasu wygojenia jelita zalecane jest wyeliminowanie z diety wielu produktów, jak: kasza gryczana, sorgo, kasza jaglana, olej z konopi jadalnych, amarant, komosa (kasza podobna do ryżu), tapioka, teff, kukurydza, ryż, ziemniaki.

Określenie poziomów IgA i IgG będzie pomocne w ustaleniu diety początkowej. Nigdy bym nie pomyślała, że mam reakcję na mleko (IgA), ananasy (IgG), brzoskwinie (IgG), arbuz (IgG). Oczywiście, z różnych przyczyn nie wszyscy mają dostęp do tych testów. Dodatkowo laboratoria przeprowadzają testy (wykazujące PAIR reakcję) dla czterech najczęściej występujących pokarmów alergizujących i mogą one pokazywać fałszywie ujemne wyniki, ponieważ osoby te mogą mieć PAIR reakcje do pokarmów, dla których nie ma IgA testów.

Wielu profesjonalistów nie używa tych testów, a tylko zaleca swoim pacjentom stosowanie diety eliminacyjnej.

DIETA ELIMINACYJNA

W przeciwieństwie do innych diet, wykluczających pokarmy problematyczne, dieta eliminacyjna pomaga nam zidentyfikować pokarmy, których nie tolerujemy.

Nasza codzienna dieta składa się z wielu różnych produktów pokarmowych i powiązanie objawów, które u nas występują, z jednym, konkretnym pokarmem będzie bardzo trudne. Na przykład osoby, które spożywają produkty mleczne kilka razy dziennie, nie kojarzą objawów, takich jak zmęczenie, bóle stawów, zaflegmienie, wzdęcia, refluks żołądkowo-przełykowy z nietolerancją.

Dzieje się to tak dlatego, że zdolność do obrony przed nietolerowanymi pokarmami wyczerpuje się w miarę czasu i reakcja organizmu staje się mniej specyficzna. Dodatkowo kontynuacja podawania tych pokarmów prowadzi do rozszerzenia nietolerancji na inne pokarmy.

Kiedy wyeliminujemy nietolerowany pokarm na kilka dni albo kilka tygodni, powinny ustąpić wzdęcia, objawy refluksu, następuje normalizacja wypróżnień, a także dochodzi do ustąpienia innych objawów, jak zmęczenie itp.

Przy ponownym wprowadzeniu danego pokarmu reakcja organizmu będzie bardziej zaznaczona i specyficzna i pozwoli nam zidentyfikować pokarm nietolerowany.

Objawy nietolerancji pokarmowych mogą być różnorodne i dotyczyć między innymi: układu pokarmowego, układu oddechowego, mięśniowego i skóry. Najczęstsze objawy ze strony przewodu pokarmowego to: biegunka, wzdęcia, odbijania, refluks żołądkowo-jelitowy, pieczenie, gazy czy ból.

TABELA 12: NAJCZĘSTSZE OBJAWY TOWARZYSZĄCE NIETOLERANCJI POKARMÓW

Układ	Objawy
Oddechowy	Zaflegmienie, kaszel, objawy astmy, ściekanie śluzu na tylną ścianę gardła
Pokarmowy	Zaparcia, biegunka, bóle, wzdęcia, nudności, gazy, refluks, pieczenie, odbijanie
Sercowo- naczyniowy	Przyśpieszony puls, bicie serca
Skóra	Trądzik, egzema, świąd
Mięśniowy	Bóle stawów, obrzęki stawów, mrowienie
Funkcje psychiczne	Bóle głowy, zawroty, mgła mózgowa, depresja, zmęczenie, bezsenność

Diety eliminacyjne można ogólnie podzielić na podstawową dietę eliminacyjną i zaawansowaną dietę eliminacyjną.

Podstawowa dieta eliminacyjna

Podstawowa dieta eliminacyjna wyklucza większość alergizujących pokarmów na trzy tygodnie, z wyjątkiem bezglutenowych zbóż (bez kukurydzy).

Wykluczamy z diety: gluten, produkty mleczne, soję, jajka, kukurydzę, orzechy, owoce morza, konserwanty, pokarmy z grupy psiankowatych, kofeinę, alkohol, rośliny strączkowe, owoce cytrusowe, fruktozę, zboża i bulwy (ziemniaki).

Po trzech tygodniach wprowadzamy pokarmy stopniowo, jeden po drugim, w odstępie trzech dni, i obserwujemy reakcję organizmu.

Rysunek 14: Podstawowa dieta eliminacyjna

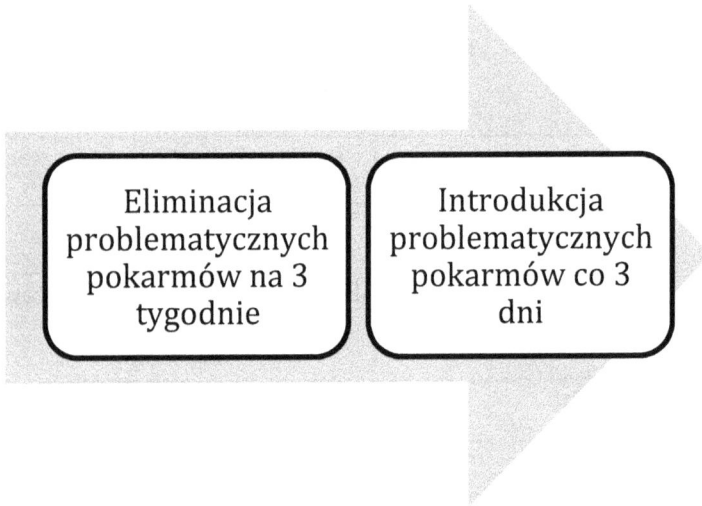

| Eliminacja problematycznych pokarmów na 3 tygodnie | Introdukcja problematycznych pokarmów co 3 dni |

Eliminacja najbardziej problematycznych pokarmów

1. Gluten
2. Produkty mleczne
3. Soja
4. Jajka
5. Kukurydza
6. Orzechy
7. Owoce morza (skorupiaki i mięczaki jadalne)
8. Konserwanty

Tabela 13: Podstawowa dieta eliminacyjna- przykład posiłków

Śniadanie	Kasza gryczana i banan
Lunch	Komosa ryżowa, pierś z kurczaka, sałatka z awokado
Obiad	Łosoś, ryż i fasolą, gotowane na parze marchewka, kabaczek i brokuły
Przekąska	Ziarna dyni i jabłko

Kolejność introdukcji pokarmów

1. Orzechy
2. Kukurydza
3. Jajka
4. Soja
5. Produkty mleczne
6. Gluten

PRZYKŁAD PROWADZENIA NOTATEK W CZASIE

INTRODUKCJI

Data	Pokarm wprowadzony	Moje objawy
1/3/13	*Produkty mleczne*	*Bóle stawów, mrowienie, bóle brzucha*
1/4/13	*jajka*	*Gazy, wzdęcia*

Dieta eliminacyjna rozszerzona

Dieta eliminacyjna rozszerzona jest połączeniem eliminacji pokarmów z leczeniem i jest bardziej wskazana dla osób z Hashimoto z nietolerancją wielu produktów pokarmowych, u osób z zaznaczonymi objawami ze strony przewodu pokarmowego, a także kiedy stosowanie diety eliminacyjnej elementarnej nie przyniosło poprawy.

Dietę tę wynalazłam wtedy, kiedy zastosowanie diety eliminującej gluten, produkty mleczne i soję przez okres jednego roku

Rysunek 15: Rozszerzona dieta uzdrawiająca/dieta eliminacyjna

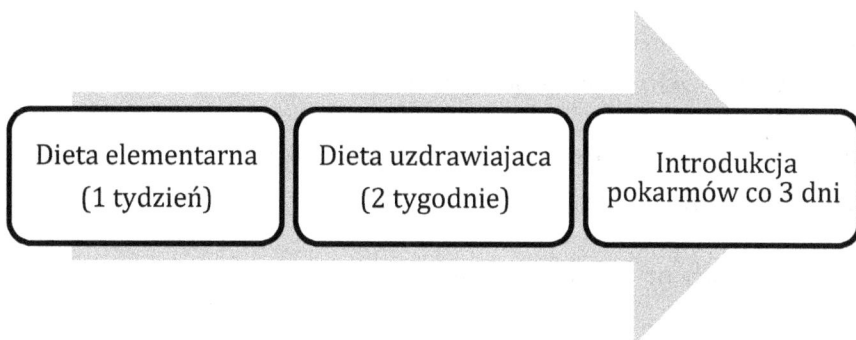

Dieta elementarna (1 tydzień)	Dieta uzdrawiajaca (2 tygodnie)	Introdukcja pokarmów co 3 dni

doprowadziło u mnie do powstania nowych nietolerancji pokarmowych (migdały, banany i jajka).

Trzytygodniową dietę eliminacyjną można przeprowadzić poprzez połączenie diety elementarnej z fazą uzdrawiającą, podobną do tej, jaka jest rekomendowana przez dietę GAPS.

Nowe produkty pokarmowe powinny być wprowadzane w odstępach 3- dniowych, zaczynając od pokarmów najłatwiej przyswajalnych i dobrze ugotowanych.

Zaczynamy od jedzenia rosołów na mięsie i kościach, z dodatkiem dobrze ugotowanych i przemielonych warzyw i mięsa, a w miarę czasu dietę rozszerzamy o inne pokarmy, przy jednoczesnej kontynuacji uzdrawiających rosołów.

Uważa się, że stosowanie diety eliminacyjnej przez 1-7 dni pozwoli na regenerację i odpoczynek przewodu pokarmowego.

Dieta ta jest odpowiednikiem „diety dziecinnej" i stosujemy tę samą zasadę przy wprowadzaniu nowych produktów pokarmowych jak u niemowląt, ponieważ u osób z Hashimoto, podobnie jak u małych dzieci, jelita są nieszczelne.

Dieta ta, dodatkowo, oprócz wyeliminowania produktów nietolerowanych, zawiera pokarmy regenerujące.

Pokarmy rekomendowane dla osób z chorobą autoimmunologiczną tarczycy

1. Rosoły na mięsie i kościach
2. Żelatyna
3. Proteiny
4. Wątróbka
5. Mięso
6. Tłuszcze nasycone
7. Pokarmy fermentowane
8. Probiotyki
9. Soki warzywne (bez błonnika)

Przykłady introdukcji pokarmów (1-3 dni)

Śniadanie	Rosół z kury, mięso z kury, przecierana cukinia
Lunch	Rosół z kury, mięso z kury, przecierane marchewki
Obiad	Rosół z kury, mięso z kury, przecierane cukinia
Przekąski	Rosół z kury, mięso z kury, przecierane marchewki

Kolejność introdukcji

Ograniczenie błonnika przez pierwsze 2-4 tygodni, pozwoli na uzdrowienie ściany jelita. Potencjalnie reaktywne pokarmy wprowadzamy co trzy dni, zaczynając od jajek, i jeżeli są one dobrze tolerowane, wprowadzamy następny pokarm.

Przez pierwsze 90 dni wykluczamy zboża, produkty mleczne, fasolę i inne rośliny strączkowe. Celem tej diety jest uzdrowienie jelita i w miarę jak proces uzdrowienia postępuje, wprowadzamy nowe pokarmy.

Moja historia

Osobiście byłam zaskoczona, kiedy dowiedziałam się, że mam nietolerancję na proteiny mleka typu IgA. Przez wiele lat spożywałam produkty mleczne kilka razy dziennie. Wprawdzie występowały u mnie takie objawy, jak wzdęcia i refluks żołądkowy, ale nigdy nie kojarzyłam ich z mlekiem. Wszystkie te objawy ustąpiły po wyeliminowaniu produktów mlecznych i wróciły ponownie z postaci nasilonej (pieczenie w jelitach, drętwienie rąk i nóg) po przypadkowym zjedzeniu produktów zawierających kazeinę.

Podsumowanie rozdziału

- ✓ Nietolerancje i alergie pokarmowe są to oddzielne jednostki chorobowe i o różnych mechanizmach powstania.
- ✓ Towarzyszące Hashimoto nieszczelne jelito odpowiedzialne jest za występowanie nietolerancji pokarmowych.
- ✓ Nietolerancje pokarmowe pogarszają przebieg chorób autoimmunologicznych poprzez zwiększanie przepuszczalności jelita i reakcje krzyżowe z przeciwciałami przeciwko tarczycy.
- ✓ Najczęściej uczulające pokarmy to: produkty mleczne, jajka, gluten i soja.
- ✓ Alergie można badać za pomocą testów.
- ✓ Diety eliminacyjne są najbardziej pomocne w znalezieniu pokarmów problematycznych.

„Najlepszym sposobem na detoksykację jest zaprzestanie dostarczania organizmowi substancji toksycznych i zaufanie jego własnym mechanizmom".- Andrew Weil, MD

16. TOKSYNY

Codziennie jesteśmy bombardowani toksynami, z powietrza, którym oddychamy, z wody, którą pijemy, pokarmów i produktów, które używamy.

W roku 2006 Centrum Kontroli Zachorowań oszacowało, że przeciętny Amerykanin posiada 116 ze 148 syntetycznych związków w swoim ciele, takich jak: dioksyna, wielopierścieniowe węglowodany i chloroorganiczne pestycydy. Wiadomość dla przyszłych matek - w pępowinie znajduje się 217 neurotoksyn, a 208 z nich może powodować wady wrodzone.

Obecnie znamy ponad 80 000 różnych związków chemicznych, wiele z nich nie było ewaluowanych pod względem bezpieczeństwa dla ludzi, a przecież stykamy się z nimi codziennie. Opisanie ich wszystkich wykracza poza możliwości tej książki, więcej informacji można znaleźć na stronie internetowej www.ewg.org. W ramach tej książki zajmiemy się dobrze znanymi związkami chemicznymi, które towarzyszą nam w codziennym życiu.

ŚRODKI WPŁYWAJACE NA UKŁAD ENDOKRYNOLOGICZNY

Należą do nich środki zaburzające pracę hormonów. Jedne z nich wpływają na funkcję tarczycy, inne mogą naśladować działanie estrogenów, a jeszcze inne powodują guzy nowotworowe, wady wrodzone u dzieci czy inne niebezpieczne schorzenia..

HALOGENY

Halogeny, takie jak fluor, chrom i brom, rywalizują z jodem i blokują miejsce wiążące na receptorze, a ich nagromadzenie się prowadzi do stanu zapalnego i obumierania komórek tarczycy. Badania pokazują, że u osób stykających się ze związkami halogenowymi często występuje podwyższony poziom przeciwciał TPOAb i pracownicy przemysłowi narażeni na kontakt z halogenami chorują częściej na zapalenie tarczycy typu Hashimoto.

FLUOR

W Stanach Zjednoczonych zaczęto dodawać fluor do wody w roku 1945, miało to na celu zapobiec próchnicy zębów. Wiele badań potwierdziło, że fluor zapobiega psuciu zębów i powstawaniu próchnicy, ale z drugiej strony także zaburza pracę układu endokrynologicznego, jest toksyczny dla tarczycy, powodując obumieranie komórek i zaburzenia funkcji (badania chińskie).

Faktycznie, przed wynalezieniem innych leków, fluor był stosowany w latach 50. w leczeniu nadczynności tarczycy. Jest on efektywny jako czynnik hamujący pracę tarczycy i był stosowany w dawce 0.9 do 4.2 mg/dzień do leczenia nadczynności. Większość osób dorosłych, używając fluorowanej wody, spożywa dziennie 1.6-6.6 mg fluoru na dzień.

Badania przeprowadzone w takich krajach jak Chiny, Indie i Rosja wykazały redukcję T3 i zwyżkę TSH u osób narażonych na kontakt z fluorem w czasie pracy albo pijących fluorowaną wodę. Z poprzednich rozdziałów wiemy, że każda zwyżka TSH prowadzi do większej produkcji nadtlenku wodoru (H_2O_2). Nadmiar nadtlenku wodoru niszczy komórki tarczycy, a proces ten się nasila przy braku selenu i glutationu. Zapoczątkowuje to reakcję prowadzącą do akumulacji białych ciałek krwi, procesu zapalnego oraz powstania przeciwciał przeciwko tarczycy.

INNA CHOROBA JATROGENNA?

Dr Weston A. Price, dentysta, jest znany z tego, że podróżował po świecie i badał zęby ludzi różnych kultur. Okazało się, że osoby stosujące dietę tradycyjną miały prawidłowo ukształtowane zgryz i zdrowe zęby, natomiast u osób z krajów rozwiniętych, używających mąki, cukru i procesowanych tłuszczów roślinnych, występowały wady zgryzu i próchnica zębów.

Za wprowadzenie fluoryzacji wody częściowo odpowiedzialna jest zwiększona ilość próchnicy zębów spowodowana dużym zużyciem cukru. Wprowadzając fluor do wody, lobbyści zarabiający na sprzedaży cukru znaleźli rozwiązanie, żeby zęby się nie psuły i jednocześnie żeby nie tracić zysków z jego sprzedaży.

Podobnie jak inne halogeny, fluor może powodować stan zapalny i obumieranie komórek tarczycy, prowadząc do powstania autoimmunologicznego zapalenia tarczycy.

Stany Zjednoczone są jedynym krajem, który wprowadził fluorowanie wody. W 97% krajów Europejskich pomysł ten został odrzucony ze względu na dużą toksyczność, jakkolwiek Austria, Francja, Niemcy, Hiszpania i Szwajcaria dodają fluor do soli.

Istnieje wiele potwierdzonych przypadków polepszenia funkcji tarczycy po wyeliminowaniu fluoru.

Skąd pochodzi fluor?

- Niektóre suplementy (sprawdzaj etykietki na lekach)

- Napoje butelkowane
- Pasta do zębów
- Czarna herbata
- Czerwona herbata
- Pokarmy z puszek
- Czarna/czerwona sól kamienna
- Żucie tabaki
- Lekarstwa

Lekarstwa zawierające fluor

Do lekarstw zawierających fluor należą środki znieczulające, lekarstwa od nadkwaśności, lekarstwa uspokajające, antybiotyki, leki antydepresyjne, przeciwgrzybicze, przeciwhistaminowe, obniżające poziom cholesterolu, leki stosowane w leczeniu malarii, leki używane do chemioterapii, leki hamujące apetyt, leki przeciw artretyzmowi, leki psychotropowe i sterydy.

Najczęściej stosowane leki zawierające fluor

- Prozac, Lexapro, Celexa, Paxil: używane w depresji, nerwicy lękowej i zaburzeniach obsesyjno-kompulsywnych
- Prevacid: używany w chorobie refluksowej
- Diflucan: lek używany w drożdżycach
- Fluorochinolony - antybiotyki (Cipro, Levaquin, Avelox), dostępne w Posce jako: Cipronex, Levoxa i Moxifloxacin, używane do leczenia zapalenia dróg moczowych, a także innych infekcji
- Celebrex: lek przeciwbólowy
- Lipitor, Zetia: stosowane do obniżenia poziomu cholesterolu

Pełna lista na stronie
http://www.slweb.org/ftrcfluorinatedpharm.thml

Herbata

Gotowanie wody prowadzi do zwiększenia ilości fluoru, natomiast zamrażanie nie ma wpływu na jego koncentrację.

Fluor znajduje się w czarnej i czerwonej herbacie, pochodzi on z gleby, a także zanieczyszczeń. Im dłużej liście pozostają na krzewie herbaty, tym więcej zawierają fluoru. Z artykułu opublikowanego w gazecie „Food and Chemical Toxicology" „Chemiczne toksyny w pokarmach", dowiadujemy się, że zawartość fluoru w herbacie czarnej, zielonej i białej wynosi odpowiednio 4.5, 1.8 i 0.5 mg/l, natomiast w herbacie rumiankowej i innych ziołowych zawartość fluoru jest mniejsza i wynosi 0.13 mg/l.

Fluor z wody można usunąć poprzez proces destylacji, stosowanie systemów filtrujących opartych na rewersyjnej osmozie i stosowanie specjalnych filtrów. Większość filtrów nie usuwa fluoru z wody. Zamiana herbaty czarnej czy czerwonej na białą albo picie herbat ziołowych może okazać się pomocne.

Hashimoto u psów

Okazuje się, że u psów występuje duże ryzyko powstania autoimmunologicznego zapalenia tarczycy, przypominającego Hashimoto. W pożywieniu dla psów znajdują się duże ilości fluoru, ponadto wykazano, że wilki w naturalnym środowisku nie żywią się produktami zawierającymi gluten. Przypuszcza się, że połączenie fluoru z glutenem w pokarmie dla psów może przyczynić się do zwiększenia zachorowalności na autoimmunologiczne zapalenie tarczycy.

Substancje zawierające inne halogeny, chrom i brom również wpływają na wzrost zachorowań na autoimmunologiczną niedoczynność tarczycy.

Bromki

Badania pokazują, że substancje zawierające brom - polibromowane dwufenyloetery, powiązane są ze zwiększoną zapadalnością na Hashimoto. Bromki znajdowane są w pieczywie, plastiku, napojach i herbacie, a także w materacach, które zawierają odporne na ogień związki bromu. Wprowadzenie przez rząd USA niepalnych związków bromu do materacy, aby zapobiec ich zapaleniu od papierosów u osób, które nie przestrzegają BHP palenia, niewątpliwie pomaga palącej mniejszości, ale naraża zdrowie wielu ludzi.

BPDE znajduje się w gąbkach wypełniających meble, a także plastikach używanych w komputerach i innych produktach elektronicznych. Związki te mogą się łatwo uwalniać do środowiska.

Związki chloru

Związki o nazwie polichlorowane bifenyle (PCB) wykazują działanie toksyczne na tarczycę i mogą powodować Hashimoto. Badania pokazały, że PCB podwyższa zarówno poziom TSH, jak i przeciwciał przeciwko tarczycy i odpowiedzialny jest za jej powiększenie. Oprócz występowania w produktach przemysłowych, można je znaleźć w wodzie pitnej, basenach, produktach używanych do czyszczenia i plastikach, a także w pestycydach chloroorganicznych. Przyśpiesza on eliminację hormonów tarczycy i odgrywa rolę w powstaniu Hashimoto.

KSENOESTROGENY

Należą do nich substancje chemiczne, które imitują działanie estrogenu i zaburzają pracę układu endokrynologicznego, takie jak: soja, BPA, ftalany i parabeny. Przewlekle używanie tych substancji prowadzi do ich akumulacji i nadmiaru estrogenów, prowadzącego do zaburzeń układu immunologicznego, nadnerczy i tarczycy, a także do powstania wad wrodzonych, bezpłodności i raka.

Występujące w soi izoflawony znajdują się w wielu pokarmach procesowanych i suplementach. Zawsze warto przeczytać informację na opakowaniu przed zakupem witamin i produktów spożywczych, a jeszcze lepszym sposobem jest unikanie wszystkich procesowanych produktów.

BPA (bisfenol A) znajduje się w plastikowych pojemnikach, w puszkach z pokarmami dla niemowląt, a także na rachunkach wydawanych w sklepach (warstwa pokrywająca papier). Odpowiedzialny jest za powstawanie raka, chorób układu rozrodczego i zaburzeń rozwoju. BPA jest również antagonistą T3 receptora i blokuje działanie hormonów tarczycy. Przy zakupie pojemników plastikowych należy się upewnić, że nie zawierają one BPA, albo też zrezygnować całkowicie z ich używania do podgrzewania i przechowywania żywności.

Ftalany można znaleźć w wielu detergentach i produktach do prania. Dodatkowo występują one w kosmetykach, plastikach, mydłach, farbach do malowania mieszkań i perfumach. Na opakowaniach mogą być pod nazwą ftalanu dibutylu albo ukryte pod wdzięczną nazwą „fragrance" i odpowiedzialne są za zwiększeniu ryzyka powstanie cukrzycy.

Należy się upewnić, że kosmetyki, które używamy, nie zawierają ftalanu dibutylu (ang. dibutyl phthalate - DBP), a także wystrzegać się produktów osobistej pielęgnacji, detergentów, środków do czyszczenia zawierających „fragrance".

Triklosan można znaleźć w mydełkach przeciwbakteryjnych, dezodorantach, lakierach do włosów i paście do zębów. Strukturalnie przypominają one hormony tarczycy i odpowiedzialne są za wahania poziomu hormonów tarczycy u zwierząt. Należy unikać mydełek antybakteryjnych, z powodzeniem można je zastąpić alkoholem do dezynfekcji rąk albo używać produktów, które nie zawierają triklosanu i „fragrance".

Parabeny obecne są w produktach do mycia, szamponach i nawilżaczach do skóry, a także używane są jako środki antybakteryjne. Zwiększają one ryzyko raka piersi i mogą powodować reakcje skórne. Przy kupowaniu tych produktów należy zwrócić uwagę na obecność w opisie końcówki „paraben", która jest skrótem do nazwy metylparaben i wybierać produkty bez zawartości tych związków.

Czy nasze życie stało się lepsze dzięki chemii?

Dużo kontrowersji sprawiają reklamy telewizyjne i kolorowe magazyny, powodują one, że czujemy się gorsi, mało atrakcyjni, brudni i niedoskonali. Dotyczy to szczególnie nastolatków. Zdjęcia pięknych modelek w kolorowych gazetach odpowiedzialne są za powstanie anoreksji (jadłowstrętu psychicznego) i poczucia obniżonej własnej wartości.

Tabela 14: Lista niektórych produktów wpływających na czynność tarczycy

Produkt	Obecność w produktach	Działanie	Badanie szkodliwości dla ludzi
PCB	Chłodziwach i środkach nawilżających	Agonista/antagonista receptora tarczycy, zmienia poziom hormonów TSH i T4	Zwiększa TSH, objętość tarczycy i ilość przeciwciał przeciwko tarczycy
Pestycydy chloroorganiczne	Stosowane przy uprawie roślin	Przyśpiesza metabolizm T4	Nie badano szkodliwości dla ludzi
PBDE	W środkach opóźniających palenie	Wiąże się z receptorem, zapobiegając wiązane T4 z proteinami	Zwiększony poziom w Hashimoto
BPA	W butelkach plastikowych	Antagonista receptora tarczycy	Nie badano szkodliwości dla ludzi
Nadchlorki, tiocyjaniany	W paliwach do rakiet, nawozach i w papierosach	Hamuje wychwytywanie jodu	Nie badano szkodliwości dla ludzi
Triklosan	W mydełkach antybakteryjnych	Zmniejsza w surowicy poziom T4	Nie badano szkodliwości dla ludzi
Izoflawony	W soi	Hamuje aktywność TPO	Zwiększa zachorowalność na Hashimoto

Przedrukowane z Eschler DC, Hasham A, Tomer Y. Cutting edge: Etiologia chorób autoimmunologicznych tarczycy. Clin Rev Allergy Immunol.2011 October; 41(2): 190-19*Badania na ludziach wykazały, że mogą powodować Hashimoto.

Zaglądając do łazienki przeciętnej kobiety, można znaleźć około 100 produktów do osobistej pielęgnacji: lakier do paznokci, szampony, preparaty do usuwania makijażu, ołówek do oczu, maseczki do twarzy, lakier do włosów ...itd. Wszystkie te produkty zawierają chemikalia, których szkodliwa działalność dla człowieka nie została zbadana. Większość kosmetyków badana jest pod względem efektywności działania na poprawę wyglądu, a nie bada się ich wpływu na wyniki badań krwi, zmian w organach, funkcji układu immunologicznego i innego szkodliwego działania na organizm.

Uważamy niesłusznie, że ważne jest tylko to, co jemy, zapominając, że skóra jest dobrą drogą do dostarczania chemikaliów do organizmu. Istnieją przecież lekarstwa i hormony w postaci plastrów i kremów (np. lek antykoncepcyjny Ortho Evra). Lekarstwa brane drogą doustną są nawet mniej szkodliwe, ponieważ przed dostaniem się do krwioobiegu przechodzą przez wątrobę i ich toksyczność jest zmniejszona. Znane jest to pod nazwą „efektu pierwszego przejścia" i powoduje, że tylko niewielka ilość produktu przedostanie się do krwioobiegu. Dla kontrastu, produkty zaaplikowane na skórę przedostają się bezpośrednio do krwi z pominięciem wątroby i mogą powodować działanie systemowe, zanim przedostaną się do wątroby w celu wyeliminowania. Dr Perricone, znany dermatolog, który zajmuje się starzeniem skóry, uważa, że wiele produktów kosmetycznych do twarzy zawiera estrogeny.

Generalnie mężczyźni używają mniej produktów upiększających i być może rutynowe stosowanie produktów zaburzających układ endokrynologiczny u kobiet wpływa na predominację występowania chorób autoimmunologicznych, między innymi Hashimoto. W szczególności używanie szminki wiąże się z

294

powstaniem Lupus, która jest jedną z chorób autoimmunologicznych.

Co ukrywasz w swoim domu?

Należy wystrzegać się następujących składników zawartych w produktach do osobistej pielęgnacji

Rodzaj produktu	Szkodliwe składniki
Mydła w kostce	triklokarbon
Mydła w płynie	triklosan
Środki nawilżające do skóry	Palmitynian retinylu, retinol (akseroftol)
Pasta do zębów	triklosan
Szminki i błyszczyki do ust	Palmitynian retinylu, retinol
Szampony i odżywki do włosów	Fragrance, PEG, ceteareth, polyethylene, parabeny (propyl paraben), DMDM hydantoin
Do paznokci	Formaldehyd, formalina, toluene, dibutyl, ftalan
Filtry przeciwsłoneczne	Palmitynian retinylu, oksybenzon

Co robić?

Stosować makijaż, perfumy i inne produkty tylko na specjalne okazje. Inną alternatywą jest stosowanie produktów bardziej naturalnych. Należy przestrzegać zasady: czego nie jesz, nie stosuj na skórę. Strona internetowa EWG zawiera dane na temat tysięcy produktów używanych do osobistej pielęgnacji, każdy z nich jest oceniany pod względem bezpieczeństwa i toksyczności opartych na bazie danych.

Kiedy uzmysłowisz sobie, że reklamy telewizyjne, internetowe i w magazynach mają na celu zaprogramowanie Ciebie, aby zwiększyć konsumpcję różnych produktów, bez brania pod uwagę Twojego zdrowia i szczęścia, dobrze się zastanowisz, nim położysz jakiś produkt na twarz, na ciało, czy kupisz go do swojego domu.

Inne toksyny, jeżeli nawet nie wpływają na tarczycę bezpośrednio, mogą obciążać organizm i obniżać zdolność do detoksykacji i gojenia. Należą do nich dioksyny znajdowane w wybielanym papierze. Szczególnie problematyczne są tampony, ponieważ związki toksyczne mogą się wchłaniać przez błonę śluzową pochwy bezpośrednio do krwiobiegu. Chemikalia używane w pralniach chemicznych są bardzo toksyczne i zwiększają ryzyko raka. Ponadto wszystkie środki chemiczne używane do czyszczenia łazienki, kuchni i podłóg zawierają wiele szkodliwych substancji chemicznych. Alternatywą jest kupienie albo sporządzenie własnych środków czyszczących, składających się z produktów nieszkodliwych. Więcej informacji można znaleźć na stronie internetowej: http://www.ewg.org/guides/cleaners

Ogólnie dostępne środki, nieszkodliwe i efektywne w ekologicznym sprzątaniu domu.

1. Soda-zmiękcza wodę i jest dobrym środkiem do szorowania.
2. Boraks- czyści i usuwa zapachy, ma właściwości dezynfekujące.
3. Mydło roślinne- biodegradowalne i nietoksyczne, dostępne w postaci płynnej, płatków i kostek, najlepsze bez syntetycznych kolorów i zapachów.
4. Ocet- czyści tłuszcz i kamień.
5. Kwasek z cytryny- czyści tłuszcz, kamień i odświeża.

Naturalne olejki eteryczne - wzmacniają właściwości antybakteryjne i antywirusowe środków czyszczących. Właściwości

Recepty babci na środki czyszczące

Płyn do mycia naczyń	Czyszczenie szyb
Sok z 3 cytryn, 1 ½ szklanki wody, 1 szklanka soli drobnoziarnistej, 1 szklanka białego octu. Zmieszać składniki i gotować przez 10 min, ciągle mieszając aż płyn się zagęści. Przelać jeszcze ciepły do butelki i używać jako płynu do naczyń	¼ szklanki octu 1 łyżka stołowa mąki ziemniaczanej ¼ galona wody Dodać do butelki ze spryskiwaczem i wycierać szybę pomiętą gazetą
Do mycia ciała	**Środek do czyszczenia podłóg drewnianych i paneli**
1/3 szklanki proszku do pieczenia dodać ciepłej wody, żeby powstała pasta, używać jako mydła	1 ½ szklanki octu ½ szklanki ciepłej wody 20 kropli wybranego olejku eterycznego
Środek do czyszczenia sedesu	**Środek do czyszczenia płytek ceramicznych na podłodze**
¼ szklanki sody oczyszczanej wsyp do miski klozetowej, skrop 1 łyżeczką octu, zostaw na ½ godziny, przetrzyj i zmyj	¼ szklanki octu 3 ½ l ciepłej wody wlej do butelki ze spryskiwaczem
Środek do czyszczenia umywalki, wanny, kafelków	**Mycie pojemników na śmiecie**
½ szklanka sody oczyszczonej 2-3 łyżki octu przecierać miękką szmatką	Użyć pół cytryny do mycia i odświeżenia
Czyszczenie mebli	**Usuwanie osadu z kubków po kawie i herbacie**
1/8 szklanki oleju z oliwek 1 łyżka stołowa octu 1 łyżka stołowa alkoholu	Używaj pasty z sody oczyszczonej

antybakteryjne mają: laur, kamfora, kardamon, citronella, cyprys, eukaliptus, imbir, jałowiec, lawenda, cytryna, trawa cytrynowa, limonka, pomarańcza, sosna, rozmaryn, szałwia, drzewo sandałowe, drzewo herbaciane, tymianek, a właściwości antywirusowe: cynamon, eukaliptus, drzewo sandałowe, drzewo herbaciane.

TOKSYNY W NASZEJ ŻYWNOŚCI

Herbicydy i pestycydy stosowane są w konwencjonalnej uprawie roli do niszczenia pasożytów i zwiększenia plonów. Przewlekła ekspozycja na działanie herbicydu Atrazine stosowanego w uprawie kukurydzy wiązana jest z zaburzeniami funkcji mitochondrii, prowadzącymi do przyrostu wagi i odporności na insulinę. Związek ten jest również znajdowany w pitnej wodzie i jego działalność wiąże się z powstaniem otyłości. Większość kukurydzy w Stanach Zjednoczonych jest uprawiana na środkowym zachodzie i pokrywa się z obszarami „epidemii" otyłości.

Jedzenie ekologicznej żywności

Według grup środowiskowych należących do nieprofitowych agencji protekcyjnych poszczególne produkty żywnościowe różnią się zawartością pestycydów. Wiele z nich zawiera tak duże stężenie tych środków, że pracownicy pracujący przy ich uprawie muszą stosować maski przeciwgazowe.

W 2012 roku opracowana została lista produktów z największą zawartością pestycydów i należą do niej (przedstawione w kolejności od najbardziej zanieczyszczonych): jabłka, seler, słodka papryka, brzoskwinie, truskawki, nektarynki, winogrona, szpinak, sałata, ogórki, czarna jagoda amerykańska, ziemniaki.

Produkty z najniższą zawartością pestycydów przedstawiają się następująco: cebula, kukurydza, ananasy, awokado, kapusta, zielony groszek, szparagi, mango, bakałarze, kiwi, kantalup, batat

- słodki ziemniak, grejpfruty, melony, grzyby.

Metale ciężkie

Zaburzenia funkcji tarczycy mogą powodować także metale ciężkie. Zaliczana jest do nich rtęć, zawarta w plombach zębowych. Uważa się, że przy wzroście temperatury podczas żucia może być ona uwalniana do krwiobiegu. Usunięcie plomb z amalgamatu (przez specjalizowanych holistycznych dentystów) powoduje zmniejszenie poziomu przeciwciał anty-TPO u osób z Hashimoto.

Innym źródłem rtęci są ryby. Tuńczyk, rekin i makrela zawierają najwięcej rtęci i nie powinny być spożywane. Ryby takie jak sardela, pstrąg, flądra i sieja mogą być spożywane dwa razy w tygodniu.

Inne metale mogą również przenikać do naszego organizmu - należy do nich aluminium obecne w antyperspirantach i aluminiowych garnkach do gotowania. Patelnie teflonowe po uszkodzeniu ich powierzchni uwalniają aluminium do pokarmów i dlatego rekomendowane jest używanie wyłącznie patelni ze stali nierdzewnej.

DETOKSYKACJA W NASZYM ORGANIZMIE

Każdy organizm ma własny system detoksykacyjny, który pomaga w wyeliminowaniu toksyn, chemikaliów i innych szkodliwych czynników. Przy towarzyszących problemach z trawieniem organizm nie może sobie poradzić z eliminacją toksyn i akumulują się one w komórkach i przestrzeni pozakomórkowej. Komórki naszego organizmu pobierają tlen i składniki pokarmowe z krwi,

Tabela 15: Poziom rtęci w rybach:

Poziom najwyższy- wykluczyć z pożywienia	Poziom wysoki -nie jedz więcej niż 3 razy w miesiącu, 1 porcja, 6 uncji	Poziom niższy- jedz nie więcej niż 6 razy w miesiącu porcję 6 uncji	Najniższy poziom- można jeść 2 razy w tygodniu, 1 porcja 6 uncji
Marlin Gardłosz atlantycki Płytecznik Miecznik Rekin Makrela Tuńczyk	Strzępiel brazylijski Bluefish Grouper Makrela (z Hiszpanii) Tuńczyk z puszki, biały (albacore) Tuńczyk morski Tuna (yellowfin)	Skalnik prążkowany Karp Dorsz (z Alaski) Croaker (biały z Pacyfiku) Halibut (z Pacyfiku i Atlantyku) Jacksmelt (silverside) Homar Koryfena Żabnica Okoń (wody słodkie) Karbonela Manta Lucjan czerwony Pstrąg Tuńczyk z puszki Tuńczyk	Sardela Ryba maślana Sum Małże Kraby Raki słodkowodne Kulbin Flądra Łupacz Morszczuk Śledź Makrela (Płn. Atlantyk, kleń) Barwena Ostrygi Okoń (ocean) Płastuga Łosoś (z puszki i świeży) Sardynki Przegrzebki (amerykański) Aloza Krewetki Sole Kalmar Tilapia Pstrąg (wody słodkie) Sieja

Przedrukowane z americanpregnancy.org/pregnancyhealth/**fishmercury**.htm zużywają je i wydalają produkty uboczne. Produkty te transportowane są do wątroby w celu detoksykacji, a w następnej kolejności do organów odpowiedzialnych za ich eliminację. Należą do nich jelita, nerki, płuca i skóra, jakkolwiek nadmierna ilość produktów ubocznych prowadzi do przeciążenie tych organów i objawów stresu.

- Skóra: wysypki, krosty, albo nieprzyjemny zapach ciała.
- Nerki: częste, bolesne oddawanie moczu albo też mocz ciemnego koloru czy o nieprzyjemnym zapachu.
- Wątroba: gazy, biegunka, zaparcia albo też zielony stolec ze śluzem czy bóle klatki piersiowej po prawej stronie.
- Płuca: zaleganie wydzieliny, kaszel, trudności w oddychaniu.
- Objawy u poszczególnych osób mogą być różne, w zależności od indywidualnej kondycji i rodzaju toksyn.

Wątroba

Wątroba jest głównym narządem detoksykacyjnym, bierze także udział w przemianie T4 do aktywnego T3. Ponadto filtruje krew, gromadzi zapasy glukozy, rozkłada hormony sterydowe, produkuje i wydziela do przewodu pokarmowego żółć, która jest niezbędna do trawienia tłuszczów. Wątroba wydala też toksyny z organizmu. U osób z Hashimoto może dochodzić do upośledzenia funkcji wątroby.

Eliminacja toksyn z wątroby jest procesem dwufazowym.

Faza I

W fazie tej grupa enzymów zwanych Cytochrom P450 (CYP450) metabolizuje rozpuszczalne w tłuszczach toksyny i w wyniku tych procesów powstają produkty przejściowe. Substancje takie jak lekarstwa, pokarmy i toksyny poddawane są szeregowi procesów, takich jak: utlenianie, redukcja, hydroliza, hydratyzacja i odłączanie halogenów. Wszystkie te procesy mają na celu przygotowanie toksyn do fazy II. Powstające substancje przejściowe są często bardziej toksyczne od substancji wyjściowej.

Do fazy I wymagane są: witaminy z grupy B (B2, B3, B6, B12), kwas foliowy, glutation i flawonoidy.

Faza II

W fazie tej substancje przejściowe powstałe w pierwszej fazie, poddawane są procesom koniugacji, przyłączaniu siarczanów i wielu innym procesom chemicznym, które zmieniają właściwości substancji toksycznych - stają się one rozpuszczalne wodzie i mogą być wydalane z moczem czy kałem.

Do fazy II niezbędne są: kwas foliowy, magnez, glutation, B5, witamina C, aminokwasy (metionina, cysteina, glicyna, tauryna, glutamina, cholina).

Jak było opisane w rozdziale o niedoborach, ze względu na niedobór kwasu solnego, nietolerancję glutenu i inne czynniki upośledzające wchłanianie u osób z Hashimoto, w organizmie występuje niedobór substancji niezbędnych w procesie detoksykacji.

Dodatkowo nadmiar toksyn, którymi bombardowane jest nasze ciało, a pochodzącymi z niestrawionych pokarmów, pestycydów, lekarstw, toksycznych spalin itp., może prowadzić do zalegania ich w wątrobie, skąd mogą się przedostawać z powrotem do krwi albo też odkładać w tkance tłuszczowej.

Metabolizm leków w wątrobie

Enzymy CYP450 są odpowiedzialne za metabolizm leków w naszym organizmie. Obecność niektórych lekarstw może przyśpieszać lub zwalniać działanie enzymów i prowadzi to do objawów szkodliwych, a także interakcji pomiędzy poszczególnymi lekami.

Przykład:

Przekroczenie dawki Tylenolu: (lek przeciwbólowy i przeciwgorączkowy, powszechnie stosowany w bólach głowy).

Kiedy Tylenol (Acetaminophen, w Polsce znany jako Paracetamol) przyjmiemy w dawce leczniczej, przy sprawnie funkcjonującej wątrobie i bez obecności leków, które wchodzą z nim w interakcje, jest przemieniany do toksycznego produktu przejściowego, który jest szybko przyłączany przez glutation i eliminowany z ustroju.

Natomiast kiedy dawka Tylenolu przekroczy 4 gramy dziennie, ilość glutationu jest niewystarczająca do związania szkodliwego półproduktu. Prowadzi to do akumulacji produktów toksycznych i uszkodzenia wątroby, mogącego prowadzić nawet do śmierci.

N-Acetylocysteina (z niej powstaje glutation) jest podawana osobom, u których dawka Tylenolu została przekroczona, pomaga ona wątrobie wyeliminować szkodliwe produkty uboczne lekarstwa.

Niektóre lekarstwa, a także substancje zawarte w grejpfrutach, wpływają hamująco na działalność enzymów wątroby i zaburzają proces detoksykacji.

Objawy wskazujące, że detoksykacja może być upośledzona

o Problemy z trawieniem i eliminacją
o Niemożność utraty lub przybrania na wadze
o Alergie, zaflegmienie
o Objawy skórne, takie jak np. trądzik
o Zmęczenie
o Złość
o Depresja
o Drażliwość
o Podkrążone oczy
o Niezbalansowany poziom cukru we krwi
o Zaburzenia hormonalne
o PMS
o Astma
o Powtarzające się infekcje
o Bóle mięśni i stawów
o Bezsenność
o Wrażliwość na chemikalia

ZACHOWANIE RÓWNOWAGI POMIĘDZY POKARMAMI ZAKWASZAJĄCYMI I ALKALIZUJĄCYMI

Stworzenie środowiska zasadowego w organizmie będzie sprzyjało zarówno procesom detoksykacji, jak i zwiększy efektywność działania fosfatazy alkalicznej. W żołądku występuje środowisko kwaśne, a w innych narządach do uzyskania optymalnej funkcji wymagane jest środowisko zasadowe.

Określenie stopnia kwasowości czy zasadowości poszczególnych produktów pokarmowych jest czasami mylące, bo w powszechnym użyciu terminologia ta odnosi się do smaku danej potrawy. W rzeczywistości chodzi jednak o to, czy produkty metabolizmu danego pokarmu są zasadowe, czy o odczynie kwaśnym.

Dla przykładu pomidory są uważane za kwaśne przez osoby, które je spożywają, ale w rzeczywistości produkty ich rozkładu są alkaliczne i w tym kontekście są pokarmami zasadowymi.

Innym przykładem jest mleko, jest ono uważane za zasadowe, ale w rzeczywistości zakwasza środowisko.

Podsumowując, produkty bogate w białko i z małą zawartością potasu będą zakwaszały środowisko. Należą do nich mięso, produkty mleczne, orzechy i ziarna.

Dla kontrastu, pokarmy bogate w potas i ubogie w proteiny, takie jak owoce i warzywa, będą działały alkalizująco.

Spożywanie zbyt dużej ilości produktów zwierzęcych i skrobi z jednoczesnym niedoborem w diecie owoców i warzyw zaburzy równowagę i doprowadzi do niekorzystnego zakwaszenia organizmu i nie poprawi kwasowości żołądka. Jakkolwiek branie enzymów trawiennych i leków zwiększających kwasowość żołądka nie będzie wpływało na zmianę kwasowości reszty organizmu.

Produkty zakwaszające z zawartością białka są niezbędne do odbudowy organizmu, a produkty alkalizujące biorą udział w detoksykacji i obydwa rodzaje tych pokarmów są potrzebne do prawidłowego funkcjonowania organizmu.

Rekomendowane jest przyjmowanie produktów zakwaszających i alkalizujących w proporcji 20% do 80%, aby osiągnąć równowagę pozwalającą na optymalną odbudowę i detoksykację naszego organizmu. Zmiany tych proporcji powinny być ustalane indywidulanie w zależności od tego, czy nastawiamy się na detoksykację, czy odbudowę.

Nie wszystkie pokarmy zakwaszające są sobie równe. Ekologiczne jajka (jeżeli nie jesteś na nie uczulony), mięso i tłuszcze zwierzęce uważane są za zdrowe, natomiast inne pokarmy, takie jak procesowana mąka, cukier i procesowane oleje roślinne nie są polecane. Pokarmy zakwaszające są generalnie bardzo zdrowe dla organizmu, ale kiedy przeprowadzamy detoksykację/oczyszczenie organizmu należy je ograniczyć.

Analogicznie, nie wszystkie pokarmy alkalizujące są równie dobre dla detoksykacji organizmu. Surowe warzywa i owoce są bardziej zasadowe od gotowanych. Niektóre orzechy zaliczamy do alkalizujących, ale nie wszyscy będą je tolerowali w diecie. Podsumowując, surowe warzywa i owoce, a także zioła i przyprawy mają największy potencjał detoksykacyjny.

Oczyszczanie powinno być przeprowadzane 1-2 razy w roku przez okres 1-2 tygodni, natomiast długoterminowe diety alkalizujące (z wyłączeniem zdrowych pokarmów zakwaszających) nie są rekomendowane w Hashimoto.

Pokarmy zakwaszające	Pokarmy alkalizujące
Mięso	Owoce
Produkty mleczne	Warzywa
Jajka	Rośliny zielonego koloru
Produkty procesowane	Większość orzechów
Tłuszcze	Nasiona
Cukier	Fasola
Mąka	Ziemniaki
Pokarmy smażone	Zboża bezglutenowe

Jakie są zasady przeprowadzenia detoksykacji?

Termin „detoksykacja" jest pojęciem szerokim i określa wiele metod pomocnych w oczyszczaniu organizmu.

Przykładami detoksykacji są: podawanie suplementów, ziół, dieta wegetariańska zawierająca surowe warzywa, głodówka, stosowanie soków, probiotyków, terapia wodna, sauna, irygacja jelita grubego i ćwiczenia fizyczne.

Detoksykacja może być skierowana przeciwko następującym rodzajom toksyn: metale ciężkie, toksyny chemiczne, mikroby i półprodukty metabolizmu białek.

Dlaczego detoksykacja jest potrzebna?

Detoksykacja oczyszcza nasze ciało z zalegających związków, powstałych jako wynik złych nawyków odżywiania, pochodzących ze środowiska, i pomaga nadmiernie przeciążonemu systemowi oczyszczającemu organizmu. Zwolennicy detoksykacji podkreślają jej korzystne efekty, takie jak: czystsza skóra, poprawa w kondycji wielu chorób, a także poprawa wchłaniania witamin i minerałów i funkcji jelita grubego.

DETOKS W CHOROBACH AUTOIMMUNOLOGICZNYCH

Detoksykacja spełnia dużą rolę w odzyskaniu prawidłowej funkcji tarczycy. Wątroba jest najważniejszym organem detoksykacyjnym i czasami jest przeciążona na skutek nadmiaru substancji toksycznych z jakimi się styka organizm.

Detoksykację najlepiej zacząć od wyeliminowania alkoholu, kofeiny, pestycydów i chemikaliów, niekiedy niezbędna jest dodatkowa interwencja.

Metody stosowane w detoksykacji

Aby znaleźć najlepszy sposób detoksykacji dla osób z Hashimoto, zapoznałam się z wieloma stosowanymi metodami.

Głodówka jest jedną ze świetnych metod detoksykacji, ale zaostrza objawy „zmęczenia nadnerczy". Błonnik i warzywa bogate w siarkę wspomagają wątrobę w detoksykacji, podobnie działają surowe owoce i warzywa. Jednak trzeba pamiętać, że nie jest to opcja dla osób z upośledzonym trawieniem. Ponadto błonnik może zaostrzać objawy jelitowe u tych osób z Hashimoto, u których występuje przerost bakterii w jelicie cienkim (ang. small intestinal bacterial overgrowth).

Generalnie diety detoks eliminują proteiny zwierzęce i opierają się na orzechach i nasionach, jakkolwiek mogą się one okazać za trudne do strawienia u niektórych osób z Hashimoto. Dostępne na rynku produkty do detoksykacji wątroby występują w postaci sproszkowanej i po rozpuszczeniu w wodzie stosowane są w zastępstwie pokarmów.

Większość z nich zawiera ryż, soję i proteiny pochodzące z mleka - wszystkie te produkty mogą być problematyczne dla osób z Hashimoto, ponieważ przyjmowanie ich wiąże się z PAIR i innymi nietolerancjami pokarmowymi. Ponadto większość z nich zawiera również błonnik, który może być fermentowany przez bakterie i nasila proces autoimmunologiczny.

Długo się zastanawiałam, jak rozwiązać ten problem, dopóki ktoś nie polecił mi obejrzenie filmu „Gruby, chory i bliski śmierci". Opowiada on historię mężczyzny, który wyleczył swoją chorobę autoimmunologiczną (przewlekłą pokrzywkę) poprzez stosowanie soków przez 60 dni.

TOKSYNY

10 sposobów na detoksykację
(przedrukowane z Natural Standard)

1. **Suplementacja** ma na celu dostarczenie ważnych substancji pokarmowych, takich jak witaminy i minerały, które wspomagają i stymulują własne mechanizmy detoksykacyjne. Wszystkie te suplementy mają na celu wspomaganie wątroby.

2. **Zioła** pomocne w detoksykacji wspomagają, wiążą toksyny i wydalają, a także są pomocne w ich rozkładzie. Tradycyjna medycyna ziołowa stosuje inne metody w porównaniu z medycyną zachodu. Medycyna zachodu stosuje zioła w oparciu o ich działanie chemiczne, a tradycyjne zielarstwo wykorzystuje energetyczne właściwości ziół.

3. **Pokarmy i diety:** Dieta oczyszczająca ma na celu odbarczenie systemu detoksykacyjnego poprzez ograniczenie dostarczania toksyn i pozwala organizmowi „uporać" się z toksynami zalegającymi w organizmie.

4. **Głodówka:** W czasie trwania głodówki organizm zużywa tkanki, które nie spełniają istotnej roli (tłuszcze, enzymy trawienne, włókna mięśniowe i enzymy glikolityczne) do produkcji energii. W medycynie naturalnej głodówka uważana jest za szybką i skuteczną metodę detoksykacji, a także sposób na przyspieszenie procesów gojenia. Uważa się także, że w czasie głodówki zostają wyeliminowane toksyny rozpuszczalne w tłuszczach.

5. **Hydroterapia:** Uważa się, ze gorąca woda przyspiesza krążenie krwi i stymuluje filtrację przez wątrobę, uwalnianiu toksyn sprzyja także obfite pocenie.

6. **Probiotyki:** Probiotyki wspomagają detoks poprzez zapewnienie integracji bariery jelitowej i zapobiegają namnożeniu się bakterii chorobotwórczych, produkujących toksyny w jelicie grubym.

7. **Sauna:** Podobnie jak hydroterapia, sauna poprzez zwiększenie cyrkulacji krwi stymuluje filtrację przez wątrobę i wpływa na wydalanie toksyn z potem.

8. **Irygacja jelita grubego:** Metoda ta polega na płukaniu okrężnicy wodą, czasami dodaje się do niej zioła. Metoda ta opiera się na założeniu, że toksyny akumulują się w wyściółce jelita, skąd mogą się przedostawać do krwi. Uważa się, że

zastosowanie tej metody bezpośrednio wypłukuje toksyny z jelita.

9. **Wiązanie toksyn:** Według tej metody konsumpcja błonnika, glinki i stosowanie chelatacji wyciąga toksyny i metale ciężkie z komórek i tkanek i sprzyja ich wydalaniu z organizmu.

10. **Ćwiczenia fizyczne:** Aktywność fizyczna (fitness) pomaga w detoksykacji organizmu poprzez zwiększone pompowanie krwi i limfy poprzez systemy filtracyjne organizmu, a także pozbywanie się toksyn z potem.

Sokowirówki mają na celu oddzielenie soku z warzyw i owoców. Powstały sok jest łatwo przyswajalny, zawiera witaminy, minerały i enzymy, a także rozpuszczalny błonnik, który jest zdolny do wiązania toksyn, jakkolwiek, błonnik nierozpuszczalny, odpowiedzialny za fermentację, jest wyeliminowany. Poprzez picie soków wykorzystujemy wszystkie benefity warzyw i owoców bez nadmiernego obciążenia układu trawiennego, jednocześnie pozwalając, aby nasze ciało się zregenerowało i odpoczęło.

Wprawdzie mężczyzna z filmu po zakończeniu kuracji sokami przeszedł na dietę wegetariańską, dieta oparta na surowych warzywach i głodówka nie są rekomendowane w Hashimoto. Tłumaczy się to tym, że zapaleniu tarczycy typu Hashimoto towarzyszą niedobory wielu związków zawartych w produktach pochodzenia zwierzęcego, takich jak żelazo, cynk, selen i kwasy tłuszczowe. Trzeba także pamiętać, że białka zwierzęce należą do ciężkostrawnych i towarzyszący niedobór kwasu solnego w żołądku u osób z Hashimoto pogarsza ich przyswajanie.

Dlatego też, zastosowanie diety bez białek zwierzęcych przez okres 1-14 dni pozwoli na regenerację i odpoczynek wątroby i przewodu pokarmowego. Stosowanie diety elementarnej, rosołów na kościach i zup jest pomocne w odbudowie i leczeniu, jakkolwiek nie dostarczają one wielu niezbędnych do detoksykacji składników pokarmowych zawartych w świeżych owocach i warzywach.

Dieta oparta na sokach i zupach

Stosowanie diety opartej na sokach i zupach jest zgodne z protokołem wymaganym w Hashimoto i jednocześnie zawiera dietę eliminacyjną; pomaga to uzupełnić specyficzne niedobory spowodowane zaburzeniami wchłaniania.

Dieta ta rozpoczyna się 2-3 dniowego stosowania przyrządzonych domowym sposobem rosołów z zawartością dobrze ugotowanych, niskoresztkowych warzyw: marchewki, cukinii i dyni. Warzywa zaprawiamy suto kwasami tłuszczowymi, jak olej kokosowy, tłuszcz z kaczki, smalec i oliwa z wątroby dorsza. Rekomendowane jest dodanie 1 łyżki oleju kokosowego do każdej zupy.

Dla osób bez towarzyszących objawów biegunki po trzech dniach zaczynamy wprowadzać soki owocowe, a w przypadku biegunki czekamy dodatkowo dwa tygodnie. Rekomendowane jest spożywanie soków najlepiej na pusty żołądek. Picie oczyszczonej wody i herbat ziołowych ma dodatkowe działanie kojące i relaksujące. W okresie tym należy też wprowadzić probiotyki, ponieważ dieta głodowa, oparta na przyjmowaniu soków, nie zawiera błonnika i będzie „głodziła "i powodowała obumieranie flory bakteryjnej jelita cienkiego.

Po kilku dniach łączenia zup i soków przechodzimy na dietę oczyszczającą, składającą się wyłącznie z soków, na 1-7 dni. Następnie wprowadzamy ponownie zupy do diety, rozszerzając ją stopniowo poprzez introdukcję mięsa i innych pokarmów trudniejszych do trawienia.

Do przyrządzania soków używamy owoców o niskiej zawartości fruktozy - polecane są: zielone jabłka, cytryny, limonki i pomidory.

Z soków należy wyeliminować wolotwórcze surowe warzywa.

Do warzyw polecanych do soków należą: marchewka, seler, ogórek, cukinia, zielone liściaste warzywa. Do poprawy smaku można dodawać jabłka w niewielkiej ilości, ze względu na dużą zawartość fruktozy. Polecane są też cytryny.

Można też dodawać w niewielkiej ilości korzeń imbiru, cebulę i korzeń kurkumy.

Woda, którą pijemy, powinna być oczyszczona, bez zawartości chloru i fluoru.

Przykłady soków

Oczyszczona woda z dodatkiem soku z jednej cytryny

2 łodygi selera, ½ zielonego jabłka, 2 duże marchewki, ½ cala korzenia imbiru

½ ogórka, 1 pomidor, 4 marchewki, ½ cala korzenia z kurkumy

SUBSTANCJE WIĄŻĄCE TOKSYNY

Sok z cytryny

Sok z cytryny ma własności oczyszczające i pomaga w detoksykacji wątroby. Dodajemy sok z cytryny do ½ szklanki oczyszczonej wody i pijemy na czczo, albo też cytrynę dodajemy do soków warzywnych.

Błonnik

Błonnik wiąże toksyny i wydala je z kałem. Błonnik występujący w świeżych owocach i warzywach, taki jak inulina, FOS i fityniany, jest pomocny w wiązaniu i wydalaniu toksyn, jakkolwiek może być szkodliwy u osób ze zwiększoną przepuszczalnością jelita i prowadzić do nadmiernego wzrostu bakterii w jelicie cienkim.

Glinka bentonitowa

Glinka bentonitowa ma własności oczyszczające i absorbujące, jest dobrze tolerowana przez osoby z zaburzeniami przewodu pokarmowego i stosowana jest z powodzeniem w przypadkach zespołu nadwrażliwego jelita. Glinka nie jest absorbowana przez organizm i w odróżnieniu od błonnika nie jest poddawana fermentacji przez bakterie przewodu pokarmowego. W trakcie przechodzenia przez przewód pokarmowy przyciąga i wiąże takie toksyny, jak wirusy, pasożyty, metale ciężkie, pestycydy, a następnie wydala je z kałem.

Oprócz preparatów stosowanych doustnie dostępne są maseczki do twarzy i środki do kąpieli, pozwalają one na detoksykację przez pory i skórę.

Glinki nie należy stosować u kobiet w ciąży, a także należy pamiętać, że branie leków jednocześnie z glinką spowoduje związanie leku.

Glinki bentonitowe dostępne są w postaci płynów (lepsze w smaku) i w proszku.

Suplementy używane w detoksykacji

Do wymaganych składników pierwszej fazy detoksykacji w wątrobie należą: witaminy z grupy B (B2, B3, B6, B12), kwas foliowy, glutation (ang. glutathione) i flawonoidy), a kwas foliowy, magnez, glutation, B5, B12, witamina C, aminokwasy: metionina, cysteina, glicyna, tauryna, glutamina, cholina wymagane są do drugiej fazy detoksykacji.

Acetylocysteina, związek, z którego powstaje glutation, nie tylko pomaga zredukować ilość przeciwciał anty-TPO poprzez zneutralizowanie nadtlenku wodoru, ale także jest pomocna w detoksykacji. Rekomendowana dawka wynosi 1.8 grama (1800mg).

Aminokwasy

Aminokwasy są niezbędne do procesów leczenia i odbudowy. Źródłem aminokwasów są proteiny, ale proces trawienia protein obciąża nasz organizm i obniża efektywność innych funkcji, takich jak gojenie i oczyszczanie. Natomiast podawanie czystych aminokwasów nie wymaga żadnej dodatkowej pracy ze strony organizmu, są one łatwo przyswajalne, a jedyną ich wadą jest nieprzyjemny smak. Przedłużone stosowanie samych soków, bez jednoczesnego uzupełniania protein, może prowadzić do ich niedoboru i dlatego wskazana jest suplementacja aminokwasami rozpuszczonymi w soku z żurawiny, można też dla poprawy smaku dodawać stewię.

Zioła

Znanych jest wiele ziół pomocnych w oczyszczaniu organizmu. Sprzedawane są one jako środki „pomagające w detoksykacji wątroby", mogą zawierać mieszankę ziół, czasami też połączone są z witaminami czy też innymi suplementami.

Tabela 16: Substancje wspomagające detoksykację

Karczoch	Berberys	Boldo	Śniegowiec wirginijski
Mniszek lekarski	Lucerna	Burak	Lecytyna
Ostropest plamisty	Korzeń lukrecji	Papryka	Celuloza
Cytryniec chiński	Kurkumina	Fosfatydylocholina	

Chlorella/Spirulina

Chlorella i spirulina, a także Echinacea, czasami są zalecane jako suplementy pomocne w detoksykacji, ale ich działalność wiąże się także z podwyższeniem TNF-A(Th-1) i mogą one zaostrzać proces autoimmunologiczny.

Inne czynniki wspomagające detoksykację

Oprócz diety i suplementów wiele innych czynników ma wpływ na proces detoksykacji – są to: kąpiele w soli Epsom, lewatywa, oczyszczanie okrężnicy, masaż, ssanie oleju.

Skóra

Wydzielanie potu przez skórę jest jednym z ważnych mechanizmów detoksykacyjnych. Wydzielanie potu u większości chorych na niedoczynność tarczycy jest obniżone. Być może jest to spowodowane niższą temperaturą ciała, która jest jednym z objawów niedoczynności tarczycy i dlatego też polecane są czynności wpływające na zwiększenie wydzielania potu, takie jak sauna, ćwiczenia fizyczne, gorące kąpiele i moja ulubiona: gorąca joga. W eliminowaniu toksyn pomocne jest także szczotkowanie skóry.

Okrężnica

Eliminacja toksyn odbywa się również przez przewód pokarmowy. Uważa się, że w jelitach mogą zalegać toksyny i dlatego pomocne jest stosowanie lewatyw i irygacji okrężnicy, szczególnie zalecane u osób z towarzyszącymi zaparciami.

Układ limfatyczny

Układ limfatyczny jest odpowiedzialny za transport i wydalanie toksyn. Bardzo korzystne dla ustroju jest zwiększenie i przyśpieszenie przepływu limfy. Znane metody zwiększające przepływ limfy to: podskakiwanie na trampolinie, masaż i moja ulubiona poza w jodze- stanie na ramionach (ang. shoulder stand).

Terapia masażem

Masaż pomaga w oczyszczaniu organizmu i jest wspaniałą, relaksującą metodą detoksykacji. Podczas masażu dochodzi do zmiany konsystencji substancji zewnątrzkomórkowej z żelu do postaci płynnej, co przyśpiesza uwalnianie i wydalanie toksyn z organizmu.

Zalecane jest picie dużej ilości wody przed i po masażu, poprawi to eliminację toksyn, a także uzupełni płyny.

Oczyszczanie okrężnicy

Oczyszczanie okrężnicy pomaga w detoksykacji i stymuluje wątrobę do produkcji żółci. Szczególnie jest to ważne u osób, które mają nieregularne wypróżnienia.

Lewatywy można stosować w domu, natomiast hydrokolonoterapia przeprowadzana jest przez specjalnie wyszkolony personel z użyciem jałowego sprzętu do irygacji okrężnicy.

DETOKSYKACJA HALOGENÓW

Do akumulacji halogenów dochodzi częściej u osób z niedoborem jodu, pamiętamy również, że jod może doprowadzić do zaostrzenia objawów Hashimoto.

Podaż jodu u osób z Hashimoto ograniczamy, aby zmniejszyć produkcję przeciwciał przeciwko tarczycy i ponownie wprowadzamy, kiedy czynność tarczycy jest pod kontrolą, pamiętając, że jod jest niezbędny do produkcji hormonów.

Według niektórych lekarzy w czasie ponownego wprowadzania jodu do diety mogą pojawić się takie objawy, jak trądzik, przyspieszone bicie serca, i jest to wyrazem detoksykacji halogenów.

Podsumowanie rozdziału

- ✓ Toksyny są obecne w pokarmach i produktach pielęgnacji osobistej.
- ✓ Rtęć i halogeny (fluor, brom i chlorki) są powiązane z Hashimoto i nieprawidłową funkcją tarczycy.
- ✓ Wątroba jest głównym organem odpowiedzialnym za detoksykację.
- ✓ Oczyszczenie pomoże organizmowi odpocząć i pozbyć się toksyn.

CZĘŚĆ III: JAK SIĘ WYLECZYĆ?

„Każdego dnia i w każdy sposób czuję się coraz lepiej i lepiej"- Emile Coue

17. JAK SIĘ WYLECZYĆ

Aby rozwinął się perfekcyjny atak odpowiedzialny za powstanie Hashimoto, potrzeba było wiele lat. Dlatego też należy się spodziewać, że wyleczenie nie nastąpi z dnia na dzień.

Wyleczenie Hashimoto to maraton, a nie bieg na sto metrów, a zmiany, jakie wprowadzisz w swoim życiu, będą procentowały i wpłyną na poprawę Twojego stanu zdrowia.

Ważnym podejściem jest optymizm, unikanie negatywnych emocji, które mają niekorzystny wpływ na kondycję przewodu pokarmowego i funkcję nadnerczy, dwóch bardzo ważnych organów, odpowiedzialnych za proces autoimmunologiczny.

Na początku omówione zostały trzy ważne elementy postępowania, które należy zastosować w Hashimoto: eliminowanie czynników wyzwalających, uzupełnianie niedoborów i poprawa funkcji przewodu pokarmowego.

Wyeliminowanie czynników wyzwalających: Aby zidentyfikować i wyeliminować czynniki wyzwalające, potrzebny będzie czas i należy pamiętać, że czynniki wyzwalające są różnorodne u poszczególnych osób.

Chociaż książka ta jest oparta na najnowszych badaniach naukowych, może ona nie uwzględniać wszystkich czynników wyzwalających, ponieważ na obecnym etapie wiedzy są one jeszcze niepoznane. Wyeliminowanie znanych czynników, takich jak infekcje, jod, gluten, nietolerancje pokarmowe, fluor i innych toksyn, może trwać od kilku dni do kilku miesięcy.

Niedobory: Odzyskanie właściwego poziomu witamin i składników pokarmowych może potrwać od kilku miesięcy do jednego roku.

Odzyskanie właściwej funkcji przewodu pokarmowego: Wyleczenie przerostu bakteryjnego, infekcji Candida, dysbiozy i wyeliminowanie zaburzeń funkcji nadnerczy może potrwać od sześciu miesięcy do dwu lat.

W międzyczasie należy stosować suplementację hormonalną, modulację immunologiczną i „zwodzenie" układu immunologicznego; są to dostępne metody zapobiegające uszkodzeniu tarczycy.

Teraz kiedy masz już wszystkie informacje, zastanawiasz się od czego zacząć? Proponuję zacząć od opracowania chronologii zdarzeń dotyczących zdrowia. Pomoże Ci to w identyfikacji czynnika wyzwalającego.

Pomoże Ci to także zdecydować, jakie testy laboratoryjne należy przeprowadzić i jakie korekty odnośnie do trybu życia i lekarstw należy zastosować.

Droga do wyleczenia jest czteropunktowa: dieta, suplementy, zmiana trybu życia, lekarstwa (jeżeli występują wskazania).

Jesteś jednostką unikalną

Koncepcja bio-indywidualności uważa, że każdy z nas jest biologicznie unikalny, innymi słowy każdy z nas jest inny. Uważa się, że strategie, które są dobre dla jednych, nie muszą służyć innym i dlatego tak ważne jest prowadzenie dokładnych notatek i śledzenie procesu leczenia.

Skąd wiemy, że następuje poprawa?

Prowadzenie pamiętników, notatek i uważne śledzenie objawów pomoże nam rozpoznać, czy poruszamy się we właściwym kierunku.

Odzyskanie równowagi

Jak już się zdążyłeś zorientować, wiele suplementów pomagających odzyskać prawidłową czynność nadnerczy (astragalus, DHEA, korzeń lukrecji), a także tarczycy (selen, glutation, algi), wpływa na wzmocnienie odnogi limfocytów Th-1, a tym samym zaostrza proces autoimmunologiczny.

Być może zaburzenie równowagi immunologicznej powoduje niedobory substancji i prowadzi do dysfunkcji tarczycy i nadnerczy, ale obecność tych niedoborów spowoduje, że nadreaktywna odnoga zostanie zlikwidowana. Poprzez wspomaganie tarczycy i nadnerczy zawsze nastąpi nieumyślne wzmocnienie odnogi limfocytów, i tak już nadmiernie aktywnej.

Candida, a także infekcje grzybami chorobotwórczymi, spowodują przewagę limfocytów Th-2. Wirusy i bakterie Gram-ujemne wzmocnią odnogę Th-1. Pozbycie się infekcji Candidą czy pasożytami może doprowadzić do przewagi odnogi Th-1, sprzyjającej chronicznym infekcjom wirusowym i rozwojowi bakterii Gram- ujemnych.

Dlatego też należy uważać, aby poprzez nasze interwencje nie zaostrzać objawów choroby. Jeżeli wystąpi wzrost przeciwciał albo pogorszenie objawów, świadczące o przewadze Th-1, należy używać substancji wspomagających odnogę limfocytów Th-2, aby odzyskać równowagę.

Zaostrzenia procesów autoimmunologicznych, nietolerancja czy przełom leczniczy?

Reakcja obumierania, zwana też reakcją Jarischa-Herxheimera albo Herxheimer, czy krótko "Herx", występuje wtedy, kiedy obumierające bakterie uwalniają toksyny w ilości przewyższającej możliwości ich unieszkodliwiania przez organizm.

Do tego typu reakcji może dojść przy zmianie diety, na przykład kiedy eliminujemy cukier, skrobię czy błonnik (określane czasami jako zagłodzenie bakterii chorobotwórczych), a także przy stosowaniu pokarmów fermentowanych, powodujących, że bakterie symbiotyczne na drodze kompetycji wypierają szczepy chorobotwórcze. Reakcje obumierania mogą wystąpić po wprowadzeniu probiotyków, enzymów trawiennych i antybiotyków.

Do objawów rekcji obumierania należą: senność, trudności w koncentracji, chęć na pokarmy słodkie, biegunka, wysypka, rozdrażnienie, gazy, wzdęcia, bóle głowy, nudności, wymioty, nasilone objawy chorób autoimmunologicznych i zaleganie flegmy.

Objawy te najczęściej ustępują w ciągu kilku dni, ale zdarzają się przypadki utrzymywania się objawów nawet przez wiele tygodni. Jeżeli objawy te występują po wymienionych powyżej interwencjach, świadczą one o tym, że nastąpił przełom w leczeniu. Oczyszczenie jelita grubego, szczotkowanie skóry, kąpiele detoksykacyjne czy branie lekarstwa Anatabiny i kurkuminy mogą być pomocne w ich eliminacji.

Podobne objawy występują również w nietolerancjach, jakkolwiek zachodzą one bez interwencji wymienionych powyżej i są odpowiedzią na nietolerowane pokarmy.

Zaostrzenia choroby autoimmunologicznej występują, jeżeli wzmocnimy niewłaściwą odnogę limfocytów. Proszę zwrócić uwagę na tabelę Skala Naranjo w rozdziale o suplementach, pomoże ona rozpoznać, które interwencje mogą być odpowiedzialne za dane objawy. Jeżeli podejrzewamy, że dana interwencja zaostrza proces autoimmunologiczny, należy ją przerwać.

Zaostrzenia choroby autoimmunologicznej można leczyć akupunkturą, a także przy pomocy innych metod wzmacniających osłabioną odnogę limfocytów.

Interwencyjne zmiany trybu życia

Wiedza na temat zmiany trybu życia dla pacjentów w Hashimoto i innych chorobach autoimmunologicznych jest jeszcze w powijakach, jest słabo rozpowszechniona i nie do końca zaakceptowana prze oficjalne środowisko medyczne.

Twoja rodzina, przyjaciele, a nawet Twój lekarz mogą być sceptyczni, kiedy się przyznasz, że aby pokonać swoją chorobę autoimmunologiczną, nie stosujesz się do standardowej, powszechnie akceptowanej diety. Możesz być przetłoczony ogromem zmian, jakie należy wprowadzić, i nie potrafisz zrezygnować ze swoich ulubionych pokarmów.

Wiem, jak trudno wprowadzić je w życie. O wiele łatwiej jest połknąć codziennie tabletkę niż zastosować się do diety, zredukować stres i pójść na fitness. Ale zapoznaj się ze statystyką...

Pięćdziesiąt milionów osób w Stanach Zjednoczonych choruje na choroby autoimmunologiczne. Stanowi to 20% populacji.

Wygląda na to, że nasze społeczeństwo, system medyczny i dieta są idealnie zaprojektowane, aby „produkować" chorych na choroby autoimmunologiczne. Zależy tylko od Ciebie, czy chcesz być jednym z nich, czy też chcesz spróbować czegoś innego.

Moje podejście do wyleczenia Hashimoto jest proste.

Po pierwsze, usunąć wszystkie czynniki, które irytują tarczycę i odpowiadają za wysyłanie przez nią sygnału stresu.

Jod, fluor, toksyny odpowiedzialne są za stan zapalny, który jest rezultatem oksydatywnego uszkodzenia i tarczyca wysyłając sygnał o stresie mobilizuje układ immunologiczny.

Gluten i inne pokarmy nietolerowane odpowiedzialne są za przepuszczalność jelitową i powodują, że nasz układ immunologiczny nie rozpoznaje własnych komórek. Pokarmy źle strawione stają się pożywką dla patogennych bakterii.

Stres wpływa niekorzystnie na tarczycę, poprzez mobilizowanie nadnerczy, i odpowiedzialny jest za proliferację bakterii chorobotwórczych.

Po drugie, leczymy cieknące jelito poprzez stosowanie specjalnej diety, bulionów i glutaminy. Wyciągi z nadnerczy są używane, aby uśpić czujność tarczycy i nadnerczy i pomóc w odbudowie tkanek.

Po trzecie, uzupełnienie niedoborów i hormonów pomoże wzmocnić organizm i przyczyni się do poprawy ogólnego stanu.

Po czwarte, trzeba zastąpić bakterie patologiczne bakteriami pożytecznymi i w tym celu należy stosować probiotyki i pokarmy fermentowane.

Należy także zbalansować nadnercza, układ immunologiczny i wzmocnić procesy detoksykacji. W odzyskaniu równowagi nadnerczy będą pomocne adaptogeny.

Poprawę funkcji układu immunologicznego można uzyskać poprzez stosowanie suplementów anatabiny i kurkuminy. Picie zielonych soków zapewni środowisko alkaliczne, które wpłynie na poprawę funkcji fosfatazy alkalicznej, odpowiedzialnej za detoksykację endotoksyn wydzielanych przez bakterie.

Podejście do wyleczenia Hashimoto można ująć w pięciu punktach.

Pięć zasad postępowania w Hashimoto, pięć U

Usunąć

- Jod
- Infekcje
- Fluor
- Toksyny
- Problemy z trawieniem
- Nietolerancje pokarmowe
- Stres

Uzdrowić

- Diety uzdrawiające
- Protomorphogens
- Buliony
- Glutamina

Uzupełnić

- B12
- Cynk
- Selen
- Żelazo
- Inne witaminy i minerały
- Hormony tarczycy
- Enzymy trawienne

Uregulować

- Probiotyki
- Pokarmy fermentowane

Unormować

- Adaptogeny
- Anatabina/Suplementy kurkuminy
- Zielone soki

„Niezależnie od tego, kto był ojcem choroby, zła dieta na pewno była jej matką"-przysłowie chińskie

18. DIETA W HASHIMOTO

Jaka jest właściwa dieta w Hashimoto?

Jest to niewątpliwie trudne pytanie i niestety żywienie jest nauką, w której wiele odpowiedzi może być zarazem dobrych i złych. Oznacza to, że to, co jest lekarstwem dla jednego, może okazać się trucizną dla innych.

Do powstania choroby autoimmunologicznej tarczycy niezbędne są trzy czynniki 1) geny, 2) czynniki wyzwalające, 3) przepuszczalne jelito. Chociaż nie mamy wpływu na geny, możemy zmienić ich ekspresję poprzez wyeliminowanie czynników wyzwalających i naprawę nieszczelnego jelita. Dla niektórych będzie to łatwe i wystarczy zmniejszyć spożycie jodu, dla innych pomoże dieta bezglutenowa (jeden z najczęstszych czynników odpowiedzialnych za powstanie nieszczelnego jelita).

Natomiast wielu osobom do uzyskania poprawy potrzebne będą duże zmiany stylu życia, do których zaliczamy: wyeliminowanie infekcji pasożytniczych, bakteryjnych, grzybiczych i wirusowych, usunięcie wyzwalaczy środowiskowych, połączonych z wyeliminowaniem niektórych pokarmów z diety, zbalansowanie poziomu cukru i dodatkowo stosowanie odpowiedniej diety i unikanie stresu.

Każdy człowiek jest skomplikowaną jednostką i podobne choroby nie zawsze wymagają jednakowego postępowania.

Znanych jest wiele diet, które według niektórych potrafią

odwrócić przebieg Hashimoto i innych chorób autoimmunologicznych. Należą do nich: dieta bezglutenowa, dieta wykluczająca jod, dieta Feingolda, specyficzna dieta węglowodanowa, dieta GAPS, dieta Paleo, dieta Paleo autoimmuno, dieta bezsojowa, dieta bezmleczna, dieta z niskim FODMAPs, dieta ekologiczna, dieta candida i dieta elementarna.

Wszystkie te diety mają wspólny mianownik, ponieważ wszystkie one zawierają białka zwierzęce, a wykluczają wiele reaktywnych składników pokarmowych. W przeciwieństwie do standardowej diety amerykańskiej, są one bogatsze w składniki pokarmowe i wykluczają produkty procesowane. Wiele diet zaleca - dobrze wpływające na gojenie - pokarmy fermentowane i żelatynę.

Chociaż diety wegańskie i wegetariańskie są bardzo zdrowe i pomocne w wielu chorobach przewlekłych i autoimmunologicznych, nie ma potwierdzonej informacji o ich skuteczności w chorobie Hashimoto. Dlatego też żadna z polecanych diet dla osób z Hashimoto nie jest wegańską i wegeteriańską. Dodatkowo wielu byłych wegan obserwuje u siebie poprawę przebiegu choroby Hashimoto po przejściu na dietę Paleo. Opierając się na tych obserwacjach, uważam, że proteiny i tłuszcze zwierzęce odgrywają istotną rolę w procesie zdrowienia u osób z Hashimoto.

Stosowanie diety bogatej w białko będzie zakwaszało organizm i aby utrzymać równowagę należy włączyć warzywa w proporcji 20% mięsa i 80% warzyw. Dieta wegańska czy surowa wegańska, stosowana przez pewien okres, może być bardzo przydatna w detoksykacji organizmu, szczególnie u osób z uporczywymi problemami trawienia białek. Aby wspomóc organizm w detoksykacji można też stosować dietę wegańską przez kilka dni czy tygodni, ale trzeba pamiętać o uzupełnianiu witaminy B12, żelaza i ferrytyny, aby zapobiec niedoborom.

Innym sposobem jest stosowanie diety semi-wegańskiej „poranna dieta wegańska", polegającej na jedzeniu orzechów, nasion, warzyw na śniadanie i lunch, a posiłków mięsnych na obiad.

Która z tych diet będzie najlepsza dla mnie?

Jakkolwiek trudno jest jednoznacznie określić wskazania do konkretnej diety, generalnie uważa się, że osoby z historią problemów ze strony przewodu pokarmowego (IBS, GERD, bóle żołądka, nietolerancje pokarmowe), stosujące antybiotyki, tabletki antykoncepcyjne i dietę bogatą w cukry, będą potrzebowały więcej czasu i zmian stylu życia aby uzyskać poprawę.

Postępowanie będzie również uzależnione od wagi, wieku zachorowania i uważa się, że osoby, u których choroba wystąpiła przed 30. rokiem życia, będą wymagały bardziej kompleksowego podejścia.

DIETA IDEALNA?

Nadmierna przepuszczalność jelita może być spowodowana poprzez przerost bakteryjny, pasożyty czy reakcją na pokarmy, albo jak w wielu przypadkach bywa, odpowiedzialne jest błędne, wzajemnie napędzające się koło, spowodowane wszystkimi powyższymi czynnikami.

W wyborze właściwej diety dla poszczególnych osobników należy brać pod uwagę indywidualną reakcję na poszczególne pokarmy, kompozycję flory bakteryjnej, obecność anomalii poziomu cukru, niedobory, towarzyszące infekcje, a także zdolność do trawienia i absorbowania składników pokarmowych.

W dobraniu właściwej diety będzie bardzo pomocna konsultacja wyspecjalizowanego dietetyka.

Aspekty, które należy brać pod uwagę przy wyborze diety leczniczej w niedoczynności tarczycy:

1. Dieta powinna być dobrana indywidualnie
2. Dieta powinna wyeliminować pokarmy drażniące
3. Dieta powinna zawierać pokarmy przyśpieszające gojenie
4. Dieta powinna uzupełniać niedobory

Stosowane diety powinny pomagać w procesie zdrowienia, czasami należy wprowadzić małe korekty, jak np. wyeliminowanie owoców i błonnika na pewien okres, aby przyśpieszyć gojenie.

Ograniczeniem zastosowania diety FODMAP i Paleo jest to, że nie uwzględniają one nietolerancji pokarmowych indywidualnego użytkownika, ponieważ zawierają produkty mleczne, które nie są dobrze tolerowane u wszystkich. Dlatego też diety powinny służyć jako ogólne wskazówki, pomocne do opracowania zindywidualizowanego podejścia dla poszczególnych przypadków.

Diety SCD i GASP koncentrują się na leczeniu i zwiększeniu szczelności połączeń jelitowych, odbywa się to poprzez usunięcie czynników szkodliwych, a następnie wprowadzanie zarówno niezbędnych składników pokarmowych, jak i probiotyków.

Obydwie diety SCD i GAPS zaczynają się od fazy introdukcji. Fazę tą można też określić jako fazę dziecinną (ang. baby food phase), jako że jest ona stosowana w fazie introdukcji u małych dzieci, które mają większą przepuszczalność jelitową.

W pierwszym etapie stosujemy rosoły, zupy i przeciery, które są łatwe do strawienia. Następnie dietę stopniowo rozszerzamy o dobrze ugotowane mięsa i warzywa, gotowane owoce, soki owocowe, a na końcu surowe owoce i warzywa, wprowadzając nowy pokarm co około 4 dni. Zaczynanie od diety małoresztkowej, z niewielką ilością błonnika, ma to na celu „zagłodzenie" bakterii patogennych.

Jakkolwiek, nawet przy stosowaniu diety i probiotyków, zmiany w bakteryjnej florze przewodu pokarmowego zachodzą powoli i najczęściej potrzeba około dwóch lat, żeby bakterie przyjazne zastąpiły szczepy chorobotwórcze. Stosowanie diety GAPS i SCD powinno być kontynuowane jeszcze przez jeden rok od chwili ustąpienia objawów, po wprowadzeniu ostatniej fazy produktów.

Należy też brać pod uwagę indywidualną zdolność do trawienia i przyswajania składników pokarmowych i w niektórych przypadkach niezbędne będzie stosowanie enzymów trawiennych.

W bardziej zaawansowanych przypadkach przerostu flory bakteryjnej dla uzyskania poprawy wskazane jest wykluczenie na krótki okres błonnika, ponieważ jest on pożywką dla bakterii patogennych (diety FODMAP, dieta niskoresztkowa, GAPS i dieta elementarna).

Przerost bakterii jelita cienkiego (ang. small intestinal bacterial overgrowth -SIBO) może być odpowiedzialny za zmienioną odpowiedź układu immunologicznego, powstanie choroby Hashimoto, a także nietolerancji pokarmowych.

Dieta GAPS, SCD, dieta elementarna, FODMAP i ostatnio bardzo popularna dieta Paleo należą do przykładów diet, które pomogą w leczeniu przerostu bakteryjnego w jelicie cienkim, poprzez zagłodzenie bakterii patologicznych i introdukcję szczepów pożytecznych.

Jest bardzo prawdopodobne, że cieknące jelito prowadzi do nietolerancji wielopokarmowej typu IgG/IgA i wprowadzenie tzw. „baby food" diety jest niezbędne - aby zapobiec dalszej irytacji ciasnych połączeń jelitowych - w połączeniu z pokarmami „uzdrawiającymi" i suplementami.

Zaczynamy od produktów, które są najłatwiejsze do strawienia, i stopniowo, w miarę tolerancji, rozszerzamy dietę, wprowadzając pokarmy trudniej przyswajalne i na końcu pokarmy najgorzej przyswajalne. Należy też uzupełniać witaminy i minerały, ponieważ organizm słabo je przyswaja (dieta eliminacyjno/introdukcyjna).

Osoby z upośledzonym przyswajaniem protein i niskim poziomem kwasu żołądkowego powinny zrezygnować przez jakiś czas z protein (proteiny zwierzęce są trudne do strawienia) i stosować soki, dietę elementarną. Zalecane też jest przyjmowanie enzymów trawiennych z pokarmami białkowymi.

Przegląd najbardziej pomocnych diet będzie się rozpoczynał od tych, które wymagają największych zmian trybu życia, a na końcu będą przedstawione diety najłatwiejsze do przeprowadzenia.

Dieta elementarna

Dietę elementarną można zdefiniować jako dietę płynną, wolną od substancji słabo trawionych, takich jak błonnik, i zawierającą niezbędne substancje pokarmowe, które są łatwo trawione i przyswajane.

Tradycyjnie jest ona używana u osobników z dużym niedożywieniem, w zapaleniach jelita i biegunkach.

Stosowanie diety elementarnej ma na celu zmniejszeniem sekrecji soków żołądka i trzustki, wpływa to na zmniejszenie stanu zapalnego i przyśpiesza gojenie.

Dodatkowo procesom gojenia sprzyjają zwolniona perystaltyka przewodu pokarmowego i zaoszczędzenie własnych protein.

Dieta elementarna może okazać się bardzo pomocna w zapoczątkowaniu procesu gojenia u chorych na niedoczynność tarczycy. Prowadzi ona do korzystnej zmiany w składzie flory bakteryjnej w przeciągu dwóch tygodni.

Dieta elementarna, składająca się z wolnych aminokwasów i tłuszczów, nie wymaga dodatkowego trawienia, a jej ubogoresztkowość prowadzi do zagłodzenia bakterii chorobotwórczych.

Badania kliniczne wykazały, że redukuje ona objawy SIBO w ciągu dwóch tygodni u osób z IBS (irritable bowel syndrom). Wysoki koszt aminokwasów, a także ich nieprzyjemny smak (jeśli nie są przyrządzone prawidłowo) ograniczają szersze stosowania tej diety.

U niektórych dieta elementarna może prowadzić do mdłości, znane są także przypadki aspiracji u osób, które po wypiciu płynów za szybko przeszły do pozycji leżącej.

Preparaty powszechnie dostępne (Vivanox) zawierają wiele sztucznych składników, które mogą być źle tolerowane przez osoby z Hashimoto. Duża zawartość węglowodanów prowadzi do wysokiego poziomu cukru we krwi i jest niekorzystna dla funkcji nadnerczy, a ponadto niektóre z oferowanych produktów mogą dodatkowo zawierać witaminy i minerały włącznie z jodem.

Niektórzy krytycy diety elementarnej podkreślają, że objawy chorobowe powracają w przeciągu kilku miesięcy, do kilku lat po zaprzestaniu tej diety. Uważam, że może to być spowodowane przedwczesnym powrotem do niezdrowej diety, jakkolwiek, jeżeli dalszą kontynuacją diety elementarnej będzie pozbawiona zboża dieta FODMAPS, może to prowadzić do permanentnej remisji.

DIETY MONOSACHARYDOWE

Diety monosacharydowe znalazły zastosowanie w leczeniu chorób przewodu pokarmowego i polegają na wyłączeniu z diety dwusacharydów i wielosacharydów na dłuższy okres czasu.

Węglowodany są molekułami cukru i różnią się ilością wzajemnie połączonych cząsteczek. Zaliczamy do nich: monosacharydy, zawierające jedną molekułę cukru, dwusacharydy, zbudowane z w dwu, i wielosacharydy, zbudowane z wielu połączonych jednostek cukrowych.

Dwusacharydy i polisacharydy wymagają enzymów trawiennych i dopiero po rozbiciu ich do cukrów prostych mogą być absorbowane w jelicie cienkim.

Monosacharydy - cukry proste
- Glukoza
- Fruktoza
- Galaktoza

Cukry proste, które nie wymagają do trawienia enzymów rąbka szczoteczkowego, występują w warzywach, owocach i miodzie.

Dwusacharydy - dwucukry
- Laktoza (produkty mleczne)
- Sacharoza (cukier)

- Maltoza
- Izomaltoza

Dwucukry wymagają do trawienia enzymów rąbka szczoteczkowego, występują w mleku i cukrze, w maltozie, izomaltozie.

Polisacharydy - zawierają wiele połączonych molekuł cukrowych

- Amyloza
- Amylopektyna

Występują w ziemniakach, ryżu, zbożu i kukurydzy. Wymagają enzymów rąbka szczoteczkowego.

Specyficzna dieta węglowodanowa (SCD)

Dieta ta została wprowadzona w latach 20. przez lekarza Sydneya Haasa. Początkowo stosowano ją w celiakii, ale przestała być faworyzowana po identyfikacji glutenu. Pojawiła się ona znowu dzięki Elaine Gottschall, biochemiczce, która z powodzeniem zastosowała ją do leczenia swojego syna i następnie wydała książkę „ Jak pokonać błędne koło".

Specyficzna dieta węglowodanowa (SCD), proponowana przez Elainę Gottschall wyklucza węglowodany zawierające skrobię, znajdujące się w fasoli, ziemniakach i większości zbóż.

Zaburzenia trawienia w przewodzie pokarmowym wiążą się z nieprawidłowościami flory bakteryjnej. W warunkach fizjologicznych sacharoza i inne cukry złożone zostają rozbite przez enzymy rąbka szczoteczkowego do cukrów prostych. Natomiast kiedy uszkodzone są kosmki jelitowe, nie dochodzi do powstania cukrów prostych. Zalegające, niestrawione cukry złożone staną się pożywką dla bakterii chorobotwórczych, rezultatem czego są gazy, toksyny i wzrost patogennych bakterii, co prowadzi do „błędnego koła"- jak sugeruje tytuł książki.

Dieta SCD wyklucza polisacharydy/dwusacharydy (skrobię) przez okres około jednego roku i zaleca spożywanie przygotowanych w domu jogurtów bez laktozy. Po zastosowaniu tej diety przez okres około jednego roku dochodzi do regeneracji kosmków jelitowych i osoba ta może odzyskać zdolność trawienia wszystkich produktów pokarmowych.

Pokarmy dozwolone w diecie SCD: mięso, orzechy, większość warzyw, pokarmy sfermentowane, nasiona, namoczona przed gotowaniem fasola, jajka, większość owoców.

Pokarmy niedozwolone w diecie SCD: cukry, skrobia, kukurydza, proszek do pieczenia, czekolada, pektyny, ziemniaki, syrop klonowy, melasa, ryż i zboże.

Listę pokarmów dozwolonych i niedozwolonych w diecie SCD można znaleźć na stronie internetowej www.breakingtheviciouscycle.info

Dieta SCD jest stosowana z powodzeniem w takich chorobach, jak IBS, choroba Crohna, celiakia, a także w innych schorzeniach z towarzyszącymi objawami ze strony przewodu pokarmowego. Dodatkowo zmodyfikowana wersja tej diety znalazła zastosowanie w leczeniu problemów zachowania i w chorobach autoimmunologicznych i jest znana pod nazwą diety GAPS (ang. Gut and Psychology Syndrome).

Dieta GAPS

Zmodyfikowana postać diety SCD, zwana dietą GAPS, została opracowana przez dr Natashę Campbell McBride i zastosowana do leczenia jej dziecka.

Dieta GAPS zaczyna się od tzw. fazy leczniczej, w której eliminuje się wszystkie pokarmy trudne do strawienia, takie jak zboża, produkty mleczne, błonnik, fasola, surowe owoce i warzywa, a także orzechy. Dieta ta koncentruje się na „leczeniu i uszczelnianiu" jelita poprzez wprowadzenie aminokwasów, minerałów, witamin rozpuszczalnych w tłuszczach i innych niezbędnych klocków budulcowych. Pokarmy fermentowane i probiotyki są wprowadzane w małych dawkach i stopniowo zwiększane w trakcie stosowania tej diety.

W fazie uzdrawiania stosujemy sporządzone w domu buliony, zupy zawierające tłuszcze zwierzęce, dobrze ugotowane mięsa, dobrze ugotowane i zmiksowane warzywa (cukinia, marchewka, dynia). Faza ta jest kontynuowana aż do ustąpienia objawów ze strony przewodu pokarmowego. Chociaż dr Campbell McBride nie określa czasu stosowania tej diety, uważa się, że dwa do sześciu tygodni powinno być okresem wystarczającym.

Następna faza introdukcji koncentruje się na stopniowym rozszerzaniu diety. Dr Campbell McBride uważa, że proces uzdrawiania jelita może przebiegać indywidualnym torem i niektórzy wymagają pozostania w fazie introdukcji nawet do okresu siedmiu miesięcy, aby móc tolerować wszystkie pokarmy z diety GAPS. Rozszerzona dieta GAPS jest bardzo podobna do diety Paleo i diety SCD; powinna być kontynuowana przez 1-2 lat.

Według Dr Campbell McBride zbyt wczesne przechodzenie do

następnej fazy może być odpowiedzialne za niepowodzenia w stosowaniu tej diety.

Faza lecznicza:

- Gulasze, zupy, pokarmy fermentowane, buliony na kościach, żelatyna,
- Mięso: preferowane mięso ekologiczne, dobrze ugotowane,
- Warzywa: z niską zawartością błonnika, dobrze ugotowane, przemielone

Faza introdukcji:

- Stopniowe rozszerzanie diety, zaczynając od pokarmów najlepiej przyswajanych

1. Dobrze ugotowane warzywa i mięso
2. Miękkie warzywa/owoce takie jak awokado, banany
3. Jajka na miękko
4. Chleby orzechowe
5. Masło orzechowe, moczone orzechy
6. Surowe warzywa i owoce

Dieta Paleo

Diety SCD i GAPS są bardzo podobne do diety Paleo, ostatnio bardzo popularnej w Stanach Zjednoczonych. Dieta Paleo zawiera pokarmy nieprzetworzone i koncepcja tej diety opiera się na założeniu, że przewód pokarmowy człowieka nie zaadaptował się do zmian agrokulturalnych i dlatego nie akceptuje pokarmów procesowanych.

Według założeń tej diety pokarmy przyjmowane powinny przypominać pokarm jedzony przez plemiona zbieraczy-myśliwych z epoki Paleolitu i zawierać orzechy, nasiona, mięso, jajka, owoce i warzywa. Z diety zostają wykluczone wszystkie pokarmy procesowane i zboża. Do pokarmów kontrowersyjnych w tej diecie należą jajka, produkty mleczne i słodkie ziemniaki.

Do diety tej wchodzą: mięso, jajka, orzechy, nasiona, warzywa i owoce.

Istnieje wiele smacznych przepisów dla miłośników diety Paleo, a książki kucharskie są dostępne w wielu sklepach. Jednakże dla większości chorych bardziej wskazane jest stopniowa introdukcja pokarmów według zaleceń diety SCD. Dieta Paleo ze względu na obecność dużej ilości błonnika może stwarzać problemy z trawieniem u osób z Hashimoto.

Dieta Paleo nazywana jest przez niektórych „bratem" diety SCD.

Dieta reperująca jelito w chorobach autoimmunologicznych (ang. Autoimmune Gut Repair Diet)

Dr Kharrazian, autor książki „ Dlaczego mam objawy ze strony tarczycy, skoro moje wyniki krwi są w normie?," dla chorych na Hashimoto rekomenduje dietę przypominającą SCD i dietę GAPS.

Na swojej stronie internetowej zaleca on stosowanie diety reperującej jelito w chorobach autoimmunologicznych przez 1-60 dni, z następującą po niej fazą reintrodukcji pokarmów. http://thyroidbook.com/blog/autoimmune-gut-repair-diet/

Główne założenia tej diety to:
Włączyć pokarmy:

- Większość ekologicznych warzyw
- Pokarmy fermentowane

- Mięso ekologiczne
- Owoce ekologiczne niskocukrowe
- Kokosy
- Makarony, brązowy japoński makaron shirataki
- Zioła i przyprawy

Wykluczyć pokarmy:

- Gluten
- Produkty mleczne
- Jajka
- Soję
- Grzyby
- Alkohol
- Fasolę i inne rośliny strączkowe
- Rośliny z rodziny psiankowatych
- Cukry (włącznie z miodem i agawą)
- Pokarmy puszkowane, procesowane i kawę
- Pokarmy z wysokim indeksem glikemicznym
- Zboża (włączając grykę i ryż)
- Nasiona i orzechy

DIETY SKIEROWANE NA PATOGENY

FODMAP

Podejściem opartym na interwencji dietetycznej FODMAP interesują się zarówno dietetycy, jak i szerzej rozumiana społeczność medyczna, ze względu na dużą efektywność w chorobie IBS (zespół jelita drażliwego). FODMAP jest akronimem dla fermentowalnych, oligo-, di- i mono-sacharydów i alkoholi polihydroksylowych, określających rodzaj węglowodanów, które mogą ulegać fermentacji przez bakterie.

Zespół jelita drażliwego jest spowodowany zmianami flory bakteryjnej i zaburzeniami absorpcji pokarmów, a FODMAP mogą zaostrzać symptomy choroby u niektórych pacjentów.

FODMAP znajdują się w cebuli, fasoli, czosnku i zawsze prowadzą do zwiększonej produkcji gazów, nawet u osobników zdrowych, jakkolwiek u osób z patologiczną florą bakteryjną powstaną dodatkowe objawy na skutek produkcji toksycznych półproduktów.

Ograniczenie spożywania produktów FODMAP prowadzi do znacznej poprawy u 75% osób cierpiących na IBS.

IBS powiązany jest z obecnością nieprawidłowej flory bakteryjnej, a spożywane jedzenie może wpływać na jej skład. Podejście FODMAP ma na celu „zagłodzenie" chorobotwórczej flory bakteryjnej, poprzez niedostarczanie pokarmów, które bakterie fermentują. Inną metodą usunięcia bakterii patogennych jest używanie antybiotyków i dieta elementarna.

FODMAP różni się nieznacznie od diety SCD, włącza on do diety ziemniaki, bezglutenowe zboża i cukry, ale wyklucza niektóre owoce (z uwagi na dużą zawartość fruktozy i polisacharydów), soki owocowe, miód, niektóre warzywa (awokado, bakłażan, cebula, grzyby itp.). Więcej informacji na temat tej diety można znaleźć na stronie internetowej http://www.ibsgroup.org/brochures/fodmap-intolerance.pdf.

Rekomendowane owoce w diecie FODMAP to : banany, borówka amerykańska, jeżyny, żurawina, winogrona, grejpfruty, melony, kiwi, cytryny, pomarańcze, truskawki, maliny.

Z warzyw można jeść: marchewki, selery, cykorię, imbir, zieloną fasolę, sałatę, oliwki, pasternak, ziemniaki, dynie, czerwoną paprykę, szpinak, kabaczek, słodkie kartofle, pomidory, rzepę, cukinię i większość ziół.

Do diety tej są włączone bezglutenowe zboża takie jak: ryż, jęczmień, kasza kukurydziana, komosa ryżowa, babka płesznik, sorgo, tapioka i maranta, można też stosować cukier i syrop klonowy w ograniczonej ilości. Dieta FODMAP wyklucza większość produktów mlecznych.

Tabela 17: Pokarmy wykluczone w diecie FODMAP

Fruktoza	Laktoza	Fruktany	Galaktany	Alkohole polihydroksylowe
Jabłka	Mleko	Karczoch	Fasola	Jabłka
Mango	Lody	Szparagi	Groch	Morele
Gruszki	Jogurt	Brokuły	Soczewica	Awokado
Owoce w syropie	Ser	Buraki	Soja	Jagody
Arbuz		Brukselka		Czereśnie
Fruktoza		Kapusta		Brzoskwinie
HFCS		Bakłażan		Gruszki
Suszone owoce		Fennel		Śliwki
Soki owocowe		Czosnek		Arbuz
Miód		Pory		Kalafior
Syrop		Okra		Zielona papryka
kukurydziany		Cebula		Grzyby
		Zboże		Kukurydza
		Chleb		Sorbitol
		Ciastka		Mannitol
				Ksylitol
		Kluski		
		Cykoria		
		Bakłażan		
		Inulina		

Dieta Candida

Dieta candida jest dietą bezglutenową, bez produktów mlecznych i z niską zawartością cukrów i fruktozy, i pomaga w zwalczeniu infekcji oportunistycznych, spowodowanych przez Candida albicans.

Systemowe infekcje Candida, chociaż ciągle kontrowersyjne, zostały potwierdzone u niektórych i dotyczą głównie osób z zaburzeniami układu immunologicznego.

Dieta ekologiczna dla ciała jest jedną ze specyficznych diet mających na celu wyeliminowanie Candida albicans.

Problem z fruktozą

Naukowcy z Uniwersytetu Kalifornijskiego z San Francisco opublikowali artykuł w gazecie Nature pod tytułem „The Toxic Truth about Sugar"(„Toksyczna prawda o cukrze"). Według nich cukier powinien być zaliczony do substancji kontrolowanych, takich jak alkohol i nikotyna.

Autorzy tego artykułu sugerują, że pokarmy zawierające cukier należy dodatkowo opodatkować i szczególnie dla młodzieży do lat 17. sprzedaż powinna być kontrolowana. Wszystkie te przedsięwzięcia miałyby na celu ograniczyć dostęp do cukru i propagować zdrowe nawyki w wyborze pokarmów.

Autorzy artykułu: Robert Lustig, Laura Schmidt i Claire Brindis uważają, że cukier to nie tylko "puste kalorie" i podkreślają, że nadmiar spożywanego cukru jest odpowiedzialny za występowanie wielu chorób w społeczeństwie. W ostatnich 50 latach ilość spożywanego cukru na głowę zwiększyła się trzykrotnie i jest on odpowiedzialny za światową pandemię otyłości, zmiany w metabolizmie, podwyższone ciśnienie krwi; cukier uszkadza także wątrobę, jak alkohol. Nadmierne spożycie cukru przyczynia się do zwiększonej zachorowalności i śmiertelności z powodu cukrzycy, chorób serca i raka. Cukier jest też odpowiedzialny za stany zapalne i niedobory składników pokarmowych.

Naukowcy zbadali, że cukier uruchamia w mózgu „obwód nagradzania", podobnie jak alkohol, morfina czy heroina.

Według American Heart Association przeciętny Amerykanin spożywa 22 łyżeczki cukru dziennie, a wśród młodzieży spożycie jest jeszcze większe i wynosi 34 łyżeczki dziennie. Departament Agrokultury podaję, ze spożycie cukru na głowę mieszkańca w ciągu roku wynosi 156 funtów.

Metabolizm cukru

Badania przeprowadzone przez dr. Petera J. Havela z Uniwersytetu Kalifornijskiego w Davis wykazały, że metabolizm glukozy i fruktozy przebiega różnymi drogami.

Sacharoza (cukier stołowy) składa się z glukozy i fruktozy w równych częściach. Wysokofruktozowy syrop z kukurydzy jest także dwusacharydem, używany jest do przyrządzania wielu napojów i płatków śniadaniowych i zawiera 55% fruktozy i 45% glukozy.

Glukoza należy do jednocukrów (monosacharydów), produkowana jest w procesie fotosyntezy i służy jako podstawowe źródło energii w każdej komórce naszego ciała, 20% glukozy jest metabolizowane w wątrobie, reszta w innych narządach. Nadmiar glukozy zostaje odłożony jako glikogen w wątrobie i w mięśniach, a w razie potrzeby jest uwalniana na potrzeby energetyczne organizmu. Poziom glukozy we krwi jest regulowany przez hormon trzustki - insulinę, która obniża poziom cukru we krwi, między innymi poprzez transport glukozy do wnętrza komórek.

Fruktoza

Fruktoza należy do cukrów prostych (monosacharydów) i jest 1.73 razy słodsza niż cukier stołowy, w przyrodzie może występować samodzielnie albo w połączeniu z glukozą (sacharoza). Do produktów zawierających fruktozę zaliczamy: owoce, warzywa, buraki cukrowe, trzcinę cukrową i miód. W przeciwieństwie do glukozy 100% fruktozy jest metabolizowane w wątrobie.

Dr Lustig uważa, że fruktoza, jest to "wolno działająca, zależna od dawki substancja toksyczna działająca na wątrobę", a spożywana w nadmiarze jest metabolizowana do tłuszczów i odkładana w komórkach. Naukowcy uważają, że fruktoza przyjmowana w nadmiarze, podobnie jak alkohol, może działać toksycznie na wątrobę.

Przeprowadzono badania, w których kobiety i mężczyźni z nadwagą spożywali napoje słodzone glukozą albo fruktozą przez dziesięć dni i napoje te stanowiły 25 % kalorii. Okazało się, że chociaż obie grupy przytyły, dystrybucja tłuszczu w organizmie była różna. W grupie" glukozy" tkanka tłuszczowa umieściła się pod skórą, natomiast w grupie "fruktozy" w okolicy brzucha.

Odkładanie tłuszczu w okolicy brzucha implikuje wysokie ryzyko występowania chorób serca i cukrzycy. Ponadto w grupie „fruktozy" zaobserwowano podwyższony poziom cholesterolu, zwyżkę LDL („złego cholesterolu") i częściej obserwowano odporność na insulinę w porównaniu z grupą, która przyjmowała płyny słodzone glukozą.

Wielu pacjentów z Hashimoto uzyskało znaczną poprawę po ograniczeniu fruktozy w diecie i przejściu na dietę niskowęglowodanową czy też dietę bezwęglowodanową. Nadmiar fruktozy może: uszkadzać wątrobę, żywić bakterie patogenne i drożdże, a także podwyższać poziom cukru we krwi.

Generalnie w diecie SCD I GAPS nie ma restrykcji w spożywaniu cukrów, podczas stosowania tej diety jadłam umiarkowaną ilość owoców, ale mój progres leczenia stanął w miejscu. Bakteria Proteus fermentuje fruktozę i jedząc owoce, dosłownie karmiłam bakterie, dlatego też pomimo ścisłego przestrzegania diety poprawa nie następowała. Ograniczenie fruktozy w diecie było u mnie punktem zwrotnym w postępie leczenia, pomogło mi zwalczyć fluktuacje poziomu cukru, dysbiozę przewodu pokarmowego i wyeliminowało stany lękowe.

Jak dużo fruktozy jest za dużo?

Dr Merkola, znany z nowatorskich naturalistycznych zastosowań we współczesnej medycynie, uważa, że konsumpcja fruktozy dla większości społeczeństwa powinna być ograniczona do 25 mg dziennie. Jakkolwiek u osób ze zwiększonym ryzykiem wystąpienia chorób serca czy cukrzycy dzienna dawka fruktozy nie powinna przekraczać 10-15 mg.

Jak dużo fruktozy jest w owocach?

Pokarm	Porcja	Fruktoza (w gramach)
Limonki	1 średnia	0
Cytryny	1 średnia	0.6
Żurawina	1 szklanka	0.7
Owoc męczennicy	1średnia	0.9
Śliwka	1 średnia	1.2
Gujawa	2 średnie	2.2
Figa	1 średnia	2.6
Kantalup	1/8 średniego melona	2.8
Maliny	1 szklanka	3.0
Klementynki	1 średnia	3.4
Kiwi	1 średnia	3.4
Jeżyny	1 szklanka	3.5
Oskomian pospolity	1 średni	3.6
Czereśnie	10	4.0
Truskawki	1 szklanka	3.8

Czereśnie	1 szklanka	4.0
Ananas	1 plasterek	4.0
Miód	1 łyżeczka	4.0
Grejpfrut	½ średniego	4.3
Malino-jeżyna	1 szklanka	4.6
Mandarynka	1 średnia	4.8
Nektarynka	1 średnia	5.4
Brzoskwinia	1 średnia	5.9
Pomarańcza	1 średnia	6.1
Papaja	½ średniej	6.3
Spadź (melon)	1/8 średniego	6.7
Banan	średni	7.1
Borówka	1 szklanka	7.4
Figa	1 średnia	7.7
Jabłka	1 średnie	9.5
Persymona	1 średnia	10.6
Arbuz	1/16 średniego melona	11.3
Gruszka	1 średnia	11.8

Rodzynki	¼ szklanki	12.3
Winogrona	1 szklanka	12.4
Mango	½ średnie	16.2
Morele suszone	1 szklanka	16.4
Figi suszone	1 szklanka	23

Skopiowane z Mercola.com

Naturalne substancje używane do słodzenia, takie jak agawa czy miód, zawierają dużo fruktozy i ich konsumpcja powinna być ograniczona. Dr Merkola jako alternatywę dla fruktozy zaleca stevię czy też czystą glukozę, dostępną w sprzedaży jako dekstroza.

Jakkolwiek cukier jest bardzo niezdrowy i jego spożycie powinno być ograniczone przez wszystkich, którym zależy na zdrowiu, to szczególnie się to odnosi do osób z podejrzeniem infekcji Candidą czy przerostem bakteryjnym. Osoby te powinny ograniczyć spożywanie owoców miodu, orzechów i słodyczy.

Dieta niskoresztkowa (z małą zawartością błonnika)

Dieta niskoresztowa zawiera pokarmy, które są łatwe do strawienia i powodują zwolnienie perystaltyki przewodu pokarmowego. Używana jest ona w diverticulitis, chorobie Crohna, w zapaleniu wrzodziejącym jelit i stanach zapalnych jelit.

Do diety niskoresztkowej jest włączone mięso gotowane. Zaleca się też jedzenie warzyw dobrze ugotowanych, a tylko nieliczne można jeść w stanie surowym. Wykluczyć należy produkty zawierające nasiona, takie jak winogrona, pomidory. Dozwolone są produkty mleczne (dwie szklanki mleka dziennie), a także białe pieczywo z niską ilością błonnika (chleb, kluski, krakersy).

W podstawowej diecie niskoresztkowej dozwolone są chleby i produkty mleczne, których nietolerancja występuje często w chorobie Hashimoto.

Dieta nie powinna także zawierać wędlin, masła orzechowego, orzechów, fasoli, tofu i grochu, a także pokarmów z dużą zawartością przypraw i czekolady. Spożycie błonnika powinno być ograniczone i wynosić 10-15g dziennie.

Tabela 18: Pokarmy dozwolone w diecie niskoresztkowej

Surowe warzywa	Warzywa gotowane i w postaci soku	Owoce	Proteiny	Tłuszcze
Sałata Ogórek Cebula Cukinia	Żółty kabaczek Szpinak Dynia Bakłażan Kartofle bez łupin Zielona fasolka Buraki Marchewka Szparagi Fasola flażolet	Przecier jabłkowy Soki owocowe Dojrzałe banany Kantalup Melony, Papaja, Brzoskwinie, Śliwki	Mięso gotowane Jajka	Masło Oleje Sosy

DIETY ELIMINUJĄCE CZYNNIK WYZWAJAJĄCY

Diety eliminujące czynnik wyzwalający są pomocne w leczeniu chorób autoimmunologicznych tak długo, dopóki są stosowane. Należą do nich diety: bezmleczna, bezglutenowa, bez jajek, bez jodu, dieta bez roślin psiankowatych i inne rodzaje diet, których skuteczność w chorobie Hashimoto została potwierdzona. Niektórzy uzyskają poprawę po zastosowaniu diety bezglutenowej, inni po wyeliminowaniu pokarmów mlecznych, a jeszcze inni będą musieli wyeliminować więcej niż jeden pokarm.

Aby zidentyfikować pokarm nietolerowany, najlepiej jest zastosować dietę eliminacyjną, a nie próbować zgadywać, które pokarmy nam szkodzą.

Ponadto wszystkie diety mogą powodować remisję, a nie wyleczenie, jeżeli nie są połączone z innymi interwencjami, takimi jak uzupełnienie niedoborów i uszczelnienie jelita.

Co można dodać?

Problemem w tych dietach staje się zastąpienie wyeliminowanego pokarmu właściwym produktem. Zdarza się, że eliminujemy z diety różne pokarmy i w dalszym ciągu mamy niedobory i brak równowagi bakteryjnej, no i oczywiście nie leczymy niedoczynności tarczycy.

Propozycje dietetyczne opierające się tylko na wskazówkach jakie pokarmy wyeliminować, są mniej skuteczne od diet, które dodatkowo zawierają instrukcję, jakie pokarmy wprowadzić w zamian, żeby uzupełnić niedobory.

Dieta lecznicza w Hashimoto powinna uwzględnić buliony na

mięsie i kościach, żelatynę, proteiny, tłuszcze nasycone, a także pomocne w odbudowie nabłonka jelitowego - pokarmy fermentowane.

Mięso, wątróbka, soki warzywne pomogą uzupełnić niedobory.

Ale w centrum diety powinna się znaleźć kapusta i inne warzywa fermentowane (kiszone).

Jeżeli miałabym wybrać jedną interwencję najważniejszą w diecie, to rekomendowałabym fermentowane warzywa, ponieważ są one bardzo istotne w wyeliminowaniu źródłowej przyczyny choroby: niezbalansowanej flory bakteryjnej.

Przed powszechnym użyciem lodówek, tradycyjne metody przygotowania pokarmów opierały się na kiszeniu warzyw, aby zapobiec ich zepsuciu. Pokarmy te były bogate w pożyteczne bakterie Lactobacilli. Dr Mercola uważa, że kiszona kapusta może zawierać 1 trylion kolonii (CFU) na porcję, dla porównania 1 kapsułka, o wysokiej dawce, drogiego probiotyku zawiera 10 bilionów CFU.

Aby przygotować fermentowane warzywa, należy je posiekać, dodać soli morskiej, trochę wody czy też startera. Należy je przełożyć do słoika, zamknąć słoik, ale pozwolić, żeby gazy się ulatniały. Proces fermentacji trwa około dwóch tygodni.

Kiszone produkty dostępne w sprzedaży mogą zawierać ocet, a pasteryzowanie ich zabija symbiotyczne bakterie, dlatego też są one nieużyteczne.

Książki „Dzika fermentacja" przez Sandora Katza i „Ekologia ciała" napisana przez Donnę Gates zawierają wiele świetnych przepisów na fermentowane warzywa.

Rekomendacje

Diety z najbardziej kompleksowym podejściem przedstawiają się następująco:

1. Dieta elementarna przez okres 1-2 tygodni, której kontynuacją będzie
2. Dieta niskoresztkowa, dieta FODMAP, dieta lecznicza (GAPS Lecznicza/Intro) przez 1-2 tygodni, której kontynuacją będzie
3. Dieta introdukcyjna, polegająca na dodawaniu 1 gotowanego SCD/GAPS pokarmu co 4 dni i obserwacja objawów
4. Zmodyfikowana dieta Paleo/ SCD/GAPS przez okres 1-2 lat
5. Wprowadzanie niskoalergicznych zbóż

W fazie elementarnej stosujemy pokarmy płynne z dodatkiem witamin, minerałów i probiotyków. Dieta ta może prowadzić do utraty wagi i może okazać się niestosowna dla osób z towarzyszącą niedowagą.

W następnym etapie wprowadzamy zupy z przecieranymi niskoresztkowymi warzywami, a także mięso i soki (przeważnie warzywne), żelatynę, sfermentowaną wodę z kokosów i kontynuujemy suplementy jak powyżej.

W fazie trzeciej wprowadzamy więcej produktów stałych i dodatkowo możemy stosować enzymy pomagające w trawieniu białek mięsa.

Rekomendacje ogólne

Zaczynamy od pokarmów dobrze ugotowanych, łatwych do strawienia: zup, gotowanych, przecieranych warzyw i mięsa. Jeżeli są one dobrze tolerowane, przechodzimy stopniowo do pokarmów surowych, takich jak dojrzałe banany i awokado. Następnie ostrożnie dietę rozszerzany o inne obrane, surowe owoce i warzywa, a na końcu wprowadzamy owoce ze skórką.

Wszystkie pokarmy powinny być gotowane i zmieniane co kilka dni. Czekamy, aż ustąpią takie objawy, jak biegunka, gazy, wzdęcia, i dopiero przechodzimy do następnej fazy diety. Niektórzy sugerują, aby z przejściem do następnej fazy czekać co najmniej tydzień, ponieważ niektórzy potrzebują więcej czasu, aby nastąpił proces gojenia.

Chociaż jedzenie surowych warzyw i owoców jest bardzo zdrowe i szeroko polecane, jednakowoż u pacjentów z cieknącym jelitem trzeba je wyeliminować z diety, do czasu wyleczenia nieszczelnego jelita. Gotowanie warzyw poprawia ich przyswajalność i dlatego jest polecane w wielu dietach.

Innym przykładem pokarmów, zdrowych, ale niepolecanych w diecie w zespole nieszczelnego jelita, jest błonnik. W organizmie człowieka brak jest enzymu celulazy odpowiedzialnego za trawienie błonnika i szczególnie u osób dysbiozą i SIBO ulega on fermentacji przez patologiczną czy przerośniętą florę bakteryjną, wpływając niekorzystnie na równowagę immunologiczną.

W celu wzmocnienia efektu leczniczego diety wszystkie przyjmowane pokarmy powinny być pozbawione skrobi.

Wychodzenie z diety

Za wyjątkiem diety GAPS, Paleo i SCD, wszystkie pozostałe diety lecznicze nie są przeznaczone do długotrwałego kontynuowania. Stosowanie diety ogranicza się od okresu trzech miesięcy do dwóch lat i następnie polecana jest zamiana na dietę mniej restrykcyjną. Osobiście jestem zwolennikiem pokarmów produkowanych tradycyjnymi metodami, takie jak są polecane przez fundację Weston A. Price, a także diety GAPS, Paleo i SDC. Moja prababcia Kasia, która żyła na wsi przez całe swoje życie i przygotowywała swoje pokarmy tradycyjnie, cieszyła się dobrym zdrowiem do późnej starości. Dobrą zasadą byłoby: jeżeli nie jedli tego Twoi przodkowie, Ty też nie powinieneś tego jeść.

Podsumowanie rozdziału

- ✓ Dieta eliminacyjna pozwoli odkryć indywidulne nietolerancje.
- ✓ Zmodyfikowane diety monosacharydowe są pomocne w leczeniu nieszczelnego jelita.
- ✓ Dieta elementarna zalecana jest dla osób z przerostem bakterii jelitowych.
- ✓ Wprowadzenie do diety produktów pochodzenia zwierzęcego, bulionów na kościach, tłuszczów i pokarmów fermentowanych jest warunkiem wyleczenia.
- ✓ Najważniejsze w diecie są warzywa fermentowane, powtarzam, najważniejsze w diecie są warzywa fermentowane.

19. SUPLEMENTY

Jako dodatek do diety, suplementy są istotnym elementem leczenia, szczególnie u osób z upośledzonym trawieniem, zaburzającym wchłanianie niezbędnych składników pokarmowych. Suplementy można będzie odstawić, kiedy proces leczenia jelita zostanie zakończony, a zbalansowana dieta zapewni nam niezbędne składniki pokarmowe.

Zaczynaj od małych dawek

Chociaż witaminy i zioła zaliczamy do substancji naturalnych, przyjmowanie ich wiąże się z pewnym ryzykiem, dlatego też suplementy wprowadzamy pojedynczo i zaczynamy od niskich dawek.

Zaczynamy od małej dawki i pojedynczego preparatu, i nigdy nie stosujemy kilku suplementów na raz w pełnej dawce. Na przykład przyjmowanie selenu zaczynamy od dawki 200 mcg, stosujemy ją przez kilka dni i dopiero kiedy jest dobrze tolerowany, dawkę zwiększamy do 400 mcg. Jeżeli podwyższona dawka selenu jest dobrze tolerowana, po kilku dniach wprowadzamy następny suplement.

Pozwoli to nam wychwycić reakcje uboczne i powiązać je ze z właściwym preparatem, bez konieczności odstawiania wszystkich przyjmowanych preparatów.

Jako kliniczny farmaceuta lubię używać skali Naranjo. Pozwala ona określić, czy dany preparat powoduje reakcje uboczne.

Tabela 19: Zmodyfikowana przyczynowa skala Naranjo
Przedrukowana z the Naranjo Causality Scale, 1981

	Tak	Nie	Nie Wiem
Czy taka reakcja wystąpiła przedtem?	+1	0	0
Czy ta reakcja wystąpiła po wprowadzeniu podejrzanej substancji?	+2	-1	0
Czy poprawa nastąpiła po odstawieniu danej substancji albo podaniu substancji o przeciwnym działaniu?	+1	0	0
Czy reakcja się pojawiła po ponownym wprowadzeniu substancji?	+2	-1	0
Czy coś innego mogło spowodować taką reakcję?	-1	+2	0
Czy reakcja wystąpiła na skutek przypadkowej ekspozycji?	+1	-1	0
Czy reakcja była bardziej nasilona przy podwyższeniu dawki, czy mniej nasilona po zmniejszeniu dawki?	+1	0	0
Czy zostało to potwierdzone przez obiektywne pomiary (testy lab., ciśnienie krwi)?	+1	0	0

Klucz >8=definitywnie, 4-7=prawdopodobnie, 1-3=możliwie, 0=wątpliwie

Nie wszystkie suplementy są jednakowo dobre!

Kompanie produkujące suplementy nie muszą przestrzegać tych samych surowych przepisów dotyczących produkcji i oznakowania co kompanie produkujące lekarstwa. Prowadzi to do tego, że niektóre suplementy nie zawierają dokładnie tego, co powinny, albo zawierają inne dawki. Zdarza się nawet, że znajdują się w nich produkty, które nie są listowane na etykietce.

Dodatkowo wiele substancji wypełniających prowadzi do rekcji alergicznych i zapobiega prawidłowej absorbcji suplementu.

Raporty na temat toksyczności suplementów w powodu źle wyregulowanych dawek pojawiają się często i wiele suplementów nie jest warte pieniędzy, które za nie płacimy.

Produkty

Dostępnych jest wiele form suplementów. Dla przykładu cynk występuje w postaci zink oxidate, zink citrate, zink gluconate, a także zink picolinate. Forma picolinate jest najbardziej biodostępna ze wszystkich preparatów cynku i chromu. Przyjmowanie cynku z jedzeniem (najlepiej po posiłku) z witaminą C zwiększa jego wchłanialność.

Przyjmowanie ferrytyny zalecane jest również po jedzeniu i z witaminą C.

Prowadziłam wiele poszukiwań i próbowałam różnych suplementów i osobiście stosuję, a także polecam dla innych, poniżej wymienione firmy:

Country Life są to produkty pozbawione: glutenu, produktów mlecznych, soi, kukurydzy, drożdży i cukru, można je kupić w sklepach ze zdrową żywnością.

Z produktów tej kompanii używam selen (L-selenomethionine 200-400 mcg), Biotin 5000 mcg i witaminę D3 5000 IU.

Ortho- Molecular Produkty: Należą do hipoalergicznych i jest to jedyna kompania, która produkuje bezalkoholowe krople licorice, które używam codziennie rano.

Standard Process: Kompania ta sprzedaje produkty dla profesjonalistów służby zdrowia. Chociaż nie są one certyfikowane jako bezglutenowe i bez produktów mlecznych, jako że produkcja ich jest oparta na stosowaniu kiełków zbóż, używam ich bez żadnych reakcji ubocznych. Stosuję preparat Drenatrophin PMG i Thytrophin PMG.

Rock Creek Pharmaceutiacals:
Tabletki do ssania Anatabine dostępne jako Anatabloc. Chociaż suplement ten jest dostępny bez recepty i można go kupić w innych miejscach, kompania ta produkuje produkt najwyższej jakości. Dla tych, którzy nie tolerują tabletek o smaku miętowym, rekomenduję tabletki bez środków barwiących. Ostatnio kompania pracuje dodatkowo nad produktami hipoalergicznymi.

Pure Encapsulations: Większość produktów używanych przeze mnie pochodzi z tej kompanii, jako że są one hipoalergiczne, nie zawierają glutenu, produktów mlecznych, a także wypełniaczy uczulających i zaburzających wchłanianie. Kompania ta prowadzi ścisłą kontrolę jakości produktów, między innymi weryfikację danych, podaną na etykietkach, dotyczącą składu i czystości, poprzez inne, niezależne laboratoria.
Kompania ta sprzedaje swoje produkty wyłącznie dla profesjonalistów służby zdrowia, jednak dzięki mojej inicjatywie produkty są dostępne poprzez E- sprzedaż i można je kupić na stronie internetowej thyroidrootcause.org.

Używam Betainę z Pepsyną, N- Acetyl- Cysteinę, L- Glutaminę, B12, Daily Stress Formula (adaptogen), zinc picolinate, kurkumina z piperyną, kupione tylko z tej kompanii. Kompania ta produkuje również aminokwasy, olej z wiesiołka dwuletniego (evening primrose), enzymy trawienne, olej z wątroby dorsza i wiele innych produktów o wysokiej jakości. Kiedy wybieram się do restauracji, zawsze biorę ze sobą Gluten i Dairy product, aby wyeliminować skutki uboczne nieumyślnego spożycia pokarmów nietolerowanych. Zdarzało mi się nieraz, że kelnerki były zdziwione, że gluten jest w chlebie. „To jest zamówiony przez panią bezglutenowy obiad"- mówiły, podając mi posiłek z kawałkiem chleba położonym na talerzu. Produkt ten zmniejsza reakcje uboczne, ale nie eliminuje ich całkowicie.

Probiotyki

Jako farmaceutka radzę wszystkim aby zaczynać branie suplementów od małych dawek i stopniowo je zwiększać.

Zasada ta jest szczególnie istotna przy braniu probiotyków, gdzie nasilone reakcje obumierania mogą zwiększać stan zapalny i reakcje autoimmunologiczne, spowodowane uwalnianiem z obumierających bakterii patogennych endotoksyn. Osoby z Hashimoto mają niewystarczający poziom fosfatazy alkalicznej, żeby zneutralizować endotoksyny uwalniane codziennie w wyniku cyklu życiowego bakterii patogennych i nie poradzą sobie z nadmiarem endotoksyn, jakie się pojawią w czasie masowego obumierania mikrobów.

Większość probiotyków oferowanych przez sklepy ze zdrową

żywnością ma niską ilość bakterii symbiotycznych, stanowczo za niską, żeby wywrzeć jakikolwiek wpływ na florę bakteryjną. Bardzo drogie, o wysokim potencjale probiotyki mogą zawierać do 10 bilionów CFU w jednej kapsułce, kiedy to minimalna terapeutyczna dawka, potrzebna do uzdrowienia flory bakteryjnej przewodu pokarmowego, wynosi 60 CFU bilionów na dzień.

Dla dorosłych rekomenduję zacząć leczenie od dawki 10 bilionów CFU i stopniowo dawkę zwiększać co kilka dni, aż do pojawienia się reakcji obumierania.

W sprzedaży jest dostępnych wiele probiotyków i kupowanie niektórych z nich jest tylko stratą pieniędzy. Osobiście stosuję, a także polecam dla innych, dwie kompanie produkujące probiotyki:

Pure Encapsulations produkuje wysokiej jakości, zawierające wiele odmian bakterii pożytecznych o dawce 10 bilionów CFU (Probiotyk 5) i 50 bilionów CFU (Probiotyk 50). Zawierają one dawki dobre na start, ale w zależności od stopnia dysbiozy dawki te mogą się okazać niewystarczające.

VSL#3 jest to probiotyk w terapeutycznej dawce, zawiera on wiele symbiotycznych szczepów bakteryjnych o potwierdzonej renomie, produkowany przez Sigma - Tau Pharmaceuticals. W przeprowadzonych badaniach klinicznych wykazał poprawę flory bakteryjnej u pacjentów z wrzodziejącym zapaleniem jelita i IBS. VSL#3 zawiera 450 bilionów CFU na jedną dawkę. Jest to dawka 45 razy większa od tej, jaką oferują probiotyki sprzedawane w sklepach ze zdrową żywnością.
Czasami dawka terapeutyczna powinna być wyrażona w trylionach

CFU, jeżeli dla przypomnienia nadmienię, że nasze jelito jest domem dla 100 trylionów bakterii, drożdży i innych mikrobów, to okazuje się, że taka wysoka dawka ma sens. Do odzyskania poprawnej funkcji układu immunologicznego musimy osiągnąć poziom 85% bakterii pożytecznych, a ilość bakterii patogennych nie powinna przekraczać 15%.

Przewód pokarmowy człowieka zawiera od 7% do 50% bakterii Gram-ujemnych. Nie jest do końca jasne, ile CFU bakterii pożytecznych potrzeba, żeby zastąpić 1 CFU bakterii patogennej. Chociaż wprowadzenie 1 tryliona CFU bakterii pożytecznych wygląda na dużą dawkę, jest to mała liczba, w porównaniu do 16 do 50 trylionów patogennych bakterii, które są obecne w dysbiozie jelita.

Jak wykazały badania, probiotyki nie namnażają się w naszych jelitach. VSL#3 dla przykładu żyje do trzech tygodni w naszych jelitach i żeby utrzymać stały poziom bakterii, trzeba dostarczać kolejnych dawek.

Uwaga: Przy produkcji wielu probiotyków używane są: gluten, produkty mleczne i soja.

Ilość bakterii pożytecznych zawartych w lakto- fermentowanych produktach, według raportów, wynosi tryliony CFU na jedną porcję i chociaż nie są one suplementami, są prawdziwymi "supergwiazdami" do pokonania dysbiozy i dlatego spożywanie ich jest tak bardzo istotne w procesie uzdrawiania jelita.

W jaki sposób osiągnąć jak największe benefity ze stosowania suplementów?

Jako farmaceuta i zarazem pacjent rozumiem, jak uciążliwy może być reżim systematycznego przyjmowania leków. Badania pokazały, że w wielu przypadkach, chociaż wiemy, jak leczyć daną chorobę, efekty leczenia mogą być niezadawalające z powodu wielu przyczyn, a wiele z nich jest powiązane z niedoinformowaniem pacjenta!

1) Pacjent nigdy nie wykupi polecanego produktu.
2) Pacjent weźmie niewłaściwy produkt, niewłaściwą dawkę, albo inny lek/suplement.
3) Pacjent otrzyma właściwy produkt, ale używa go niewłaściwie.
4) Pacjent otrzyma produkt i wie, jak go użyć, ale zapomina go przyjmować i bierze go sporadycznie.

Istnieje na ten temat stary dowcip, kiedy pacjent przychodzi do lekarza i mówi, że przypisane przez lekarza czopki nie działają. Zafrasowany doktor pyta " Jak pan je używa?", a pacjent odpowiada "Oczywiście, że je połykam, co innego mógłbym z nimi robić?"

Można wydać dużo pieniędzy na bardzo dobre produkty, ale jak ich nie używamy właściwie albo w ogóle, to na darmo tracimy pieniądze.

Wchłanianie niektórych lekarstw czy suplementów może być zaburzone przez obecność innych związków czy pożywienia. Inne suplementy i lekarstwa są lepiej przyswajane, jeżeli przyjmujemy je w czasie jedzenia albo łączymy z innymi substancjami. Dla jeszcze innych ważny będzie ich czas przyjmowania, jako że mogą powodować senność i zaburzenia koncentracji.

W szczególności zażywanie hormonów tarczycy wiąże się z wieloma restrykcjami. Leki te powinny być przyjmowane na pusty żołądek, 30 minut przed posiłkiem, i muszą one być brane w odstępie czterech godzin od przyjmowania żelaza, wapnia i magnezu (obniżających wchłanialność hormonów).

Przy przyjmowaniu dużej ilości leków łatwo jest się pogubić i leki nie są brane na czas. Polecam używanie pojemnika na leki, w razie potrzeby wkładamy go do torebki i możemy brać ze sobą do pracy czy w podróż. Przyjmowanie leków musi stać się jedną z czynności rutynowych, takich jak na przykład mycie zębów. Inną opcją jest zaprogramowanie alarmu przypominającego w telefonie.

Przykłady przyjmowania suplementów

Preparaty przyjmowane rano (najlepiej na pusty żołądek)- trzymaj je w łazience w pobliżu szczoteczki do zębów.
☐ Hormony tarczycy (idealnie 30 minut przed śniadaniem)
☐ Selen 400mcg
☐ Drenatrophin PMG
☐ Witamina E 400IU
☐ Krople Licorice
☐ Thytrophin PMG
☐ Adaptogeny

Trzymaj w lodówce
☐ Probiotyki

Śniadanie (trzymaj w pobliżu herbaty czy kawy)

☐ Betaina z Pepsyną (po spożyciu posiłków zawierających proteiny)

☐ Glutamina: w proszku, stosuje 5 gramów z herbatą (bez smaku).

Suplementy przyjmowane z lunchem (najlepiej z posiłkiem)- trzymaj je w torebce z lunchem.

☐ Zinc Picolinate 25 – 50 mg

☐ B-Complex

☐ N-Acetylocysteina (NAC) 1.8 g ***

☐ Betaina z Pepsyną

☐ Ferrytyna (jeżeli jesz lunch cztery godziny albo więcej po zażyciu porannych lekarstw)

☐ Fish oil (olej rybny)

☐ Biotyna 5000mcg

☐ Witamina D3 5000IU

***Uwaga: Weź po jedzeniu. NAC spowoduje bóle brzucha po zażyciu na pusty żołądek

Obiad (z posiłkami)

☐ Betaina z Pepsyną

☐ Ferrytyna (jeżeli Twój lunch był wcześniej niż cztery godziny od śniadania)

☐ Jeżeli zapomniałeś wziąć suplementów w okresie lunchu, możesz przyjąć z obiadem, pamiętając, że witamina B może wykazać działanie stymulujące.

Przed położeniem się do łóżka (o działalności uspokajającej)

☐ Magnez

☐ Primrose oil

20. TESTY

Badania krwi są bardzo wskazane. Większość badań jest wykonywanych na zlecenie lekarza i są pokrywane przez ubezpieczenie. Badania niezaznaczone tłustym drukiem są opcjonalne, nie zawsze pokrywane przez ubezpieczenia, i czasami nie potrzeba zlecenia lekarza, aby je przeprowadzić.

TESY BADAJĄCE FUNKCJĘ TARCZYCY

- ☐ **TSH**
- ☐ **Przeciwciała skierowane przeciwko TPO**
- ☐ **Przeciwciała skierowane przeciwko tyreoglobulinie**
- ☐ **Wolny T4**
- ☐ **Wolny T3**
- ☐ Odwrócony T3

NIEDOBORY

- ☐ **Fosfataza alkaliczna**
- ☐ **B12**
- ☐ **Morfologia z rozmazem**
- ☐ **Ferrytyna**
- ☐ **Enzymy trawienne**
- ☐ SpectraCell testujące minerały
- ☐ Analiza włosów

FUNKCJE IMMUNOLOGICZNE

- ☐ **Poziom witaminy D**
- ☐ Th-1/ Th-2 wskaźnik
- ☐ Th-1/ Th-2 testy na stymulację

INFEKCJE

- ☐ **Przeciwciała skierowane przeciwko wirusom, bakteriom i pasożytom**

☐ Rozszerzone badanie stolca (z włączeniem Yersinia)

CZYNNOŚĆ PRZEWODU POKARMOWEGO

☐ Badanie wodoru w powietrzu wydychanym (SIBO)
☐ Test Laktuloza- Mannitol na zwiększoną przepuszczalność jelita
☐ Szczegółowe badanie stolca

BADANIA NA FUNKCĘ NADNERCZY

☐ Poziom cukru na czczo
☐ Badanie hormonów nadnerczy w ślinie
☐ Przeciwciała skierowane przeciwko nadnerczom

WYZWALACZE

☐ Moja chronologia
☐ Oszacowanie ilości przyjmowanego jodu
☐ Badanie poziomu jodu w moczu

NIETOLERANCJE

☐ Dieta eliminacyjna
☐ Badanie w kierunku nietolerancji typu IgA
☐ Badanie w kierunku nadwrażliwości typu IgG

TOKSYNY

☐ Test na badanie funkcji wątroby
☐ Analiza włosów na obecność minerałów

Dlaczego testy są ważne?

Wykonanie testów laboratoryjnych pomoże Ci określić jakie nieprawidłowości u Ciebie występują i właściwie ukierunkować postępowanie.

APPENDIX A: Moja chronologia

- Kwiecień 29, 1986: Katastrofa elektrowni jądrowej w Czarnobylu: (mieszkałam blisko granicy z Ukrainą, otrzymałam dawkę jodu).

- 1994: Pierwsza miesiączka, mama zaniepokojona o moją tarczycę, ponieważ miałam małe wole, przeprowadzone badania wykazały eutyreozę (poziom hormonów w normie).

- 1996-2000: Średnia szkoła, dużo energii, potrzebuję tylko sześć do ośmiu godzin snu, nie podsypiam w dzień. Honorowy uczeń, dużo aktywności pozaszkolnej, praca na część etatu, rzadko choruję, jednorazowe zapalenie oskrzeli. Palę 5 papierosów dziennie, jestem bardzo szczupła, biorę GNC na przyrost wagi raz na kilka miesięcy.

- Studia na Uniwersytecie Illinois; powtarzające się zapalenia gardła. Zastosowałam środki antykoncepcyjne z powodu uciążliwych bólów miesiączkowych.

- Kwiecień- maj 2001: Niski poziom energii, bóle gardła, powiększenie węzłów chłonnych. Diagnoza zapalenia paciorkowcowego gardła na krótko przed końcowymi egzaminami. Potrzebuję szesnaście godzin snu na dobę, depresyjna, trudności w podejmowania decyzji, obniżenie koncentracji. Później zdiagnozowano u mnie mononukleozę, mam powiększone węzły chłonne z szarpiącym bólem. Utrzymuje się zwiększone zapotrzebowanie na sen, słaba koncentracja. Waga spadła do 92 funtów, po raz pierwszy zostałam zaszczepiona na grypę.

- 2002-03: Uporczywa biegunka po zjedzeniu klusek z zawartością soi. Podobne epizody powtarzały się przez okres około jednego roku, z częstością trzy razy w tygodniu. Zostałam zdiagnozowana z IBS. Rozpoznana nietolerancja na lecytynę. Po wyeliminowaniu lecytyny ostra biegunka ustępuje, ale występują powtarzające się epizody (kilka razy w miesiącu).

- Luty 2005:. Rzuciłam palenie.

- Wrzesień 2005: Kuracja antybiotykami i środkami przeciwgrzybiczymi z powodu infekcji.

- Marzec 2006: Graduacja, zaręczyny, przeprowadzka do innego stanu. Dużo stresu, objawy nerwicy lękowej.

- Sierpień 2006: Przeprowadzka do Phoenix w Arizonie, pierwszy raz poza domem, bez znajomych. Zauważyłam, że moje włosy są splątane, uważałam, że to wina wody.

- 2006: Czuję się zmęczona, ale szczęśliwa. Badania lekarskie wykazały, że wszystko jest w normie.

- 2006: Stosuję antybiotyki na trądzik.

- 2007: Przeczytałam na temat „Abs dieta"i stosuję mieszanki proteinowe, chcę dobrze wyglądać na ślubie.

- Styczeń 2008: Mam silną infekcję z kaszlem i bólami w piersiach, nie pomagają środki przeciwkaszlowe, dostaję receptę na Phenergan z kodeiną.

- Rok 2008: Powtarzające się infekcje, biorę Metronidazol, Klindamycynę i Doksycyklinę.

- Marzec 2008: Uporczywy, niekontrolowany kaszel się utrzymuje, ze łzawieniem oczu, petechie na szyi, czasami kaszel powoduje wymioty. Budzę się w środku nocy z uczuciem duszenia, kaszlę w czasie jedzenia, kiedy rozmawiam z ludźmi. Próbuję wiele leków. Alergolog zdiagnozował alergię z podrażnianiem gardła przez wydzielinę. Dla mnie to nie wyglądało jak alergia. Podejrzewałam astmę, ponieważ występuje u mojej mamy i jej rodzeństwa. Próbuję Singulair, ale bez większych efektów.

- Lipiec 2008: Staram się znaleźć przyczynę uporczywego kaszlu. Robię prześwietlenie, testy na alergię. TSH trochę podwyższony- 4.5. Doktor zaleca oczyszczacz powietrza.

- Sierpień 2008: przeprowadzam testy na alergię (jestem uczulona na psy). Lekarz podejrzewa GERD, zostaję wysłana na badanie w kierunku przepukliny. Poziom przeciwciał przeciwko tarczycy =ponad 2000, TSH i wolne T4 według obowiązujących norm w normie. Powiedziano mi, że mam podwyższone ryzyko Hashimoto, bez wnikania w szczegóły.

- Wrzesień 2008: Zdiagnozowano refluks żołądkowo-przełykowy (bez typowych objawów).

- Wrzesień- grudzień 2008: Biorę Singulair i lekarstwa na nadkwaśność, nie mam żadnych objawów, oprócz uporczywego kaszlu. Z czasem pojawiają się objawy refluksu (pieczenie, bóle w klatce piersiowej).

- Styczeń 2009: Odstawiam leki od nadkwaśności i przeciwalergiczne. Biorę Pepcid i usuwam z pokarmów fasolę, sok pomidorowy, cytryny i pomarańcze. Objawy ustąpiły w 80%, od czasu do czasu mam kaszel. Okazjonalnie używam Mylanty.

- Marzec 2009: Pojawiają się szarpiące bóle uszu, a także kaszlę kiedy staram się oczyścić uszy, zastanawiam się, czy nie są to kamienie w migdałkach. Zostałam zbadana przez laryngologa, ale on nie znalazł nic niepokojącego i nie potrafił wyjaśnić przyczyny napadowych bólów ucha.

- Zaczęłam pić herbatę Yogi ginger (z imbirem), bardzo dobrze działa na objawy refluksu.

- Czerwiec 2009: Podróż do Polski i Niemiec. Wspaniałe jedzenie, ale najwyraźniej mi nie służy, mam powtarzające się biegunki. Występuje też pokrzywka, alergie i objawy refluksu.

- Lipiec- sierpień 2009: Wypadają mi włosy (obserwuję włosy w wannie po kąpieli, a także zostają mi na palcach, kiedy przesuwam rękę po włosach). Straciłam chyba 60-70 % włosów.

- Wrzesień 2009: Rutynowe badanie lekarskie wykazało, że ma TSH=7.95, normalne T4, podejrzenie wypadania mitralnej zastawki, szmer w sercu. Dostaję skierowanie do kardiologa i endokrynologa.

KONIEC

Referencje

Rozdział 1 Referencje

1. Gärtner R, Gasnier BC, Dietrich JW, Krebs B, Angstwurm MW. Selenium supplementation in patients with autoimmune thyroiditis decreases thyroid peroxidase antibodies concentrations. J Clin Endocrinol Metab. 2002 Apr;87(4):1687-91
2. Mcdermott M.T., Ridgway C.: Subclinical hypothyroidism is mild thyroid failure and should be treated. J Clin Endocrinol Met 86. (10): 4585-4590.2001
3. Sategna-Guidetti C, Volta U, Ciacci C, Usai P, Carlino A, De Franceschi L, Camera A, Pelli A, Brossa C. Prevalence of thyroid disorders in untreated adult celiac disease patients and effect of gluten withdrawal: an Italian multicenter study. Am J Gastroenterol. 2001 Mar;96(3):751-7.
4. http://www.thyroid-info.com/topdrs/california2.htm accessed on 5/1/2013

Rozdział 2 Referencje

1. Davies, TF. Pathogenesis of Hashimoto's thyroiditis (chronic autoimmune thyroiditis) Ross, DS. UpToDate
2. 2012 Clinical Practice Guidelines for Hypothyroidism in Adults: Available at http://aace.metapress.com/content/b67v7mk73g3233n2/fulltext.pdf
3. Ahad F, Ganie SA. Iodine, Iodine metabolism and Iodine deficiency disorders revisited. Indian J Endocrinol Metab. 2010 Jan-Mar; 14(1): 13–17.
4. Müssig K, Künle A, Säuberlich AL, Weinert C, Ethofer T, Saur R, Klein R, Häring HU, Klingberg S, Gallwitz B, Leyhe T. Thyroid peroxidase antibody positivity is associated with symptomatic distress in patients with Hashimoto's thyroiditis. Brain Behav Immun. 2012 May;26(4):559-63. doi: 10.1016/j.bbi.2012.01.006. Epub 2012 Jan 21.
5. Neck Check Card. Accessed at healingdeva.com/NeckCheckCard.pdf on 2/22/13
6. The Merck Manual of Medical Information - Second Home Edition, p. 948, edited by Mark H. Beers. Copyright © 2003 by Merck & Co., Inc., Whitehouse Station, NJ. Available at: http://www.merck.com/mmhe/sec13/ch163/ch163a.html Accessed March 29, 2013
7. Carta MG, Loviselli A, Hardoy MC, Massa S, Cadeddu M, Sardu C, Carpiniello B, Dell'Osso L, Mariotti S. The link between thyroid autoimmunity (antithyroid peroxidase autoantibodies) with anxiety and mood disorders in the community: a field of interest for public health in the future. BMC Psychiatry. 2004 Aug 18;4:25.
8. Takasu N et al. Test for recovery from hypothyroidism during thyroxine therapy in Hashimoto's thyroiditis. Lancet 1990 Nov 3 336 1084-1086
9. Cooper R, Lerer B. The use of thyroid hormones in the treatment of depression] Harefuah. 2010 Aug;149(8):529-34, 550, 549
10. Barbesino G. Drugs affecting thyroid function Thyroid. 2010 Jul;20(7):763-70
11. Gaynes BM, et. al. The STAR*D study: Treating depression in the real world. Cleveland Clinic Journal of Medicine. 75 (1), Jan 2008, 57-66.
12. Nanan R, Wall JR. Remission of Hashimoto's Thyroiditis in a twelve-year-old girl with thyroid changes documented by ultrasonography. Thyroid 20(10), 2010
13. What is Thyroiditis? American Thyroid Association. Accessed on 5/1/2013 at http://thyroid.org/what-is-thyroiditis/

14. Akamizu T, Amino N, De Groot L. Rozdzial 8-Hashimoto's Thyroiditis. Accessed on 4/1/2012 at www.thyroidmanager.org
15. Ross DS. Thyroid Hormone Synthesis and physiology. UpToDate; 2013
16. Klein RZ, Sargent JD, Larsen PR, Waisbren SE, Haddow JE, Mitchell ML. Relation of severity of maternal hypothyroidism to cognitive development of offspring. J Med Screen, 2001; 8(1): 18-20
17. Sarkar, D. Recurrent pregnancy loss in patients with thyroid dysfunction. Indian J Endocrinol Metab. 2012 Dec; 16 (Suppl 2)
18. Khalid AS, Joyce C, O'Donoghue K. Prevalence of subclinical and undiagnosed overt hypothyroidism in a pregnancy loss clinic. Ir Med J. 2013 Apr; 106(4): 107-10

Rozdział 3 Referencje

1. Tirosint website www.tirosint.com/ accessed on 2/22/13
2. Thyrolar Website www.thyrolar.com accessed on 1/20/13
3. Ito S, Tamura T, Nishikawa M. Effects of desiccated thyroid, prednisolone and chloroquine on goiter and antibody titer in chronic thyroiditis. Metabolism 17:317, 1968.
4. Jonklaas J, Talbert RL. Rozdzial 84. Thyroid Disorders. In: Talbert RL, DiPiro JT, Matzke GR, Posey LM, Wells BG, Yee GC, eds. Pharmacotherapy: A Pathophysiologic Approach. 8th ed. New York: McGraw-Hill; 2011.
5. Takasu N, Komiya I, Asawa T, Nagasawa Y, Yamada T. Test for recovery from hypothyroidism during thyroxine therapy in Hashimoto's thyroiditis. Lancet. 1990 Nov 3;336(8723):1084-6.
6. Haskell, ND. Hope for Hashimoto's , Advancing Medical Care Inc. 2011
7. http://www.21centurymed.com/?page_id=474 accessed 5/1/2013
8. http://www.clinicaltrials.gov/ct2/results?term=NCT01739972&Search=Search
9. Brownstein D. Overcoming Thyroid Disorders 2nd edition. Medical Alternative's Press. 2008
10. 2012 Clinical Practice Guidelines for Hypothyroidism in Adults: Available at http://aace.metapress.com/content/b67v7mk73g3233n2/fulltext.pdf
11. Mcdermott M.T., Ridgway C.: Subclinical hypothyroidism is mild thyroid failure and should be treated. J Clin Endocrinol Met 86. (10): 4585-4590.2001
12. http://www.npthyroid.com
13. Hoang TD, et. al. Desiccated thyroid extract compared with levothyroxine in the treatment of hypothyroidism: a randomized, double-blind, crossover study.J Clin Endocrinol Metab. 2013 May;98(5):1982-90

Rozdział 4 Referencje

1. Fasano A. Leaky Gut and autoimmune disease. Clin Rev Allergy Immunol. 2012 Feb;42(1):71-8.
2. Fasano A. Zonulin and Its Regulation of Intestinal Barrier Function: The Biological Door to Inflammation, Autoimmunity, and Cancer. Physiol Rev. Vol 91. Jan 2011. 151-175
3. Ahad F, Ganie SA. Iodine metabolism and Iodine deficiency disorders revisited. Indian J Endocrinol Metab. 2010 Jan-Mar; 14(1): 13–17.

4. Strieder TGA, Tijssen JGP, Wenzel BE, Endert E, Wiersinga WM. Prediction of Progression to Overt Hypothyroidism or Hyperthyroidism in female relatives of patients with autoimmune thyroid diseases using the Thyroid Events Amsterdam (THEA) Score. Arch Intern Med/Vol 168 (No 15), Aug 11/25, 2008
5. Suen RM, Gordon S. A Critical Review of IgG Immunoglobulins and Food Allergy-Implications in Systemic Health. Us BioTek Laboratories, 2003
6. Davies, TF. Pathogenesis of Hashimoto's thyroiditis (chronic autoimmune thyroiditis) Ross, DS. UpToDate
7. https://www.standardprocess.com/Products/Standard-Process/Thytrophin-PMG accessed 5/1/13

Rozdział 5 Referencje

1. Nanan R, Wall JR. Remission of Hashimoto's Thyroiditis in a twelve-year-old girl with thyroid changes documented by ultrasonography. Thyroid 20(10), 2010

Rozdział 6 Referencje

1. Cohen S. Drug Muggers. Rodale. 2011
2. Nutrient Depletions in Natural Standard: the authority on integrative medicine [database on the Internet]. Cambridge (MA): Natural Standard; 2012 [cited 5 December 2012]. Available from: http://www.naturalstandard.com. Subscription required to view.
3. Shrader SP, Diaz VA. Rozdzial 88. Contraception. In: Talbert RL, DiPiro JT, Matzke GR, Posey LM, Wells BG, Yee GC, eds. Pharmacotherapy: A Pathophysiologic Approach. 8th ed. New York: McGraw-Hill; 2011. http://0-www.accesspharmacy.com.millennium.midwestern.edu/content.aspx?aID=7993 297. Accessed May 4, 2013.
4. Daher R, Yazbeck T, Bou Jaoude J, Abboud B. Consequences of dysthyroidism on the digestive tract and viscera. World J Gastroenterol 2009; 15(23): 2834-2838 Available from: URL: http://www.wjgnet.com/1007-9327/15/2834.asp
5. Wada L, King JC. Effect of low zinc intakes on basal metabolic rate, thyroid hormones and protein utilization in adult men. J Nutr 1986;116:1045–53.
6. Sategna-Guidetti C, Volta U, Ciacci C, Usai P, Carlino A, De Franceschi L, Camera A, Pelli A, Brossa C. Prevalence of thyroid disorders in untreated adult celiac disease patients and effect of gluten withdrawal: an Italian multicenter study. Am J Gastroenterol. 2001 Mar;96(3):751-7.
7. Dietary Supplement Fact Sheet: Selenium. National Institute of Health. Office of Dietary Supplements. http://ods.od.nih.gov/factsheets/Selenium-HealthProfessional/ Accessed 8/1/12
8. FAO Document Repository-Selenium. Available at http://www.fao.org/docrep/004/Y2809E/y2809e0l.htm Accessed 8/2/12
9. Longnecker MP, Taylor PR, Levander OA, Howe M, Veillon C, McAdam PA, Patterson KY, Holden JM, Stampfer MJ, Morris JS, et al. Selenium in diet, blood, and toenails in relation to human health in a seleniferous area. Am J Clin Nutr. 1991 May;53(5):1288-94.
10. Balazs C, Kaczur V. Effect of Selenium on HLA-DR Expression of Thyrocytes.

Autoimmune Dis. 2012; 2012: 374635 PMCID: PMC3286896

11. Hope for Hashimoto's
12. Gärtner R, Gasnier BC, Dietrich JW, Krebs B, Angstwurm MW. Selenium supplementation in patients with autoimmune thyroiditis decreases thyroid peroxidase antibodies concentrations. J Clin Endocrinol Metab. 2002 Apr;87(4):1687-91.
13. (Fan AM, Kizer KW: Selenium-Nutritional, toxicologic, and clinical aspects. West J Med 1990 Aug; 153:160-167)
14. Negro, R. Selenium and thyroid autoimmunity. Biologics, 2008 June, 2 (2): 265-273 PMC2721352
15. Xu J, Liu XL, Yang XF, Guo HL, Zhao LN, Sun XF.Supplemental selenium alleviates the toxic effects of excessive iodine on thyroid. Biol Trace Elem Res. 2011 Jun;141(1-3):110-8. Epub 2010 Jun 2.
16. Contempre B, Dumont JE, Ngo B, Thilly CH, Diplock AT, Vanderpas J.J Clin Endocrinol Metab. 1991 Jul;73(1):213-5. Effect of selenium supplementation in hypothyroid subjects of an iodine and selenium deficient area: the possible danger of indiscriminate supplementation of iodine-deficient subjects with selenium.
17. Chang JC, Gutenmann WH, Reid CM, Lisk DJ, Selenium content of Brazil nuts from two geographic locations in Brazil. Chemosphere. 1995 Feb; 30(4). 801-802
18. Tolonen M, Taipale M, Viander B, Pihlava JM, Korhonen H, Ryhänen EL. Plant-derived biomolecules in fermented cabbage. J Agric Food Chem. 2002 Nov 6;50(23):6798-803.
19. Fort, P (04/1990). "Breast and soy-formula feedings in early infancy and the prevalence of autoimmune thyroid disease in children". Journal of the American College of Nutrition (0731-5724), 9 (2), 164.
20. Medeiros-Neto, Geraldo (03/2012). "Approach to and treatment of goiters". The Medical clinics of North America (0025-7125), 96 (2), 351.
21. Doerge DR, Chang HC. Inactivation of thyroid peroxidase by soy isoflavones, in vitro and in vivo. J Chromatogr B Analyt Technol Biomed Life Sci 2002;777: 269–79.

Rozdział 7 Referencje

2. Iodine. Inchem. http://www.inchem.org/documents/jecfa/jecmono/v024je11.htm Accessed 8/1/12
3. Iodine Content of Foods. http://foodhealth.info/iodine/ Accessed 8/1/12
4. Abraham, G.E, MD, Facts about Iodine and Autoimmune Thyroiditis The Original Internist, Vol. 15, No. 2, pg. 75-76, June 2008
5. Dietary Supplement Fact Sheet: Iodine . National Institute of Health. Office of Dietary Supplements http://ods.od.nih.gov/factsheets/Iodine-HealthProfessional/ Accessed 8/1/12
6. Zimmerman MB. Iodine deficiency. Endocr Rev. 2009 Jun;30(4):376-408. Epub 2009 May 21.
7. Reinhardt W, Luster M, Rudorff KH, Heckmann C, Petrasch S, Lederbogen S, et al. Effect of small doses of iodine on thyroid function in patients with Hashimoto's thyroiditis residing in an area of mild iodine deficiency. Eur J

Endocrinol. 1998;139:23–8. doi: 10.1530/eje.0.1390023. [PubMed] [Cross Ref]

8. Heydarian P, Ordookhani A, Azizi F. Goiter rate, serum thyrotropin, thyroid autoantibodies and urinary iodine concentration in Tehranian adults before and after national salt iodization. J Endocrinol Invest. 2007;30:404–10. [PubMed]

9. Doufas AG, Mastorakos G, Chatziioannou S, Tseleni-Balafouta S, Piperingos G, Boukis MA, et al. The predominant form of non-toxic goiter in Greece is now autoimmune thyroiditis. Eur J Endocrinol. 1999;140:505–11. doi: 10.1530/eje.0.1400505. [PubMed] [Cross Ref]

10. Lind P, Kumnig G, Heinisch M, Igerc I, Mikosch P, Gallowitsch HJ, et al. Iodine supplementation in Austria: methods and results. Thyroid. 2002;12:903–7. doi: 10.1089/105072502761016539. [PubMed] [Cross Ref

11. Stazi AV, Trinti B. [Selenium deficiency in celiac disease: risk of autoimmune thyroid diseases].Minerva Med. 2008 Dec;99(6):643-53.

12. Murray CW, Egan SK, Kim H, Beru N, Bolger PM. US Food and Drug Administration's Total Diet Study: dietary intake of perchlorate and iodine.J Expo Sci Environ Epidemiol. 2008 Nov;18(6):571-80. Epub 2008 Jan 2.

13. Zaletel, K, Gaberscek S, Pirnat E, Krhin B, Hojker S. Ten-year follow-up of thyroid epidemiology in Slovenia after increase in salt iodization. Croat Med J. 2011 October; 52(5): 615–621.

14. Yoon, S, Choi S, Kim D, Kim J, Kim K, Ahm C, Cha B, Lim S, Kim K, Lee H, Huh K. The Effect of Iodine Restriction on Thyroid Function in Patients with Hypothyroidism Due to Hashimoto's Thyroiditis. Yonsei Medical Journal, Vol.44, No. 2. Pp.227-235; 2003

15. Xue H, Wang W, Li Y, Shan Z, Li Y, Teng X, Gao Y, Fan C, Teng W.Selenium upregulates CD4(+)CD25(+) regulatory T cells in iodine-induced autoimmune thyroiditis model of NOD.H-2(h4) mice. Endocr J. 2010;57(7):595-601. Epub 2010 Apr 27

16. N R Rose, L Rasooly, A M Saboori, and C L Burek. Linking iodine with autoimmune thyroiditis. Environ Health Perspect. 1999 October; 107(Suppl 5): 749–752. PMCID: PMC1566262 (about T cell proliferation)

17. Haskell, ND. Hope for Hashimoto's , Advancing Medical Care Inc. 2011

18. Mazziotti G, Premawardhana LDKE, Parkes AB, Adams H, Smuth PPA, Smith DF, Kaluarachi WN, Wijeyaratne CN, Jayasinghe A, de Silva DGH, Lazarus JH. Evolution of thyroid autoimmunity during iodine prophylazis-the Sri Lankan experiences. European Journal of Endocrinology (2003) 149; 103-110

19. Taskforce for Iodinization

20. Laurberg P, Cerqueira C, Ovesen L, Rasmussen LB, Perrild H, Andersen S, Pedersen IB, Carlé A.Iodine intake as a determinant of thyroid disorders in populations. Best Pract Res Clin Endocrinol Metab. 2010 Feb;24(1):13-27.

21. Zava TT, Zava DT Assessment of Japanese iodine intake based on seaweed consumption in Japan: A literature-based analysis. Thyroid Research 2011, 4:14

22. Large Differences in Incidences of Overt Hyper- and Hypothyroidism Associated with a Small Difference in Iodine Intake: A Prospective Comparative Register-Based Population Survey J. Clin. Endocrinol. Metab. 2002 87: 4462-4469

23. Chistiakov DA. Immunogenetics of Hashimoto's thyroiditis. J Autoimmune Dis. 2005; 2: 1.

24. http://www.centrum.com/centrum-adults-under-50#tablets assessed on 10/3/12

25. www.penncancer.org/pdf/education/LowIodineDiet.pdf assessed on 10/3/12

26. Low Iodine Diet Cookbook. 2010 ThyCa: Thyroid Cancer Survivors' Association, Inc Available at: http://thyca.org/Cookbook.pdf assessed on 10/4/12
27. http://thyroid.about.com/gi/o.htm?zi=1/XJ&zTi=1&sdn=thyroid&cdn=health&tm=13&f=12&su=p284.13.342.ip_&tt=2&bt=1&bts=1&zu=http%3A//www.thyroid-info.com/articles/brownstein-hormones.htm
28. Pedersen IB, Knudsen N, Jorgensen T, Perrild H, Oversen L, Laurberg P. Large Differences in Incidences of Overt Hyper- and Hypothyroidism Associated with a Small Difference in Iodine Intake: A Prospective Comparative Register- Based Population Survey. The Journal of Clinical Endocrinology & Metabolism October 1, 2002 vol. 87 no. 10 4462-4469
29. Okamura K, Ueda K, Sone H, Ikenoue H, Hasuo Y, Sato K, Yoshinary M, Fujishima M. A sensitive thyroid hormone assay for screening a thyroid functional disorder in elderly Japanese. J Am Geriatr Soc. 1989;37:317–322

Rozdział 8 Referencje

1. Maes M, Mihaylova I, Leunis JC.In chronic fatigue syndrome, the decreased levels of omega-3 poly-unsaturated fatty acids are related to lowered serum zinc and defects in T cell activation. Neuro Endocrinol Lett. 2005 Dec;26(6):745-51.
2. Simopoulos AP. The importance of the ratio of omega-6/omega-3 essential fatty acids. Biomed Pharmacother. 2002 Oct;56(8):365-79.

Rozdział 9 Referencje

1. Davies, T. Ross D, Mulder JE. Pathogenesis of Hashimoto's thyroiditis (chronic autoimmune thyroiditis). UptoDate
2. Morohoshi K, Takahashi Y, Mori K. Viral infection and innate pattern recognition receptors in induction of Hashimoto's thyroiditis. Discov Med. 2011 Dec;12(67):505-11.
3. Penna G et.al. Vitamin D Receptor Agonists in the Treatment of Autoimmune Diseases: Selective Targeting of Myeloid but Not Plasmacytoid Dendritic Cells. J Bone Miner Res 2007;22:V69–V73
4. Diagnosis of Parasitic Diseases. Centers for Disaese Control . Accessed at: www.cdc.gov/parasites/Referencje_resources/diagnosis.html on 2/8/13
5. Parasite detected in a patient suffering with Hashimoto's. Accessed on 2/8/13 at: http://www.drhagmeyer.com/hypothyroidism/thyroid-disease-parasites-are-often-found-can-this-be-part-of-your-problem/
6. Keynan Y, et.al. The Role of Regulatory T Cells in Chronic and Acute Viral Infections. Clin Infect Dis. (2008) 46 (7):1046-1052.
7. Maes M, Twisk FN, Kubera M, Ringel K, Leunis JC, Geffard M. Increased IgA responses to the LPS of commensal bacteria is associated with inflammation and activation of cell-mediated immunity in chronic fatigue syndrome.J Affect Disord. 2012 Feb;136(3):909-17 2.
8. Hierholzer, JC, Kabara, JJ. In vitro effects of monolaurin compounds on enveloped RNA and DNA viruses. Journal of Food Safety, 4:1, 1982.
9. http://www.umm.edu/altmed/articles/intestinal-parasites-000097.htm
10. Maes M, Leunis JC. Normalization of leaky gut in chronic fatigue syndrome (CFS) is accompanied by a clinical improvement: effects of age, duration of illness and

the translocation of LPS from gram-negative bacteria. Neuro Endocrinol Lett. 2008 Dec;29(6):902-10

11. Okeniyi JA, Ogunlesi TA, Oyelami OA, Adeyemi LA. Effectiveness of dried Carica papaya seeds against human intestinal parasitosis: a pilot study. J Med Food. 2007;10(1):194-6.

12. "Incidences of antibodies to Yersinia enterocolitica: high incidence of serotype O5 in autoimmune thyroid diseases in Japan"; Asari S, Amino N, Horikawa M, Miyai K.; Central Laboratory for Clinical Investigation, Osaka University Medical School, Japan.

13. "Association of Parvovirus B19 Infection and Hashimoto's Thyroiditis in Children"; Hartwig W. Lehmann, Nicola Lutterbüse, Annelie Plentz, Ilker Akkurt, Norbert Albers, Berthold P. Hauffa, Olaf Hiort, Eckhard Schoenau, Susanne Modrow. Viral Immunology. September 2008, 21(3): 379-384. doi:10.1089/vim.2008.0001.

14. Caselli E, Zatelli MC, Rizzo R, Benedetti S, Martorelli D, et al. (2012) Virologic and Immunologic Evidence Supporting an Association between HHV-6 and Hashimoto's Thyroiditis. PLoS Pathog 8(10):

15. Lin, JC. Antiviral Therapy for Epstein-Barr Virus-Associated Diseases. Tzu Chi Med J 2005; 17:1-10

16. Sisto M. et.al. Proposing a relationship between Mycobacterium avium subspecies paratuberculosis infection and Hashimoto's thyroiditis. Scandinavian Journal of Infectious Diseases, 2010; 42: 787–790

17. Guarneri F, et.al. Bioinformatics Support the Possible Triggering of Autoimmune Thyroid Diseases by Yersinia enterocolitica Outer Membrane Proteins Homologous to the Human Thyrotropin Receptor. THYROID . Volume 21, Number 11, 2011

18. Blanco, JL, Garcia ME. Immune response to fungal infections. Veterinary Immunology and Immunopathology 125 (2008) 47–70

19. Amin OM, Amin KO. Herbal Remedies for Parasitic Infections. Explore! Volume 8, number 6, 1998. Addendum accessed at www.parasitetesting.com/ on 2/8/13

20. Albert PJ, Proal AD, Marshall TG. Vitamin D: the alternative hypothesis. Autoimmunity Reviews, 2009

21. Hesham, MS. Intestinal parasitic infections and micronutrient deficiency: a review. Medical journal of Malaysia (0300-5283), 59 (2), 284.

22. thyroid.about.com/library/weekly/aa042301.htm accessed10/11/12

23. http://www.siboinfo.com accessed 10/13/12

24. Brownstein D. Overcoming Thyroid Disorders 2nd edition. Medical Alternative's Press. 2008

25. Greenstein RJ, Su L, Brown ST.. The Thioamides Methimazole and Thiourea Inhibit Growth of M. avium Subspecies paratuberculosis in Culture. PLoS One. 2010 Jun 14;5(6):e11099.

26. Sands, J, et al. Extreme sensitivity of enveloped viruses, including Herpes Simplex, to long chain unsaturated monoglycerides and alcohols, Antimicrobial Agents and Chemotherapy. 15; 1:67-73, 1979.

27. Pender MP. Cd8+ T-cell deficiency, Epstein-Barr virus infection, Vitamin D deficiency, and steps to autoimmunity: A unifying hypothesis. Autoimmune diseases Volume 2012, Article ID 189096

REFERENCJE

28. Penna G, Amuchastegui S, Laverny G, Adorini L. Vitamin D Receptor Agonists in the Treatment Diseases; Selective Targeting of the myeloid but not plasmacytoid dendric cells. J Bone Miner Res 2007; 22: V69-V73

Rozdział 10 Referencje

1. Nanba T, Watanabe M, Inoue N, Iwatani Y. Increases of the Th1/Th2 Cell Ratio in Severe Hashimoto's Disease and in the Proportion of TH17 Cells in Intractable Graves' Disease. Thyroid. 2009 May;19(5):495-501.
2. Phenekos C, Vryonidou A, Gritzapis AD, Baxevanis CN, Goula M, Papamichail M.Th1 and Th2 serum cytokine profiles characterize patients with Hashimoto's thyroiditis (Th1) and Graves' disease (Th2). Neuroimmunomodulation. 2004;11(4):209-13.
3. Wilder RL. Adrenal and gonadal steroid hormone deficiency in the pathogenesis of rheumatoid arthritis. J Rheumatol Suppl. 1996 Mar;44:10-2
4. HiroseY, Murosaki S, YamamotoY, YoshikaiY, Tsuru T. Daily Intake of Heat-Killed Lactobacillus plantarum L-137 Augments Acquired Immunity in Healthy Adults. J. Nutr. 136: 3069–3073, 2006.
5. Issazadeh-Navikas S, Teimer R, Bockermann R. Influence of Dietary Components on Regulatory T Cells. MOL MED 18:95-110, 2012
6. Wong CP, Nguyen LP, Noh SK, Braya TM, Bruno RS, Ho E. Induction of regulatory T cells by green tea polyphenol EGCG. Immunol Lett (2011), doi:10.1016/j.imlet.2011.04.009
7. Lactobacillus Plantarum: The Key Benefits of this "Superstar" Probiotic & How to Get It In Your Diet. Body Ecology. Accessed at: http://bodyecology.com/articles/lactobacillus_plantarum_benefits.php accessed on 11/1/12
8. Fang SP, Tanaka T, Tago F, Okamoto T, Kojima S. Immunomodulatory effects of gyokuheifusan on INF-gamma/IL-4 (Th1/Th2) balance in ovalbumin (OVA)-induced asthma model mice. Biol Pharm Bull. 2005 May;28(5):829-33.
9. Giron-Gonzalez JA, Moral FJ, Elvira J, Garcia-Gil D, Guerrero F, Gavilan, Escobar L. Consistent production of a higher TH1:TH2 cytokine ratio by stimulated T cells in men compared with women. European Journal of Endocrinology (2000) 143 31-36
10. Gonzalez S, Alcaraz MV, Cuevas J, Perez M, Jaen P, Alvarez-Mon M, Villarrubia VG. An extract of the fern Polypodium leucotomos (Difur) modulates Th1/Th2 cytokines balance in vitro and appears to exhibit anti-angiogenic activities in vivo: pathogenic relationships and therapeutic implications. Anticancer Res. 2000 May-Jun;20(3A):1567-75.
11. Fraternale A, Paoletti MF, Casabianca A, Oiry J, Clayette P, Vogel JU, Cinatl J Jr, Palamara AT, Sgarbanti R, Garaci E, Millo E, Benatti U, Magnani M. Antiviral and immunomodulatory properties of new pro-glutathione (GSH) molecules. Curr Med Chem. 2006;13(15):1749-55.
12. Fraternale A, Paoletti MF, Casabianca A, Oiry J, Clayette P, Vogel JU, Cinatl J Jr, Palamara AT, Sgarbanti R, Garaci E, Millo E, Benatti U, Magnani M. Antiviral and immunomodulatory properties of new pro-glutathione (GSH) molecules.
13. Is Your Immune System Out of Whack? Find Out How to Avoid Dietary Triggers That May Be Causing Serious Health Problems! Body Ecology. Accessed at: http://bodyecology.com/articles/immune-system-dietary-triggers-health-problems.php 11/1/12

14. Kidd, P. TH1/Th2 Balance: The Hypothesis, its Limitations, and Implications for Health and Disease. Alternative Medicine Review. Volume 8, Number 3. 223-246. 2003
15. Th1 vs Th2 And Autoimmunity. Alkylosing Spondylitis Research Diet. Accessed on 11/1/12 at: http://sites.google.com/site/cureankylosingspondylitis/research/th1-vs-th2-and-autoimmunity
16. Maureen W. Groer and Mitzi W. Davis. Cytokines, Infections, Stress, and Dysphoric Moods in Breastfeeders and Formula feeders. Journal of Obstetric, Gynecologic, and Neonatal Nursing. 35, 599-607; 2006.
17. Abdullah M, Chai PS, Loh CY, Chong MY, Quay HW, Vidyadaran S, Seman Z, Kandiah M, Seow HF. Carica papaya increases regulatory T cells and reduces IFN-γ+ CD4+ T cells in healthy human subjects. Mol Nutr Food Res. 2011 May;55(5):803-6. doi: 10.1002/mnfr.201100087. Epub 2011 Mar 24.
18. Horrigan LA, Kelly JP, Connor TJ. Immunomodulatory effects of caffeine: friend or foe? Pharmacol Ther. 2006 Sep;111(3):877-92. Epub 2006 Mar 15.
19. John O. Clarke, MD, Gerard E. Mullin, MD A Review of Complementary and Alternative Approaches to Immunomodulation
20. Chistiakov DA. Immunogenetics of Hashimoto's thyroiditis. Journal of Autoimmune Diseases. 2005, 2:1
21. Xie LD, Gao Y, Li MR, Lu GZ, Huo XH. Distribution of immunoglobulin G subclasses of anti-thyroid peroxidase antibody in sera from patients with Hashimoto's thyroiditis with different thyroid functional status. Clinical and Experimental Immunology, 2008. 154: 172-176
22. Ganesh BG, Bhattachrya P, Gopisetty A, Prabhakar BS. Role of Cytokines in the Pathogenesis and Suppression of Thyroid Autoimmunity. Journal of Interferon and Cytokine Research. 2011; 31: 10: 721-731
23. Sanna Filén S. Lahesmaa R. GIMAP Proteins in T-Lymphocytes, Journal of Signal Transduction, vol. 2010, Article ID 268589, 10 pages, 2010. doi:10.1155/2010/268589
24. Hygiene Hypothesis. Accessed on 11/1/12 at: http://www.hygienehypothesis.com/
25. Zaletel K, Gaberscek S. Hashimoto's Thyroiditis: From Genes to Disease. Current Genomics, 2011, 12, 576-588
26. Nanba T, Watanabe M, Inoue N, Iwatani Y. Increases of the TH1/Th2 Ratio in Severe Hashimoto's Disease in the Proportion of Th17 Cells in Intractable Graves' Disease. Thyroid. 19, 5, 2009
27. CliffsNotes.com. Humoral and Cell-Mediated Immune Responses. 7 Nov 2012 http://www.cliffsnotes.com/study_guide/topicArticleId-277792,articleId-277723.html
28. http://chriskresser.com/basics-of-immune-balancing-for-hashimotos accessed 11/8/12
29. http://digitalnaturopath.com/cond/C104673.html accessed 11/8/12
30. http://www.easyhealthzone.com/autoimmune-diseases-s/30.htm accessed on 11/8/12
31. Peterson JD, Herzenberg LA, Vasquez K, Waltenbaugh C. Glutathione levels in antigen-presenting cells determine whether Th1 or Th2 response patterns predominate. Proc Natl Acad Sci USA 1998 Mar 17;95(6): pp.3071-6
32. www.lowdosenaltrexone.org accessed on 11/8/12
33. http://www.precisionnutrition.com/rr-green-tea-hazards accessed on 11/8/12
34. http://wellnessalternatives-stl.blogspot.com/2012/05/am-i-th1-or-th2-or-th17.html accessed on 11/8/12

35. http://www.youtube.com/watch?v=LSYED-7riNY&feature=related accessed on 11/8/12
36. http://articles.mercola.com/sites/articles/archive/2009/03/14/Clearing-Up-Confusion-on-Vitamin-D--Why-I-Dont-Recommend-the-Marshall-Protocol.aspx
37. Shoji J, Inada N, Sawa M.Antibody array-generated cytokine profiles of tears of patients with vernal keratoconjunctivitis or giant papillary conjunctivitis. Jpn J Ophthalmol. 2006 May-Jun;50(3):195-204.
38. Tamer G, Arik S, Tamer I, Coksert D. Relative Vitamim D Insufficiency in Hashimoto's thyroiditis. Thyroid 21(8), 2011
39. Sherry, er al. Sickness behavior induced by endotoxin can be mitigated by the dietary soluble fiber, pectin, through up-regulation of IL-4 and Th2 polarization. Brain Behav Immun. 2010 May; 24(4):631-640
40. Anatabine Investigator's Information. Rock Creek Pharmaceuticals. June 2012. www.anatabloc.com accessed 3/15/13
41. Gui J, Xiong F, Li J, Huang G. Effects of Acupuncture on Th1, Th2 Cytokines in Rats of Implantation Failure . Evidence-Based Complementary and Alternative MedicineVolume 2012 (2012)
42. XIE Changcai XU Nenggui DU Yixu Effect of Acupuncture on Th1/Th2 Cytokine Balance in Guinea Pigs with Alleraic Reaction TvpeIV. Journal of New Chinese Medicine, 5 (2008)
43. Jurenka, JS. Anti-inflammatory Properties of Curcumin, a Major Constituent of Curcuma longa: A Review of Preclinical and Clinical Research. Altern Med Rev 2009;14(2):141-153
44. Fujinami RS, von Herrath MG, Christen U, Whitton JL. Molecular mimicry, bystander activation or viral persistence: infection and autoimmune disease, Clinical microbiology reviews, Jan 2006 p 80-94
45. Vojdani A, Lambert J. The Role of Th17 in Neuroimmune Disorders. Target for CAM Therapy. Part II. Evidence Based Complementary and alternative medicine. Volume 1; 2011
46. Shi Y et. Al. Differentiation Imbalance of Th1/Th17 in Peripheral Blood mononuclear cells might contribute to pathogenesis of Hashimoto's thyroiditis. Scandinavian journal of immunology. 72, 250-255
47. Patarka, R. Cytokines and chronic fatigue syndrome. Ann N Y Acad Sci. 2001 Mar;933:185-200.

Rozdział 11 Referencje

1. Ulluwishewa, et.al. Regulation of Tight Junction Permeability by Intestinal Bacteria and Dietary Components. The Journal of Nutrition. March 23, 2011
2. Maes M, et;a. Increased serum IgA and IgM against LPS of enterbacteria in chronic fatigue syndrome (CFS): Indcation for the involvement of gram negative enterbacteria in the etiology og CFS and for the presence of an increased gut-intestinal permeability . Journal of Affective Disorders 99 (200&) 237-240
3. Maes M, Coucke F, Leunis JC. Normalization of increased translocation of endotoxin from gram-negative enterobacteria (Leaky gut) is accompanied by a remission of chronic fatigue syndrome Neuro Endocrinol Lett. 2007 28 (6):739-744

4. Maes M, Leunis JC. Normalization of leaky gut in chronic fatigue syndrome (CFS) is accompanied by a clinical improvement: effects of age, duration of illness and the translocation of LPS from gram-negative bacteria. Neuro Endocrinol Lett. 2008 Dec;29(6):902-10.
5. El-Tawil AM. Zinc supplementation tightens leaky gut in Crohn's disease. Inflamm Bowel Dis. 2012 Feb;18(2):E399. doi: 10.1002/ibd.21926. Epub 2011 Oct 12. PMID: 21994075
6. Lutgendorff F, Akkermans LM, Söderholm JD.The role of microbiota and probiotics in stress-induced gastro-intestinal damage. Curr Mol Med. 2008 Jun;8(4):282-98.
7. Maes, M, Mihaylova, I, De Ruyter, M. Lower Serum zinc in chronic fatigue syndrome (CFS): Relationship to immune dysfunctions and relevance for the oxidative stress status in CFS. Journal of Affective Disorders (2005)
8. Ulluwishewa D., et.al. Regulation of Tight Junction Permeability by Intestinal Bacteria and Dietary Components. The Journal of Nutrtion. 141: 769-776, 2011
9. Gibson GR, Beatty ER, Wang X, Cummings JH. Selective Stimulation of Bifidobacteria in the Human Colon by Oligofructose and Inulin. Gastroentorology. 1995; 108:975-982
10. Fasano A. Leaky Gut and autoimmune disease. Clin Rev Allergy Immunol. 2012 Feb;42(1):71-8.
11. Fasano A. Zonulin and Its Regulation of Intestinal Barrier Function: The Biological Door to Inflammation, Autoimmunity, and Cancer. Physiol Rev. Vol 91. Jan 2011. 151-175
12. Patel RM, Myers LS, Kurundkar AR, Maheshwari A, Nusrat A, Lin PW. Probiotic bacteria induce maturation of intestinal claudin 3 expression and barrier function. Am J Pathol. 2012 Feb;180(2):626-35.
13. Rapin JR, Wiernsperger N. Possible links between intestinal permeablity and food processing: a potential therapeutic niche for glutamine. Clinics. 2010;65(6):635-43.
14. Vaarala O. Is the origin of type 1 diabetes in the gut? Immunol Cell Biol. 2012 Mar;90(3):271-6.
15. Vaarala O, Atkinson MA, Neu J. The "Perfect Storm" for Type 1 Diabetes: The Complex interplay between Intestinal Microbiota, Gut Permeability, and Mucosal Immunity. Diabetes 57:2555-2562, 2008
16. Campbell-McBride N. Gut and Psychology Syndrome. Halstan & Co. Ltd 2010
17. Gates, D. Body Ecology Diet. Hay House, Inc. 2011
18. Gibson GR, Macfarlane GT, Cummings JH. Sulphate reducing bacteria and hydrogen metabolism in the human large intestine. Gut 1993; 34: 437-439
19. http://bodyecology.com/articles/gut-permeability.php
20. Kirpich, Irina A (05/2012). "The type of dietary fat modulates intestinal tight junction integrity, gut permeability, and hepatic toll-like receptor expression in a mouse model of alcoholic liver disease". Alcoholism, clinical and experimental research (0145-6008), 36 (5), 835.
21. Wang, Hong-Bo (06/09/2012). "Butyrate Enhances Intestinal Epithelial Barrier Function via Up-Regulation of Tight Junction Protein Claudin-1 Transcription". Digestive diseases and sciences (0163-2116)
22. Benjamin J, Makharia G, Ahuja V, Joshi YK. Glutamine and Whey Protein Improve Intestinal Permeability and Morphology in Patients with Crohn's Disease: A Randomized Controlled TrialDig Dis Sci (2012) 57:1000–1012

23. Campbell-McBride N. Food Allergy. Journal of Orthomolecular Medicine, First Quarter, 2009, Vol 24, 1, pp.31-41 Available at http://gaps.me/preview/?page_id=344

24. Gottschall E. Breaking the vicious cycle. Intestinal health through diet. 1996. The Kirkton Press.

25. Vermeulen MAR, de Jong J, Vaessen MJ, van Leeuwen PAM, Houdijk APJ. Glutamate reduces experimental intestinal hyperpermeability and facilitates glutamine support of gut integrity. World J Gastroenterol. 2011 March 28: 17(12): 1569-1573

26. Rao, RK. Samak G. Role of Glutamine in Protection of Intestinal Epithelial Tight Junctions. Journal of Epithelial Biology and Pharmacology, 2012, 5 (Suppl 1-M7) 47-54

27. Pimentel M. Gut Microbes and Irritable Bowel Syndrome. IBS Centers for Educational Expertise, 2011

28. Pimentel M, Mayer A, Park S, Chow E, Hasan A, Kong Y. Methane production during lactulose test is associated with Gastrointestinal disease presentation. Digestive Diseases and Sciences, Vol 48, NO 1 (January 2003), pp 86-92

29. Mori, K. Does the gut microbiota Trigger Hashimoto's Disease? Discovery magazine, November 2012

30. Calcinaro F, Dionisi S, et. Al. Oral probiotic administration induces IL-10 production and prevents spontaneous autoimmune diabetes in no-obese diabetic mice. Diabetologia (2005) 48: 1565-1575

31. Kidd, PM. Multiple Sclerosis, an autoimmune inflammatory Disease: prospects for its integrative management. Alternative medicine Review. 6(6) 2001

32. Vyasm U, Ranganathan N. Probiotics, Prebiotics, and Symbiotic: Gut and Beyond. Gastroenterology Research and Practice. Volume 2012, Article ID 872716

33. Daher, R, Yazbeck T, Jaoude JB, Abboud B. Consequences of dysthyroidism on the digestive tract and viscera. World J Gastroenterol. 2009 June 21: 15(23)" 2834-2838h

34. Lakhan S, Kirchgessner A. Gut inflammation in chronic fatigue syndrome. Nutrition and Metabolism, 2010, 7:79

35. Rozalski A. May 2010 Potential virulence factors of Proteus bacilli. Journal of Microbiology and Molecular Biology, 61:65-89

36. Ebringer E, Khalafpour S, Wilson, C. Rheumatology International. Rheumatoid arthritis and proteus: a possible aetiological association. November 1989, Volume 9, Issue 3-5, pp 223-228

37. Struble K. July 2010. Journal of Pathophysiology Medscape. http://emedicine.medscape.com/article/226434-overview#a0104 Proteus vulgaris. Citizendium, 3 December 2010. Citizendium http://en.citizendium.org/wiki/Proteus_vulgaris

38. Koronakis V, Cross M, Senior B, Koronakis E, Hughes C. Journal of Bacteriology. April 1987, 169(4):1509-1515

39. Rashid, T. Ebringer A. Autoimmunity in Rheumatic Diseases Is Induced by Microbial Infections via Crossreactivity or Molecular Mimicry. Autoimmune Dis. 2012; 2012: 539282.

40. Effraimidis G, Tijssen JG, Strieder TG, Wiersinga WM. No causal relationship between Yersinia enterocolitica infection and autoimmune thyroid disease: evidence from a prospective study. Clin Exp Immunol. 2011 Jul;165(1):38-43.

41. Diagram of the Human Intestine. Drawn by Duncan Lock and released into the Public Domain. Available at http://commons.wikimedia.org/wiki/File:Intestine-diagram.svg Accessed March 29, 2013
42. Di Cagno R, et .al. Sourdough Bread Made from Wheat and Nontoxic Flours and Started with Selected Lactobacilli Is Tolerated in Celiac Sprue Patients. Appl Environ Microbiol. 2004 February; 70(2): 1088–1096.
43. Di Cagno R, et .al. Use of selected sourdough strains of Lactobacillus for removing gluten and enhancing the nutritional properties of gluten-free bread. J Food Prot. 2008 Jul;71(7):1491-5.
44. Moroni AV, Dal Bello F, Arendt EK. Sourdough in gluten-free bread-making: an ancient technology to solve a novel issue? Food Microbiol. 2009 Oct;26(7):676-84.
45. Gobbetti M, Giuseppe Rizzello C, Di Cagno R, De Angelis M. Sourdough lactobacilli and celiac disease. Food Microbiol. 2007 Apr;24(2):187-96. Epub 2006 Sep 12.
46. Di Cagno R, et .al. Gluten-free sourdough wheat baked goods appear safe for young celiac patients: a pilot study. J Pediatr Gastroenterol Nutr. 2010 Dec;51(6):777-83

Rozdział 12 Referencje

1. Bates, JM. Akerlund J, Mittge E, Guillemin K. Intestinal Alkaline Phosphatase Detoxifies Lipopolysaccharide and Prevents Inflammation in Response to the Gut Microbiota. Cell Host Microbe. 2007 December 13; 2(6): 371–382.
2. O'Grady JG et. al. Intestinal lactase, sucrase, and alkaline phosphatase in 373 patients with coeliac disease. J Clin Pathol 1984; 37:298-301
3. Jackson, SH. The effect of food ingestion on intestinal and serum alkaline phosphatase in rats. J. Biol. Chem. 1952; 553-559
4. Whitehead J. Intestinal alkaline phosphatase: The molecular link between rosacea and gastrointestinal disease. Medical Hypotheses 73 (2009) 1019-1022
5. Yang Y, Wandler AM, Postlethwait JH, Guillemin. Dynamic evolution of the LPS-detoxifying enzyme intestinal alkaline phosphatase in zebrafish and other vertebrates. Frontiers in Immunology. Oct 2012; 3(314) 1-15
6. Lalles JP. Intestinal alkaline phosphatase: multiple biological roles in maintenance of intestinal homeostasis and modulation by diet. Nutrition Reviews. Vol 68 (6): 323-332
7. Cheng YM, Ferreira P, Frohlich J, Schulzer M, Tan F. The effects of age, smoking, and alcohol on routine laboratory tests. Am J Clin Pathol. 1981 Mar;75(3):320-6.
8. Bayer PM, Hotschek H, Knoth E. Intestinal alkaline phosphatase and the ABP blood group system-a new aspect. Clin Chim Acta. 1980 NPv 20; 108(1): 81-7
9. Cui L, et. al. Prolonged zinc-deficient diet alters alkaline phosphatase and disaccharidase activities and induces morphological changes in the intestine of rats. The Journal of Trace Elements in Experimental Medicine 12/1998; 8(4):249 - 261.
10. Moreno J, Asteggiano CA, De Cattoni SD, Blanco A. Intestinal alkaline phosphatase: qualitative changes produced by deficient diet in rats. Metabolism. 1972 Jun;21(6):513-20.

11. Hansen GH, Rasmussen K, Niels-Christiansen LL, Danielsen EM. Dietary free fatty acids form alkaline phosphatase-enriched microdomains in the intestinal brush border membrane. Mol Membr Biol. 2011 Feb;28(2):136-44. Epub 2010 Dec 17.
12. Motzok I, McCuaig LW. Regulation of intestinal alkaline phosphatase by dietary phosphate. Can J Physiol Pharmacol. 1972 Dec;50(12):1152-6.

Rozdział 13 Referencje

1. Wilson, James. Adrenal Fatigue: The 21st Century Stress Syndrome. Smart Publications, 2011
2. Guilliams TG, Edwards L. Chronic Stress and The HPA Axis: Clinical Assessment and therapeutic Considerations. The Standard. Point Institute of Nutraceutical Research. 9 (2): 2012
3. Nieman, LK. Patient Information: Adrenal Insufficiency (Addison's Disease)(Beyond the Basics). In: uptodate, Lacroix, A, Martin KA (Ed), uptodate, Waltham, MA, 2011.
4. Nieman, LK. Causes of Primary Adrenal Insufficiency (Addison's Disease). In: uptodate, Lacroix, A, Martin KA (Ed), uptodate, Waltham, MA, 2012.
5. Nieman, LK. Pathogenesis of Adrenal Insufficiency In: uptodate, Lacroix, A, Martin KA (Ed), uptodate, Waltham, MA, 2012.
6. Adaptogens. In: Natural Standard: the authority on integrative medicine [database on the Internet]. Cambridge (MA): Natural Standard; 2012 [cited 5 December 2012]. Available from: http://www.naturalstandard.com. Subscription required to view.
7. Adrenal Extracts. In: Natural Standard: the authority on integrative medicine [database on the Internet]. Cambridge (MA): Natural Standard; 2012 [cited 5 December 2012]. Available from: http://www.naturalstandard.com. Subscription required to view.
8. DHEA. In: Natural Standard: the authority on integrative medicine [database on the Internet]. Cambridge (MA): Natural Standard; 2012 [cited 5 December 2012]. Available from: http://www.naturalstandard.com. Subscription required to view
9. Www.normshelley.com accessed 11/20/12
10. Wilder RL. Adrenal and gonadal steroid hormone deficiency in the pathogenesis of rheumatoid arthritis. J Rheumatol Suppl. 1996 Mar;44:10-2
11. Falorni A. Early Subclinical Addison's disease. Endocrine Abstracts (2009) 20 S9.3
12. Penev P, Spiegel K, Marcinkowski T, Van Cauter E. Impact of carbohydrate-rich meals on plasma epinephrine levels: dysregulation with aging. J Clin Endocrinol Metab. 2005 Nov;90(11):6198-206. Epub 2005 Aug 9.
13. Http://www.gisymbol.com.au/cmsadmin/uploads/Glycemic-Index-Foundation-Healthy-Choices-Brochure.pdf, accessed 11/20/12
14. Physician Road Map. Interpretive Guide and Suggested Protocols for the Adrenal Recovery Kit Adrenal Stress Profile. Ortho Molecular Products. Third Edition. Accessed on 11/21/12 at www.orthomolecularproducts.com Subscription required
15. Molina PE. Rozdzial 4. Thyroid Gland. In: Molina PE, ed. Endocrine Physiology. 3rd Ed. New York: Mcgraw-Hill; 2010.

Http://www.accessmedicine.com/content.aspx?Aid=6169456. Accessed June 10th, 2012.

16. Fernando Lizcano, F, Rodríguez, JS. Thyroid hormone therapy modulates hypothalamo-pituitary- adrenal axis. Endocrine Journal 2011, 58 (2), 137-142

17. Hyman, M. The ultramind Solution: Companion Guide. Hyman Enterprises. 2009

18. Ross, DS. Central Hypothyroidism In: uptodate, Cooper DS, Mulder JE (Ed), uptodate, Waltham, MA, 2012.

19. Bhattacharyya A, Kaushal K, Tymms DJ, Davis JR. Steroid withdrawal syndrome after successful treatment of Cushing's syndrome: a reminder. Eur J Endocrinol. 2005 Aug;153(2):207-10.

20. Pavlaki AN, Magiakou MA, Chrousos GP. Rozdzial 14 – Glucocorticoid Therapy and Adrenal Suppression. Endotext. Accessed at http://www.endotext.org/adrenal/adrenal14/adrenalframe14.htm

21. Http://www.health-and-wisdom.com/store/p/1067-MAGNESIUM-OIL-64-OUNCE-PUMP-DISPENSER-SOLD-SEPARATELY-.aspx accessed 1/31/13

22. Adaptogens. In: Natural Standard: the authority on integrative medicine [database on the Internet]. Cambridge (MA): Natural Standard; 2012 [cited 5 December 2012]. Available from: http://www.naturalstandard.com. Subscription required to view

23. Glerach M, Gierach J, Skowronska A, Rutkowska E, Spychalska M, Pujanek M, Junik R. Hashimoto's thyroiditis and carbohydrate metabolism disorders in patients hospitalized in the Department of Endocrinology and Diabetology of Ludwik Rydigier Collegium Medicum in Bydgoszcz between 2001 and 20120. Polish Journal of Endocrinology, Vol 63, 1, 2012

Rozdział 14 Referencje

1. Loyola University Health System. "Increased Stroke Risk From Birth Control Pills, Review Finds." Science Daily, 27 Oct. 2009. Web. 26 Jan. 2013.

2. Cell Press. "Unnatural Selection: Birth Control Pills May Alter Choice Of Partners." ScienceDaily, 8 Oct. 2009. Web. 26 Jan. 2013.

3. Cohen S. Drug Muggers. Rodale. 2011

4. Nutrient Depletions in Natural Standard: the authority on integrative medicine [database on the Internet]. Cambridge (MA): Natural Standard; 2012 [cited 5 December 2012]. Available from: http://www.naturalstandard.com. Subscription required to view.

5. Shrader SP, Diaz VA. Rozdzial 88. Contraception. In: Talbert RL, DiPiro JT, Matzke GR, Posey LM, Wells BG, Yee GC, eds. Pharmacotherapy: A Pathophysiologic Approach. 8th ed. New York: McGraw-Hill; 2011. http://0-www.accesspharmacy.com.millennium.midwestern.edu/content.aspx?aID=799329 7. Accessed May 4, 2013.

6. Giron-Gonzalez JA, Moral FJ, Elvira J, Garcia-Gil D, Guerrero F, Gavilan, Escobar L. Consistent production of a higher TH1:TH2 cytokine ratio by stimulated T cells in men compared with women. European Journal of Endocrinology (2000) 143 31-36

7. Negro, R., Greco, G., Mangieri, T. et al. (2007) The influence of selenium supplementation on postpartum thyroid status in pregnant women with thyroid

peroxidase autoantibodies. Journal of Clinical Endocrinology and Metabolism, 92, 1263–1268.

8. Giron-Gonzalez JA, Moral FJ, Elvira J, Garcia-Gil D, Guerrero F, Gavilan, Escobar L. Consistent production of a higher TH1:TH2 cytokine ratio by stimulated T cells in men compared with women. European Journal of Endocrinology (2000) 143 31-36

9. Drutel A, Archambeaud, F, Caron, P. Selenium and the thyroid gland. Clin Endocrinol. 2013;78(2):155-164.

10. Vestergaard P, Rejnmark L, Weeke J, Hoeck HC, Nielsen HK, Rungby J et al. Smoking as a risk factor for Graves' disease, toxic nodular goiter, and autoimmune hypothyroidism. Thyroid 2002 12 69 – 75

11. Ando T, Davies TF. Clinical Review 160: Postpartum autoimmune thyroid disease: the potential role of fetal microchimerism. J Clin Endocrinol Metab. 2003;88(7):2965.

12. Gottfried, S. The Hormone Cure. Scribner, 2013

13. Weschler T. Taking Charge of Your Fertility. Harper Collins; 2006

14. www.marshallprotocol.com and www.curemyTh1.org

15. Eschler DC, Hasham A, Tomer Y. Cutting edge: The etiology of autoimmune thyroid diseases. Clin Rev Allergy Immunol.2011 October; 41(2): 190-197

16. Desailloud R, Hober D. Viruses and thyroiditis: an update. Virol J 2009; 6: 5

17. The Antiadhesion Properties of Cranberries. www.cranberryinstitute.org Accessed 3/1/13

18. Patil BS, Patil S, Gururaj TR. Probable autoimmune causal relationship between periodontitis and Hashimotos thyroiditis: A systemic Review. Nigerian Journal of Clinical Practice, Jul-Sep 2011. Vol 14 (3) p253

19. Fluoride Linked to Gum Disease. http://www.medicalnewstoday.com/releases/71584.php accessed 4/22/13

20. Vananda, KL, Sesha Reddy M. Indian J Dent Res 2007. 18(2): 67-71

Rozdział 15 Referencje

1. Guo H, Jiang T, Wang J, Chang Y, Guo H, Zhang W. The value of eliminating foods according to food-specific immunoglobulin G antibodies in irritable bowel syndrome with diarrhoea. J Int Med Res. 2012;40(1):204-10.

2. Danivic J.N. Ramirez, MD, Vergara-Villaluz JC, Lagdameo-Leuenberger MP, Jasul GV, Añel-Quimpo, JA. Prevalence of Thyroid Dysfunction Among Individuals Taking Glutathione Supplementation: A Cross-Sectional Study Preliminary Report. Phillipne Journal of Internal medicine. Volume 48 Number 3 Oct.-Dec., 2010

3. Biesiekierski JR, Newnham ED, Irving PM, Barrett JS, Haines M, Doecke JD et al. Gluten causes gastrointestinal symptoms in subjects without celiac disease: a double-blind randomized placebo-controlled trial. AM J Gastroenterol (2010) 106: 508-514

4. Suen RM, Gordon S. A Critical Review of IgG Immunoglobulins and Food Allergy-Implications in Systemic Health. Us BioTek Laboratories, 2003

5. Lambert SE, Kinder JM, Then JE, Parliament KN, Bruns HA. Erythromycin treatment hinders the induction of oral tolerance to fed ovalbumin. Frontiers in Immunology. July 2012

6. Ensminger. Allergies. Food and Nutrition Encyclopedia; CRC Press. 1994

7. Lipski, L. Digestive Wellness. McGraw-Hill Publishing, 2011

Rozdział 16 Referencje

1. Connett P, Beck J, Micklem HS. The case against fluoride: How hazardous waste ended up in our drinking water and the bad science and powerful politics that keep it there. Chelsea Green, VT, 2010
2. De Coster S, van Larebeke N. Endocrine-disrupting chemicals: associated disorders and mechanisms of action. J Environ Public Health. 2012;2012:713696. Epub 2012 Sep 6.
3. http://www.ewg.org/research/down-drain/what-you-can-do
4. Bahn AK, Mills JL, Snyder PJ, Gann PH, Houten L, Bialik O, Jollman L, Utiger RD. Hypothyroidism in workers exposed to polybrominated biphenyls. N Engl J Med. 1980 Jan 3; 302(1):31-3
5. http://www.nontoxicbeds.com/
6. Eschler DC, Hasham A, Tomer Y. Cutting edge: The etiology of autoimmune thyroid diseases. Clin Rev Allergy Immunol.2011 October; 41(2): 190-197)
7. Cross DW, Carton RJ (2003). "Fluoridation: a violation of medical ethics and human rights". International Journal of Occupational and Environmental Health 9 (1): 24–9.
8. http://chemistry.about.com/od/chemistryhowtoguide/a/removefluoride.htm
9. Bachinskii PP et al. 1985. Action of the body fluorine of healthy persons and thyroidopathy patients on the function of hypophyseal-thyroid the system. Probl Endokrinol (Mosk) 31(6):25-9. [See study]
10. Burgi H, et al. (1984). Fluorine and the Thyroid Gland: A Review of the Literature. Klin Wochenschr. 1984 Jun 15;62(12):564-9.
11. Caldwell KL, et al. (2008). Iodine status of the U.S. population, National Health and Nutrition Examination Survey 2003-2004. Thyroid 18(11):1207-14.
12. Choi AL, et al. (2012). Developmental Fluoride Neurotoxicity: A Systematic Review and Meta-Analysis. Environmental Health Perspectives 2012 Jul 20. [Epub ahead of print]
13. Hosur MB, et al. (2012). Study of thyroid hormones free triiodothyronine (FT3), free thyroxine (FT4) and thyroid stimulating hormone (TSH) in subjects with dental fluorosis. European Journal of Dentistry 6:184-90.
14. Klein RZ, et al. (2010). Relation of severity of maternal hypothyroidism to cognitive development of offspring. Journal of Medical Screening 8(1):18-20.
15. Haddow JE, et al. (1999). Maternal thyroid deficiency during pregnancy and subsequent neuropsychological development of the child. New England Journal of Medicine 341(8):549-55.
16. Lin F, et al (1991). The relationship of a low-iodine and high-fluoride environment to subclinical cretinism in Xinjiang. Endemic Disease Bulletin 6(2):62-67 (republished in Iodine Deficiency Disorder Newsletter Vol. 7(3):24-25). [See study]
17. Lin F, et al. (1986). A preliminary approach to the relationship of both endemic goiter and fluorosis in the valley of Manasi River, Xin-Jiang to environmental geochemistry. Chinese Journal of Endemiology 5(1):53-55.
18. Maumené E. (1854). Experiencé pour déterminer l'action des fluores sur l'economie animale. Compt Rend Acad Sci (Paris) 39:538-539.
19. Mikhailets ND, et al. (1996). Functional state of thyroid under extended exposure to fluorides Probl Endokrinol (Mosk) 42:6-9. [See study]

20. National Research Council. (2006). Fluoride in drinking water: a scientific review of EPA's standards. National Academies Press, Washington D.C. [See study]
21. Pontigo-Loyola A, et al. (2008). Dental fluorosis in 12- and 15-year-olds at high altitudes in above-optimal fluoridated communities in Mexico. Journal of Public Health Dentistry 68(3):163-66.
22. Susheela AK, et al. (2005). Excess fluoride ingestion and thyroid hormone derangements in children living in New Delhi, India. Fluoride 38:98-108. [See study]
23. http://www.fluoridealert.org/issues/health/thyroid/
24. Beierwaltes, WH, Nishiyama RH. Dog thyroiditis: occurrence and similarity to Hashimoto's Struma. Endocrinology 1968 83: 501-508;
25. Basha PM, Rai P, Begum S. Fluoride toxicity and status of serum thyroid hormones, brain histopathology, and learning memory in rats: a multigenerational assessment. Biol Trace Elem Res. 2011 Dec;144(1-3):1083
26. Zeng Q, Cui YS, Zhang L, Fu G, Hou CC, Zhao L, Wang AG, Liu HL. Studies of fluoride on the thyroid cell apoptosis and mechanism. 2012 Mar;46(3):233-6.
27. http://thyroid.about.com/od/drsrichkarileeshames/a/fluoride2006.htm
28. Nabrzyski M, Gajewska R - "Aluminium and fluoride in hospital daily diets and in teas" Z Lebensm Unters Forsch 201(4):307-10 (1995)
29. http://www.ewg.org/foodnews/summary/
30. http://chemistry.about.com/od/chemistryhowtoguide/a/removefluoride.htm
31. http://www.fluoridealert.org/faq/
32. http://www.fluoridealert.org/content/water_filters/
33. http://www.slweb.org/ftrcfluorinatedpharm.html
34. http://www.ewg.org/guides/cleaners
35. Brent, GA. Environmental Exposures and Autoimmune Thyroid Disease. Thyroid. 2010 July; 20(7): 755-761.
36. Lee AN, Werth VP. Activation of autoimmunity following use of immunostimulatory herbal supplements. Arch Dermatol. 2004 Jun;140(6):723
37. Detoxification. In: Natural Standard: the authority on integrative medicine [database on the Internet]. Cambridge (MA): Natural Standard; 2012 [cited 5 December 2012]. Available from: http://www.naturalstandard.com. Subscription required to view.

Rozdział 17 Referencje

1. https://www.aarda.org/q_and_a.php accessed on 4/1/13

Rozdział 18 Referencje

1. Daniel, Kaayla. The Healing Power of Broth. Accessed at http://www.thenourishinggourmet.com/2011/09/the-healing-power-of-broth.html
2. Bosscher D, Breynaert A, Pieters L, Hermans N. Food-based strategies to modulate the composition of the intestinal microbiota and their associated health effects. Journal of Physiology and Pharmacology 2009; 60, Suppl 6, 5-11
3. Barrett JS, Gibson PR. Fermentable oligosaccharides, disaccharides, monosaccharides and polyols (FODMAPs) and nonallergic food intolerance: FODMAPs or food chemicals. The Adv Gastroenterol (2012) 5(4) 261-268
4. http://thyroidbook.com/blog/autoimmune-gut-repair-diet/
5. Carroccio A, Mansueto P, Iacono G, Soresi M, D'Alcamo A, Cavataio F, Brusca I,

Florena AM, Ambrosiano G, Seidita A, Pirrone G, Rini GB. Non-celiac wheat sensitivity diagnosed by double-blind placebo-controlled challenge: exploring a new clinical entity. Am J Gastroenterol. 2012 Dec;107(12):1898-906;

6. Dugdale DC. Low Residue Fiber Diet. Medline. http://www.nlm.nih.gov/medlineplus/ency/patientinstructions/000200.htm acessed on 2/13/2013
7. Dulloo, A G (10/2011). "The search for compounds that stimulate thermogenesis in obesity management: from pharmaceuticals to functional food ingredients". Obesity reviews (1467-7881), 12 (10), 866.
8. http://www.todaysdietitian.com/newarchives/072710p30.shtml
9. http://www.ibsgroup.org/brochures/fodmap-intolerances.pdf
10. Gottschall E. Breaking the vicious cycle. Intestinal health through diet. 1996. The Kirkton Press.
11. Campbell-McBride, N. Gut and Psychology Syndrome. Medinform Publishing, 2012.
12. Gates D, Schatz L. Body Ecology Diet. Hay House, 2011.
13. Mercola, J. This Food Contains 100 TIMES More Probiotics than a Supplement Accessed on 4/1/13 at: http://articles.mercola.com/sites/articles/archive/2012/05/12/dr-campbell-mcbride-on-gaps.aspx
14. http://chefambershea.com/2012/04/03/coming-clean-my-battle-with-hashimotos-disease/ accessed 4/1/13

Rozdział 19 Referencje

1. McClain CJ,et. Al. Zinc status before and after zinc supplementation of eating disorder patients J Am Coll Nutr. 1992 Dec;11(6):694-700.
2. Naranjo CA, Busto U, Sellers EM et al. (1981). "A method for estimating the probability of adverse drug reactions". Clin. Pharmacol. Ther. 30 (2): 239–45

Rozdział 20 Referencje

1. Dell'edera, Domenico (08/2013). "Effect of multivitamins on plasma homocysteine in patients with the 5,10 methylenetetrahydrofolate reductase C677T homozygous state". Molecular medicine reports (1791-2997), 8 (2), 609.
2. McNulty, Helene (10/2012). "Nutrition throughout life: folate". International journal for vitamin and nutrition research (0300-9831), 82 (5), 348.
3. www.mthfr.net accessed 6/1/2013
4. Zappacosta, Bruno, et. al. "Homocysteine lowering by folate-rich diet or pharmacological supplementations in subjects with moderate hyperhomocysteinemia". Nutrients (2072-6643), 5 (5), 1531.
5. Prinz-Langenohl, R.; Brämswig, S.; Tobolski, O.; Smulders, Y.M.; Smith, D.E.C.; Finglas, P.M.; Pietrzik, K. [6S]-5-methyltetrahydrofolate increases plasma folate more effectively than folic acid in women with the homozygous or wildtype 677C→T polymorphism of methylenetetrahydrofolate reductase. Br. J. Pharmacol. 2009, 158, 2014–2021
6. Prinz-Langenohl, R et.al. [6S]-5-methyltetrahydrofolate increases plasma folate more effectively than folic acid in women with the homozygous or wild-type 677C-->T

polymorphism of methylenetetrahydrofolate reductase. British journal of pharmacology (0007-1188), 158 (8), 2014.

7.   http://ods.od.nih.gov/factsheets/Folate-HealthProfessional/ accessed 6/3/13
8.   http://ods.od.nih.gov/factsheets/VitaminB6-HealthProfessional/ accessed 6/3/13
9.   https://www.mymedlab.com/autism/gi-effects-complete-mmx2100 accessed 6/3/13
10. http://www.metametrix.com/test-menu/profiles/gastrointestinal-function/dna-stool-analysis-gi-effects?t=clinicianInfo accessed 6/3/13
11. www.mylabsforlife.com accessed 6/3/13
12. www.zrtlabs.com accessed 6/3/13
13. Walsh, Nancy Folic acid caner debate continues, accessed 6/3/13 at http://www.medpagetoday.com/HematologyOncology/ColonCancer/37008
14. http://foodallergy.com/tests.html   accessed   6/3/13

INDEKS

O AUTORCE

Dr Izabella Wentz jest farmaceutką, autorką książki i choruje na Hashimoto.

Zainspirowana przez swoją mamę dr Martę Nowosadzką od najmłodszych lat interesuje się medycyną.

Po rozpoznaniu u niej Hashimoto w 2009 roku była zaskoczona, że w chorobach autoimmunologicznych nie poleca się żadnych zmian trybu życia, a jedynym zaleceniem lekarza było przypisanie hormonów tarczycy.

Spędziła trzy lata na studiowaniu dostępnych źródeł, najnowszych doniesień naukowych i rekomendacji na temat postępowania w chorobie Hashimoto, a rozpowszechnienie wiedzy na temat konieczności zmian trybu życia i innych niezbędnych interwencji stało się jej misją. Postanowiła wypełnić lukę i do metod leczenia konwencjonalnego włączyć zmiany trybu życia, które są ważnym i nieodzownym elementem leczenia.

Podsumowaniem poszukiwań stała się książka: „Zapalenie Tarczycy Hashimoto: Jak znaleźć źródłową przyczynę choroby".

Dr Wentz mieszka i pracuje w Chicago, USA.

Strony internetowe:
www.tarczycahashimoto.pl
www.facebook.com/zapalenietarczycyhashimoto

www.ingramcontent.com/pod-product-compliance
Lightning Source LLC
Chambersburg PA
CBHW072008270326
41928CB00009B/1585